A House Called Helen

# ヘレンハウス物語

The Development of Hospice Care for Children

世界で初めてのこどもホスピス

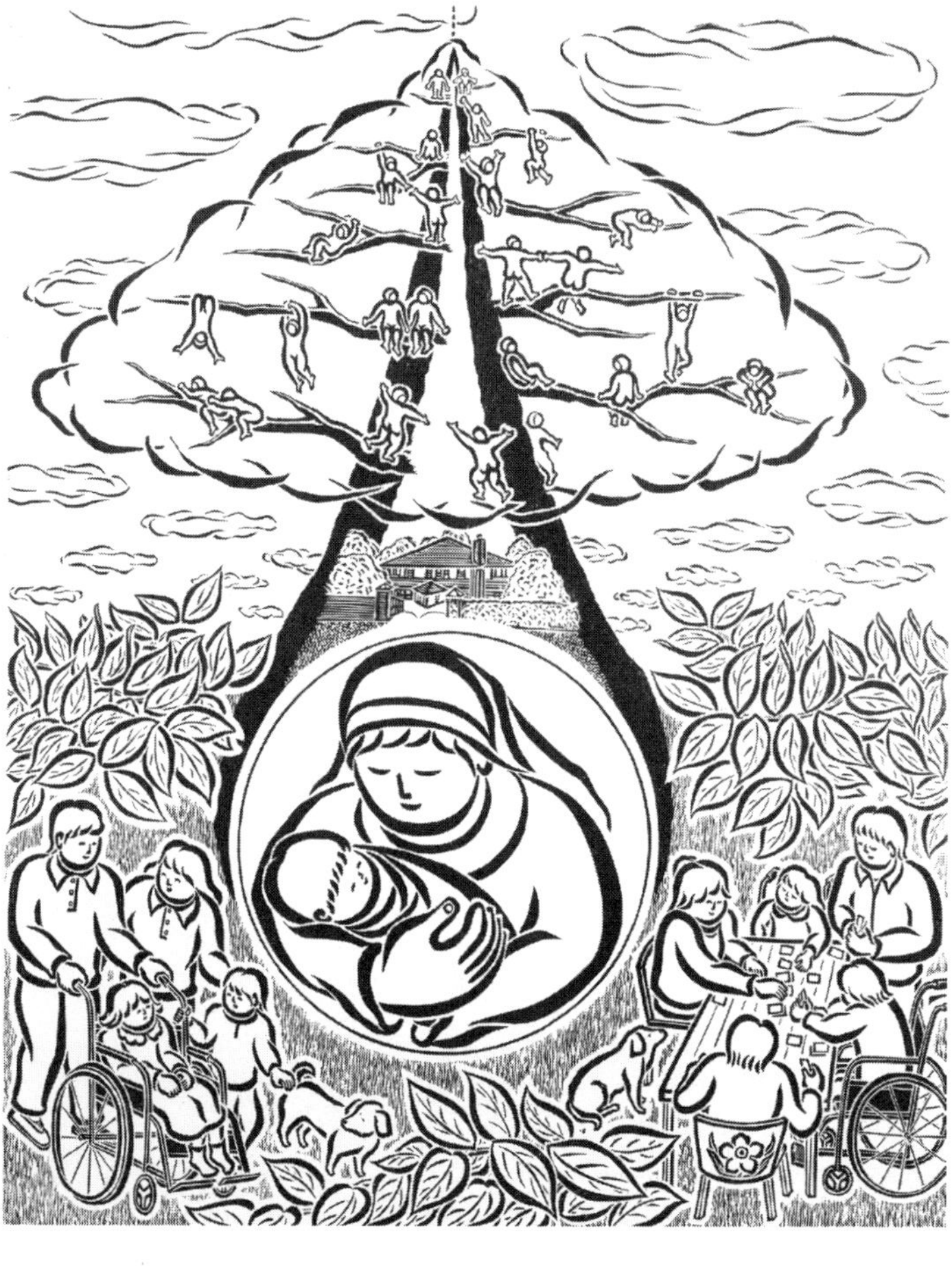

ジャクリーン・ウォースウィック／著者
仁志田博司・後藤彰子／監訳

クリエイツかもがわ
CREATES KAMOGAWA

本書に書いた物語すべてを共に生活してくれたリチャード、彼の愛、励まし、そして実際的な助けと賢明な助言なしには、本書は完成できませんでした。キャサリン、そしてイソベルの天性の明るさは私を支えてくれました。そしてヘレン、彼女なしには、本書もヘレンハウスも誕生しなかったでしょう。

A House Called Helen:The Development of Hospice Care for Children,
Second Edition

was originally published in English in year of publication 2000. This translation is published by arrangement with Oxford University Press.
Creates kamogawa is solely responsible for this translation from the original work and Oxford University Press shall have no liability for any errors, omissions or inaccuracies or ambiguities in such translation or for any losses caused by reliance thereon.

# 日本の読者のみなさまへ（日本語版に寄せて）

ジャクリーン・ウォースウィック

　1982年にヘレンハウスがオックスフォードに誕生した時、それはイギリスで最初のこどもホスピスでした。A House Called Helen（初版は1993年にハーパーコリンズ出版から出されました）を私が書いた目的はヘレンハウスがどのようにして誕生したのか、そして、その理念を説明することでした。この本の最初の数章で夫リチャードと私、当時は若い両親が娘ヘレンの病気にどう向き合い、そしてマザー・フランシス・ドミニカとの友情からヘレンハウスの構想がどのようにして生まれたかを綴っています。

　その頃、オックスフォードに建てようとしていたのは小さな8床のこどもホスピスで、余命の短い病気を抱えた子どもたちのレスパイト（休息介護）、そして終末期介護を提供し、家族全体に向けて実際的な支援と友情を届けようというものでした。2000年にオックスフォード大学出版から出された第2版に追加した補章では、ヘレンハウスをモデルにして多くのこどもホスピスが英国のみならず欧米で誕生する様子を概説しました。

　ヘレンハウスが開設されて36年間、そして2000年に第2版が出版されてから、今では小児緩和ケアと認知されている医学領域では大きな変化が起きています。現在、イギリスにはおよそ40のこどもホスピスがあり、さらに余命の短い病気を抱える子どもたちの介護にまつわるさまざまな問題に対して取り組んでいる多くの団体があります。他の国々でもすでにいくつものこどもホスピスが生まれていますが、とりわけ日本は創成期の状況にあります。本書の日本語版が日本で出版されることで、こどもホスピスを構想し、運営しようとする人々の役に立つことを願っています。

世の中は変化していますが、以下に列挙した事柄のいくつかは、こどもホスピスの運営に多大な影響を与えてきました。ヘレンハウスの誕生の礎となった理念は、開設から36年経った現在も色あせることなく、余命の短い子どもと家族のニーズを満たすために、そしてこどもホスピスにとっても、今も最高の指針になると私は信じています。

- こどもホスピスは施設ではなく、多様な技能をもったスタッフに支えられている家庭的なホームなのです。
- 家族は病気の子どものケアを知りつくしており、そのケアは家族主導であるべきです。
- 命を肯定的に捉え、そして人生の質を高めることこそ最も大切です。そして子どもは患者ではなく一人の人間なのです。
- ホスピスにおいて最も大切なことは簡素なことです。
- ベッド数が少ないことは、ホスピスの柔軟性、感受性、そして品格を高めます。

現在、こどもホスピスが提供する支援は、非常に多岐に広がっています。イギリスのすべてのこどもホスピスは終末期ケア、家族およびきょうだいへの支援、電話相談を受けています。ほとんどのこどもホスピスは短期間の休息あるいはレスパイト、緊急的受け入れ、症状の緩和を行っています。あるホスピスは出生前および新生児期からの支援を行っています。すべてのこどもホスピスは、家族およびきょうだいへ死別カウンセリングを行っています。あるこどもホスピスは小児緩和ケア分野で働く人に向けて教育および訓練を主導しています。

ヘレンハウスが構想されていた頃は、余命の短い病気を抱えた子どもたちの有病率に関するデータはほとんどありませんでした。現在では、地域別に情報が集められ分析されています。２０００年から２０１０年までの10年間にイギリスでは、余命の短い病気を抱えた子どもたち（0歳から19歳）の有病率は1万人に対して25から32に増加しています。しかも最後の２０１０年の有病率は予測されていた数値のほぼ2倍になっていました（スコットランド、ウェールズ、そして北アイルランドでも同様に増加しています）。四つのすべての地域において、余命の短い病気を抱えた子どもたち（0歳から19歳）の頻度は1歳未満が一番多く、その後は減少していきます。どの年齢でも余命の短い病気を抱えた子どもの頻度は、女児に比して男児に有意に高い傾向が見られました。

こどもホスピスが受け入れる子どもたちの平均年齢は、病院から直接紹介されてくる非常に幼い子どもたちの数に影響を受けます。病院から直接、わずかな情報だけで紹介を受けて滞在する子どもたちにより、こどもホスピスの役割と気風は必然的に影響を受けています。数か月から数年を経て子どもと家族との信頼関係を紡ぐことなく、数時間から数日という滞在期間に、ホスピスは終末期ケアを要請されることもあるのです。それと同時に、余命の短い病気を抱えた子どもは長く生存することがあるのです。青年期に移行していく余命の短い病気を抱えた子どもの支援が必要となり、ヘレンハウスと同じ敷地にダグラスハウスが２００4年に開設され、〝ヘレン・ダグラスハウス〟慈善財団が設立されました。残念ながら、ダグラスハウスは資金調達が困難となり、理事会の決定により、２０１8年8月に閉鎖されますが、一時的措置であると願っています。

こどもホスピスはケアの技術面の高度化あるいは、複雑化（たとえば、人工換気、経静脈あるいは皮下埋め込み式治療、胃ろう管理など）を受け入れてきました。ますます専門化した医療的サポートへのニーズが高まるにつれ、介護における看護ケアの比重が着実に大きくなっています。高度な医療的ケアの導入、そしてそれにかかる医療費は、それぞれのこどもホスピスによって大きく異なっています。あるホスピスは家庭医の支援に大きく依存し、別のホスピスは緩和医療専門医のオンコールサービスを受けています。またあるホスピスは、医師あるいは専門医を雇用しています。現在では、ホスピスで多様な医療的ケアを可能にするためにこどもホスピスと小児医療はより緊密な連携をとるようになりました。

私たちがヘレンハウスの構想を練っていた時、既存の小児医療に欠けている領域をカバーできると考えていました。その結果、余命の短い子どもの家族へのさらなる支援につながることを願っていました。しかし病院や役所の福祉課が提供していた法令サービスに替わる支援になるとは考えていませんでした。初期には、こどもホスピスは完全に任意の寄付により成り立ち、子どもと家族のニーズに応えることができる柔軟性と独立を享受していました。しかし、その後、徐々に特に最近では、法定サービスの枠組みに入るように要請されています。このような動きの中で、こどもホスピスは政府および地方行政に資金援助を期待し変質してきているのも不思議ではありません。法定基金を受け取ることで経営的安定は確保できるでしょうが、財政援助を受け取ることで、そのホスピスの独自の気風および受け入れ基準などを決める自由を失う危険性があります。

しかし、こどもホスピスの善意に基づく基金集めは、やはり大きな課題です。すべての資金を個人の寄付のみに頼ることは困難で、こどもホスピスは皆、寄付を募る広範な投機的事業、たとえば宝くじや営利企業と契約を結んでいます。これら資金確保を確実に維持するのは簡単ではなく、こどもホスピスの本来の目的とは必ずしも一致しない問題を引き起こす可能性があります。

ヘレンハウスが開設された頃、最初の子どもと家族は英国の別の地域から遥かな旅をしてレスパイトを受けたのです。その当時はヘレンハウスが唯一のホスピスだったからです。こどもホスピスが増えるにつれ、それぞれのホスピスは地域に根ざした支援に専念するようになりました。小児緩和ケアおよび関連した領域への法定の財政援助は地域によって大きく差があり、その結果、イギリス全土を見るとケアのレベルは均質ではなく、このような状況を変える動きがあります。

こどもホスピスの運営の枠組みに別の変化が起きています。それはリスク評価と説明責任が重要視されてきたことです。終末期介護は道徳的および司法の問題を内包しています。そして医学的症例における法の関与が大きくなっており（訴訟のリスクも含めて）、ホスピスケアにも大きく影響を及ぼしています。もちろん、ホスピスケアの実践およびそのレベルの向上に努めなければならないのですが、規制や規則がますます厳しくなって、柔軟性や個人のニーズに沿ってその子の希望に合わせたケアを提供する姿勢を阻害することになったらとても残念です。

私の家族については、2000年から非常に大きな変化が起こり、愛するヘレンは2004年に亡くなりました。ヘレンは非常に脆弱ですべてを家族に頼る状況でしたが、私たちは家で長い年月、ヘレンの介護を続けてきました。ヘレンの死を通じて、余命の短いこどもや若い青年を長い年月にわたって介護している家族の想像を絶する困難と苦悩を、私たちは本当に理解することになりました。ヘレンの死は家族に大きな喪失感を残し、寂しさは身にこたえますが、彼女が残した遺産にある種の安らぎを感じています。私たちが愛した、そして家族の一員であるヘレンの人生からヘレンハウスは生まれ、そして活動が始まったのです。明快で疑う余地のないニーズに応えるようにしてヘレンハウスは姿を現したのです。それは正にニーズと供給はきわめて密接につながっていることの証査であり、こどもホスピスが最も大切にしている特徴です。非常に厳しい社会情勢の中で、こどもホスピスが直面している課題は、いかにして率直さ、そして簡素であることを守り抜くかです。

ヘレンハウスの設立に協力してくれた人々、本書を書くように励ましてくれた人々、執筆に必要な資料集めを手伝ってくれた人々のすべてに感謝の気持ちを捧げたいと思います。日本語版へのメッセージを書くにあたり、こどもホスピスケアに関する貴重な論文の数々を紹介してくれたバーバラ・ゲルブ（最近までTogether for Short Livesの責任者を務めた）に感謝いたします。私の本を日本の読者に紹介してくれた小口弘毅医師と翻訳に携わった人々に感謝いたします。

（翻訳担当　小口弘毅）

# 監訳者序文

この「ヘレンハウス物語：A House Called Helen」は、著者ジャクリーン・ウォースウィック（以後ジャクリーン）の長女ヘレンが1978年に脳腫瘍となり手術を受けましたが、重篤な障害を残し自宅療養となった時から始まり、キーパーソンとなるマザー・フランシス・ドミニカとの奇跡的な出会いによって世界で最初の難病の子どものためのホスピス「ヘレンハウス」の設立に至る感動的な物語です。

日本は弱者である子どもや障害者に対する国家的施策や社会的支援システムが欧米より遅れておりましたが、三十数年後に日本でもようやく同じような理念でこどもホスピスおよび巻末で紹介されている難病とその家族のためのレスパイト施設「あおぞら共和国」などが生まれました。本書はその意味で、同じような志をもって難病の子どものための施設を立ち上げようとしている日本の方々に、具体的な事柄よりもその背景にある人間性や共感性が重要であることを教えてくれます。

筆者は小児科の中の新生児・周産期医師として働いてきましたので、多くの先天異常や重症仮死など、極めて予後不良なお子さんとその家族に向き合ってきました。医師としての無力感に悩む中で学んだことは、生命倫理という学問に裏づけられた「共に生きるあたたかい心」の重要性でした。「あたたかい心」というのは、相手の苦しさや辛さを自分の苦しさや辛さのように感じる共感の心（empathy）で、単なる同情（sympathy）を超えたものです。最も弱い動物である私たち人類の祖先が、他の動物が生殖のため・身を守るため・餌を得るため、といった功利的な目的で群れているレベルを超えて、真にお互いに助け合って生き抜くために勝ち得たのが、心の絆である「あたたかい心」なのです。「ヘレンハウス」ができた背景には、最も弱い仲間である病んでいる子どもに、思いを馳せることのできる人間愛（humanity）があることを忘れてはいけません。

新生児医として、また第一線の小児科臨床医として働いてきた小口弘毅は、本書を手にした時、何としても翻訳して、多くの仲間にジャクリーン等の経験を共有してほしい、と天啓のように感じたと言っています。その熱い思いは、私も含めこの翻訳に携わった仲間たちに伝わり、読み解き難いイギリス英語の壁を乗り越え、4年余の年月をかけて、ようやく完訳に漕ぎ着けました。その間に監訳者としてわずかながらもその作業に携わった筆者は、折につけ小口弘毅自らが、本書全体に幾度となく目を通し、難しい箇所を呻吟しながら読み解く姿を垣間見て、大げさながら鬼気迫るものを感じました。

現代の医療は、単に救命を目的とした診断・治療を超えて、医療的問題をもつ患者の長期にわたる人間的ケアにまで関わる時代となりました。特に、小児における緩和ケアや看取りの医療は、障害を抱えた患児の発育成長を長い時間的スパンで見守る必要があります。それは限られた時間の痛みや苦しみを取る対応を中心とした、成人を対象とした医療施設での緩和ケアとは大きく異なったもので、かつて結核患者に対する風光明媚な土地に作られたサナトリウムと呼ばれた施設に通じるものと考えられます。「ヘレンハウス」も私たちの「あおぞら共和国」も同じような理念から生まれています。

本書がようやくわが国にも生まれつつある、こどもホスピスやレスパイト施設の建設と運営に役立ち、そしてすべての障害児医療に関わる方々に読んでいただけますことを心から願っております。

２０１８年９月

仁志田博司・後藤彰子

# はじめに

ヘレンハウスは1982年にオックスフォードにできたイギリスのみならず世界で最初のこどもホスピスです。1993年にこの本を書いた私の目的は、ヘレンハウスがどのようにしてできたのか、そしてどのように運営されているかを伝えることです。

20世紀の最後の10年間に、こどもホスピスの数が急速に増え、小児領域における緩和医療の重要性が認識されました。オックスフォードの良心的な一つの冒険的事業が成し遂げたことが、子どものためのレスパイトと終末期ホスピスケアが社会的認知を受ける大きな力になりました。こどもホスピスケアの背後に流れる指導的な理念はヘレンハウスが設立された時に生まれた根本原理から派生していますから、正しく語り継がなければなりません。

本書の初版の主要部分は同じであり、構想から実現にいたる過程をわかりやすく解説します。最初にフランシス・ドミニカと娘ヘレン、夫のリチャード、そして私の間に特別な友情の絆から、どのようにヘレンハウスの構想が生まれ、実現していったかを記録しています。またフランシスの短い自伝とヘレンハウスの誕生に寄与した人々も紹介しています。ホスピスの開設までのさまざまな出来事を紹介しましたが、開設後の10年間にどのように運営されてきたかも詳述しています。ヘレンハウスで働いている人たちの役割とその奉仕の内容、さらに滞在した家族の想いも紹介します。初版の最終章（第8章）には、余命が限られた子どもたちの、長期にわたる家族介護におけるさまざまな困難、ケアに関わる専門家の役割、さらには、そういった子どもと家族に対するイギリス社会の姿勢にも触れています。

最初の2章は、ヘレンの突然の発病とそれに続くさまざまな出来事に焦点を当てています。このことについてかなり詳しく書いた理由は、ヘレンを通じて私たちが経験したことが、ヘレンハウス誕生につながったと考えるからです。こどもホスピス構想の背後にある理念、そして、その理念を実現に至らしめるのに何が必要だったかを知ることが、ヘレンハウスを理解するために役立つのです。さらに私たち家族の経験から生まれたヘレンハウスの構想とその運営について述べるにとどまらず、ヘレンの突然の発病によって私たち家族が投げ込まれた新しい生活、それは重症な子どもたちとその子どもたちをケアする人々の世界、そして、そこで気づかされた繊細な事柄についても述べました。初版から7年たって出版されたこの第2版に、新しく書いた補章「新しい世紀に向けて」を加え、こどもホスピスの発展を振り返り、現状と将来について論考しています。

第2版の出版に当たり、初版に対してたくさんのお便りをくださった方々に心からのお礼を申し上げます。新しく補章を書き足す際、多くの新しい友人ができ、お互いの友情を確かめ合い、子どもの緩和ケアに関わっている多くの人々との新しい接点が生まれました。貴重な時間を割いてインタビューに応じ、多くの情報を提供してくれた方々、特にヘレン・ベネット、ブロウェン・ベネット、イジー・ボウルズ、グレアム・コリンズ、ジェーン・ダルソン、デイヴィッド・フェザーストーン、マーガレット・ハートコフ、レオノール・ヒル、キャス・ジョーンズ、フランシス・クラウス、アンジェラ・マーサー、フィロミナ・ナレワイェック、ジョン・オーバトン、エリック・リチャードソン、マンデイ・ロバーツ、メグ・ロバーツ、そして、ディム・シシリー・ソンダースのみなさんに心から感謝いたします。

また、初版を出版するという最も難しい時に、励ましてくれ、多くの情報を提供してくれた方々、特にシスター・フランシス、イーディス・アンサム、ロジャー・ブルン、それにマイケル・ガーサイドに、さらにナイジェル・バークリーに素晴らしい写真を提供してくれたことを、またヘレンハウスのチームのみなさま、さらに多くの家族の方々には、寛大であたたかく私に話をしてくれたことに感謝いたします。

時と共に人は成熟し歳を重ね、未来に向かって何をすべきかを考えます。この新世紀になって、こどもホスピスは発展し、新しい分野にまで役割が広がってゆくでしょう。例えば、こどもホスピスサービスが在宅の子どもに向けて行われるようになり、さらにそのサービスを提供する人々への教育や訓練も始まるでしょう。将来は、余命が限られている子どもたちに包括的かつ個別的ケアを提供する業者が生まれ、さらに家族の役割を代わってサポートしてくれるようになるかもしれません。このように、これからどう変わっていくのか想像できないほどこどもホスピスケアは進歩しています。こどもホスピスケアの中心が、痛みや苦しみを和らげて行動範囲を広げる方向であることには変わりがないのですが、しかしさらに大切なことは、子どもや家族がこどもホスピスでどのようなケアを受けているのかを伝え続けることが大切なのです。

ヘレンハウスは、何が求められているかを明瞭に答えられる存在になってきましたが、それは簡単に言うと、子どもと家族のニーズとそれを提供するシステムがリンクするようになったということです。この束縛されない自由で直接的なつながりがこどもホスピスの要点なのです。組織が成熟するにしたがって生まれる知恵と知識は、子どもと若者ゆえの特徴である素直さと感性をもって、真っ直ぐに見つめることから醸し出されるのです。

（翻訳担当　仁志田博司）

CONTENTS

# 1

# ヘレンの病気

あなたの娘の穏やかで幸せな、そして、年齢の割にはとても賢く、印象深い様子によって、あの日の幸せな思い出の大半が霞んでしまいました。洗礼式に参加した私たちの心は、あなたへの愛とあなたの愛らしい小さな娘への賞賛によって一つになりました。彼女からの贈り物、そして、その秘めた才能はどのようなものでしょうか？　彼女の甘美さと道理をわきまえた様子は、すでによく知られています。

（ヘレンの祖母ベリンダからの手紙から、1976年4月）

## ヘレンの発病と脳外科手術

ノッティングハムシャーでの洗礼式に出席した名付け親、友人たち、親族はヘレンの生涯にわたる健康を願いました。彼女の健康で活動的な人生が、とても限られた短いものになると誰が予測したでしょうか。

幸せにあふれた洗礼式後の1978年8月のある日、2歳半になったばかりのヘレンは病院を受診しました。私たち一家はコーンウォールでのんびりと休日を過ごす予定でした。私は第2子の出産を控えており、体調のすぐれない日々が続いていましたが、ヘレンもまた、数週間にわたって体調不良でした。発作的な嘔吐を繰り返し、疲れてぼんやりすることもありました。また、大きな音に驚いて泣き出し、何度か転倒し、その度に医師の診察を受けていました。その頃、ヘレンは祖父母の家の階段からひどく転落し、救急病院でレントゲン検査を受けました。いずれの受診の際も、特に問題はないと言われ、コーニッシュビーチでのんびりと休暇を過ごせば、ヘレンの体調も回復すると思っていました。

ところが休暇が始まる前日、ヘレンの容態が急変しました。顔色はひどく青ざめ、自分から〝ベッドに連れてって〟と訴えたのです。ベッドでうつらうつらしながら、発作的に激しく全身を揺すっていました。午後にはほとんど目を覚まさなくなったため、家庭医に電話すると、すぐに往診してくれ、ラドクリフ病院救急病棟の頭部外傷専門医に紹介状を書いてくれました。

夫のリチャードはすぐ帰宅し、夕方ヘレンを連れて病院に向かいました。ヘレンが居間に散らかしっぱなしにしたおもちゃで遊ぶようになって帰ってくることはなく、そして私たちが、慌ただしく病院に向かう様子をとがめるように眺めていた猫をヘレンが、再び撫でることも残念ながらありませんでした。

その夜、救急病棟でヘレンを診察した若い研修医は、眼底鏡にて眼底を注意深く観察し、脳圧が非常に高いと気づき、すぐに入院指示と緊急の脳ＣＴスキャン検査を手配しました。

その夜10時に、衝撃的な知らせを受け取りました。今でも鮮明に覚えていますが、小児病棟にある熱帯魚の水槽の傍らで私たちが待っていると、救急病棟でヘレンを診察した研修医がやってきて、ＣＴスキャンの結果、左側脳室内に巨大な腫瘍があると告げられました。皮肉なことに、透き通った水槽で悠々と泳いでいる明るい色の熱帯魚は、普段は病棟を訪れる患者や訪問者を楽しませ、気持ちを落ち着かせるのでしょうが、この時ばかりは、突然のあまりにつらい知らせに圧倒され、動揺していた私たちの心を慰めてはくれませんでした。

脳腫瘍を取り除く緊急手術を翌日行うと説明を受けましたが、その時点では、腫瘍が悪性であるか良性なのかもわかりませんでした。はっきりしていることは、腫瘍をそのままにしておけば脳に異常な圧がかかり、死に至るダメージを与えるということでした。手術を承諾するしかありませんでした。受け入れがたい、悲しい知らせを伝えに来た研修医にリチャードは〝このような脳腫瘍の手術を受けた子どもは通常、回復するでしょうか？〟と質問しました。研修医は〝回復する子もいれば、回復しない子もいます〟と答えました。漠然とした答えに思えましたが、その後のつらい6か月間で、多くの医師から受けた説明の中で、最も率直で明白なものでした。

小児病棟に移ったヘレンは、点滴処置が施され、ベッドに横たわっていました。ヘレンに付き添いたいと私たちが申し出ると、仮眠ができる看護師詰め所に案内されました。そこからヘレンの病室までは、暗く長い廊下を通り、階段を上らなければなりません。自宅ではヘレンの寝室は、私たちの部屋の隣だったので、今までの生活が一変してしまいました。

その夜は何とか乗り切り、翌朝、ヘレンの手術は正午に予定されていると告げられました。当然、朝食はなく、他の子どもたちがシリアルを食べるのを見ても、ヘレンは驚くほど忍耐強くお利口さんでした。手術が終わったら紅茶を飲ませてあげるねと約束しました。ヘレンは何度も、やっとの思いでゆっくりとスプーンから紅茶を味わっていました。午前中は私たち夫婦が交替でヘレンに付き添い、その場を離れるのは、親族の出迎え、そして、友人や親族に電話をする時だけでした。

ヘレンはとても穏やかで安定していたので、鎮静剤等の術前注射はなく、私たちは彼女を抱いて手術室へ運びました。リチャードの腕の中であやされながら麻酔が効いて、深い眠りに落ちていきました。ヘレンが目を閉じた時、いつか読んで聞かせようと思っていた童話が頭に浮かび、ヘレンはそのお話を聞かずに逝ってしまう……と思ったことを覚えています。私はヘレンが再び元気になることはないとわかっていたのだと思います。手術後、身体機能の回復に多くの時間を費やしました。これらの一連の出来事には、何の原因も思い当たらず、ましてや希望など、ほど遠いものに思えました。

4時間に及ぶヘレンの手術中、小児病棟の外のバルコニーで待機していましたが、その間、恐れや不安などさまざまな想いが去来しました。手術後、ヘレンは回復室で過ごし、しばらくしてＩＣＵ（集中治療室）に移されました。ICUの外のベンチに座り、面会できるまで待ち続けました。入院の手配をしてくれた若い研修医からようやく面会の許可が下りましたが、喜びもつかの間、〝呼吸に少し問題があります〟の一言で、言いようのない不安に襲われました。呼吸こそ基本的な生理現象であり、生命活動そのものだからです。

ICUに入っていくと、ヘレンは緑色の肌着を着てベッドに横たわっていました。頭には包帯が巻かれ、たくさんの機器につながれ、身動き一つしませんでした。その光景はそれまで見たこともないものでしたが、その後すぐに見慣れることになりました。顔には酸素マスクがつけられ、私たちの言うことを聞いて理解できるかどうかわからないが、話しかけるよう促されました。ヘレンの小さな手を取って、私たちの指を握るように話しかけると、彼女は強く指を握り返しました。

リチャードがお気に入りのテディベアを傍らにおいてほしいかと尋ねると、彼女はいらないとはっきり答えました。そして突然、小さな手を上げて酸素マスクを外して言葉を発しようとしました。その言葉は、不満や助け、そして慰めを求めるものではなく、〝パパ、ママ、大好き……音楽が聴きたい〟とだけ言いました。それはまるで私たちを安心させるかのようでした。この言葉は彼女が発した最後の言葉でした。彼女は顔を発作的に引きつらせて意識を失い、そのまま数か月間、昏睡状態が続きました。

## 手術後のICUでの日々とフランシスとの出会い

ヘレンは手術後10日間ほどICUで治療を受けました。手術当日の夜、生死の境をさまよい、その後の数日間も危篤状態が続きました。ICUにいる間は、私たちも時間の感覚や昼夜の区別がなくなり、日常生活のリズムが失われました。ヘレンが受けていた24時間の処置により、ますます時間の感覚が薄れていきましたが、その処置のおかげで呼吸や体温にわずかながら回復の兆しが見られるようになりました。彼女の傍らには常にＩＣＵの看護師がいて、ちょっとした体動、あるいはけいれんなどを監視していました。

人工呼吸器につながれ、体温が激しく変化するなど、ヘレンの容態が悪いのは明らかでしたが、それでもその後の数週間に比べれば、まだましと言える状況でした。特別なケアの必要性があるということは、ヘレンに医学的な治療を施す価値があるということです。すべての医療技術を駆使したからこそ、彼女は回復したのだと思います。立て続けにあまりにもいろいろなことが起こったせいで、衝撃の感じ方も麻痺していましたが、それぞれの衝撃は一時的であり、次から次へと新たな衝撃がやってきます。しかし裏を返せば、依然として希望を抱いていました。

ＩＣＵでの日々、そしてその後の小児病棟での数週間、ヘレンはＩＣＵスタッフにとって貴重な医学症例でした。それは、ただ単に彼女が脳腫瘍の患者であったからで、愛くるしい私たちのヘレンとはまったく無縁のことでした。このような状況では、病院付き牧師のお見舞いは、私たちにとって心の安らぎとなりました。牧師は聖書や祈禱書からの言葉を、身動きもできず熱のある小さなヘレンに語りかけてくれました。それらの言葉は〝医学症例〟であるヘレンには無縁なものでしたが、私たち夫婦を慰めてくれました。ヘレンには重い障害があるかも知れませんが、私たちの愛情を一身に受けている障害を遥かに超えた人間なのです。詩編１２１の言葉で良くなることはないでしょうが、牧師が語りかける言葉は、どのような病状であろうと、ヘレンという一人の人間の存在を認めてくれた証だったのです。

私が初めてマザー・フランシス・ドミニカ（当時は、オールセインツ女子修道院と東オックスフォードのイギリス教会修道院に所属する修道女）に会ったのは、ヘレンがＩＣＵにいた数日の間でした。フランシスとの出会いと友情から後に多くの成果が生まれたので、めぐりあわせの大切さ、そして、私たちの絆を深めるきっかけとなった、些細な事柄の重要性を改めて感じることになりました。

手術の2日後、私はロンドンに住んでいるヘレンの名付け親であるベリンダに電話し、悲しい知らせを伝えました。その翌日も彼女に電話するよう言われたので連絡すると、彼女の友人の知人で力になってくれそうな人がオックスフォードにいると言われました。私はそのマザー・フランシス・ドミニカの名前と電話番号を急いでメモしました。

リチャードにベリンダからのメッセージを伝え、翌日フランシスに連絡すると伝えました。リチャードもどんな些細なことでも、私たちの慰めや助けになるならば試したいと、すがるような心境だったようです。フランシスに電話しましたが留守だったので、また連絡するとメッセージを残しました。私たちはなぜ簡単にあきらめてしまうのでしょうか。絶望的な状況で周りに助けを求めていても、拒絶（意図的ではなく、単に物理的に協力が得られない場合でも）されることを恐れ、簡単にあきらめてしまいがちです。たとえば、電話相談で本気で相談者に向き合おうとするなら、24時間体制で対応しなければなりません。翌日、相変わらず容態の悪いヘレンをリチャードに託し、私はフランシスに電話をかけに病室を出ました。この時は電話がつながり、しばらく話した後、その翌日に病院のロビーで待ち合わせて一緒に修道院に行くことになりました。マザー・フランシス・ドミニカ、その名前が放つ母性と宗教的な組み合わせから、温和なイメージが私の心に広がりました。

病院の玄関で初めて会った時、フランシスは黒い修道服を着ていたので、すぐにわかりました。彼女の〝内に秘めた確信〟は、その力強さ・活力となっていました。洒落たサングラスをかけた彼女は車へ足早に歩き、愛犬を紹介し、車を走らせオールセインツ女子修道院に行きました。その後の数週間で、これまでの修道女に対する先入観—修道女は崇高で近寄りがたい存在—がなくなりました。

修道院でフランシスと過ごしたあの日の午後のことは、決して忘れないでしょう。フランシスに最愛の一人娘ヘレンのすべてを伝えたかったのです。彼女の笑顔、仕草、音楽への愛、一緒にいるだけで幸せを感じる強い歓び……について。ＩＣＵには意識がなく、身動き一つしない小さなヘレンがいるというつらい現実があり、元気だった頃のヘレンについて話すのは、つらく悲しいことでしたが、そうすることによって心が安らいだのです。

ヘレンという人から単なる医学症例への突然で残酷な転換、そして、その結果である環境の激変は、本当に衝撃的でした。病院関係者以外、また親族以外でヘレンに関心を寄せてくれる人に、ヘレンがどのような子どもであったのかを話すことで、心が安らぎました。フランシスと私たちは最初からお互いに親近感を抱いていたので、話すことで気持ちがとても楽になりました。悲劇が私たちを引き寄せたわけですが、同じ価値観を共有していたので、友情を深めたいと思いました。

ヘレンが入院した最初の数週間で最もつらい経験は、アビンドンの自宅に戻った時でした。私たちは病院内にずっと寝泊まりしていたので、常にヘレンの傍にいることができました。しかし時には、着替えや郵便物を取りに家に戻らざるを得ませんでした。家の中は、ヘレンの家でのこれまでの短い生活における〝初めて〟のシーン（最初の言葉、最初の数歩、初めての誕生会など）に満ちていて、おもちゃや持ち物が、家を離れた時のままになっていました。

わが家はヘレンの生きた証であり、彼女の個性が満ちあふれていました。帰宅して、ヘレンに起きたことは紛れもない事実であると改めて思い知らされました。彼女に起きたことを何とか受け入れよう、あるいはどうにか対処しようと必死でした。最初の帰宅時に、私たちは玄関のドアを閉めると激しくむせび泣きました。私たちが慣れ親しんだ世界からヘレンが連れ去られるという酷い出来事に、身を切られるような痛みを感じました。ＩＣＵの環境を少しでもよくするために、庭からたくさんのスイートピーを摘んで病室に飾りました。

## 小児病棟での苦悩

約1週間で、ヘレンは呼吸器なしで呼吸できるようになり、すべての生命維持装置が外されました。手術直後から昏睡状態が続いていましたが、ＩＣＵから一般病棟に移ることになりました。ヘレンはとても小さかったので、医師は脳神経外科病棟ではなく小児病棟に移るように手配してくれました。この選択によって、その後の数か月間、私たちは想像を超える苦悩を経験することになるのです。後に医師から、賑やかな小児病棟の方が、私たちの気が紛れると思ったと言われました。

小児病棟での入院生活は大変苦痛を伴うものでした。ヘレンはもはや手の施しようのない患者と見なされ、放置された状態でした。ＩＣＵにいる間は、それなりのケアを受けており、ヘレンを取り巻くＩＣＵの活気と彼女への集中医療は、私たちの愛する娘、そしてどの親も抱く〝わが子は特別〟という想いと相容れるものでした。手厚い看護を受け、医療機器の助けなしで何とか生活できるようになるかもしれない（今思えば、私たちの努力と献身的な介護によるところが大きいですが）と思っていました。小児病棟でもヘレンは依然として単なる医学症例として扱われ、私たちは悲しい思いをしました。さらにつらかったのは、もはや特別な医学症例ではなくなってしまったことでした。

一般小児病棟は、古い建物でいつも慌ただしい雰囲気でした。病棟スタッフは慢性的に不足しており、多様性に富んだ小児患者とその親たちからのさまざまな要求に対応できる状況ではありませんでした。長期入院の子どもたちと家族にとって、看護スタッフの目まぐるしい入れ替わり、特に比較的短い研修期間での看護学生の出入りは、さらにストレスとなりました。私たちが思い描いていた看護師に対する固定観念（冷静沈着・有能・幅広い知識、杓子定規なところがあるけれど、実践的技能を身につけている専門職）をすぐに捨てることになりました。ヘレンの介護に深く関わりたいと思っていましたが、日常の世話のすべてを任されると、不安になると同時に疲れ果てました。私たちはほとんど病棟にいましたし、有能に見えたかも知れません。ですからヘレンの世話を託されたのは十分に納得できます。

病棟には差し迫った治療を必要とする子どもたちが何人もいましたが、あまり手をかけられていませんでした。慢性的な人手不足で混雑している病棟では、必然的に大勢の患者に対処し、時には急激な入院患者の増加への対応を求められることもあります。そのため、一人ひとりの子どもたちのニーズに対応できず、〝没個性的〟な状態と言わざるを得ませんでした。子どもたちの多くは進行性の病気をもち、治癒への道のりは遠いと思われました。そんな彼らにとって自由時間の唯一の楽しみはテレビでした。自由時間には病棟中のテレビがつけられ、その騒音レベルは酷いものでした。脳神経外科病棟の静けさをとても悲しく感じていましたが、この時ばかりは羨ましく思いました。

しばらくして、ヘレンに流動食が届くようになると、少しでも快適な環境を整えようとする私たちの試みも無駄になってしまいました。気持ちを落ち着かせる理学療法の時間、あるいはベッド上での入浴後、ヘレンがまさに眠りにつこうとする時に、けたたましい金属音を立てながら食事を運ぶカートが到着すると、眠りにつくどころではありませんでした。

長期の入院生活で、私たちは多くの親たちと顔見知りになりました。病院という特殊な状況での共通点は、私たちが病気の子どもの親であるということです。そのような状況で、他の親たちとヘレンの病気、状況、予後などについて話すのはとても自然なことでしたし、大半の親たちも彼らの子どもたちの困難な状況について、私たちと話したがっていました。お互いに似たような悩みをもち、彼らの大変さもよくわかりましたが、毎回、暗い話を聞かされるのは計り知れないストレスとなりました。病棟には虐待など病気以外の理由で入院している子、医学的な問題以外のことで苦しむ子どもたちも多く見られました。しばしば私たちは病院という組織の中で身動きが取れなくなっていると感じる一方で、日々直面しているさまざまな問題に病院が表面的な対応しか取らないことに失望していました。

小児病棟でヘレンが何か月もベッドに横たわっている間、私たちは深い孤独に陥りました。ヘレンの病状（腫瘍の状態や脳の働き）や予後についての情報を渇望していました。間接的な情報ではなく、あるいは看護師からではなく、病状についてしっかり把握している主治医の脳外科医から直接説明を聞きたいと願っていましたが、矛盾した伝言や情報ばかりで、孤独感と不安はさらに深まりました。私たちを取り巻く困難な状況は、病院内の基本的な意思疎通の崩壊の結果でした。異なる〝専門分野〟コミュニケーションの欠如が露呈した形となりました。ヘレンは、脳外科医の管理下に置かれていましたが、同時に小児病棟の患者でもあったので、小児科医の診察も受けていました。小児科医は日に何度も回診し、入院児の日々のケアに専念していました。脳外科医は病棟にはおらず、手術や外来診療、脳外科病棟の患者の診察、そして手術後の患者の専門的な治療を行っていました。

ヘレンが入院した8月のその夜、緊急症例担当の指導医が数マイル離れたジョンラドクリフ病院所属の教授だったことが、私たちの困難にさらに追い討ちをかけることになりました。ヘレンはその教授の勤務時間帯に入院したため、この教授の担当患者でした。ヘレンの名前が書かれた手首のバンド、薬のラベル、そして、カルテ記録のサインすべてに教授の名前が記入されていましたが、彼は滅多にラドクリフ病院に来ることはなく、実際、一度もヘレンに会っていませんでした。形式上ヘレンは彼の患者だったため、検査結果はラドクリフ病院のその医師に送られており、私たちが検査結果を目にすることはありませんでした。

こうした病院内のあまりにも乏しい情報網に、私たちは想像もしなかった苦境に陥ったのです。同じ頃、皮肉なことに、私たちが抱いていた優しく素敵な看護師像は崩れ去りました。彼らは頑固で、臨機応変な対応をしてくれませんでした。ヘレンの病状が少しでも改善し、快適になるようにできる限りの努力をする日々を送りながら、情報の乏しさへの苛立ちに加え、小児病棟の他の家族への配慮、病棟の騒音、そしてヘレンの置かれている非人間的な環境のすべてに私たちは疲れ果てました。

ヘレンの昏睡状態は依然として続いており、私たちは病院側に病状の説明を聴く機会を作ってほしいと懇願していました。不在の際に脳外科医が回診に来てもよいように、ベッド枠にメモさえ残していたのです。ある日、ようやく脳外科の指導医が病棟に来ました。彼は、脳神経外科の観点からは、ヘレンの病状はもっとよくなり、昏睡から醒めてある程度回復する可能性があると言いました。手術後数日して行われた腫瘍の病理学的検討では、腫瘍は良性で完全に除去されていました。手術範囲は重大な脳損傷をもたらすほど大きく、結果的にヘレンは昏睡状態に陥ったのですが、それでも脳外科医たちは楽観的でした。ある寒い日の夕方に、威厳のある貴族的なエジプト人の脳神経外科医が来て〝ヘレンはきっと良くなる〟と言ってくれたのをよく憶えています。彼の言ったことは、ヘレンには当てはまりませんでしたが、好意とあたたかさに満ちたあの医師のことを憶えています。彼の一言が私たちに希望を与えてくれたからです。

回復と予後に関する脳神経外科医の見通しは、小児科医のそれよりも大局的なものでした。小児科医から提供された情報には何の希望もなく、私たちは相反する見解に引き裂かれる思いでした。ヘレンと私たちにとっても、より希望的な見通しを受け入れるしかありませんでした。実際ヘレンは、最初の手術の後 小さな手術を2回受けています。最初の手術の後、何週間もの昏睡状態の後に、初めて音をたてました。その時に私たちに湧き上がった希望は陶酔に近いものでした。その現象は、その後の数日間で徐々に消えていきました。それでも、昏睡状態はいくらか改善したように見えましたが、病状に目立った変化はありませんでした。

病棟は相変わらず活気があり、ザワザワしていました。科学の授業中に、安全ドラフトからのガス漏れで、1クラスの小学生全員が病棟に入院してきた日のことを憶えています。幸いにも、ガス漏れ事故により入院した児童はみな軽症でした。病状の観察と全身状態のチェックの後、その日の午後、帰宅を許され帰っていきました。このように多くの子どもたちが入院し、短いサイクルで退院していきました。大部分の子どもたちは、病気が何であれ、治療により病気は完全に回復していきました。病棟で私たちがしばしば目にした劇的で速やかな回復（もちろんそれはうれしいことでした）とヘレンのほとんど変化しない病状との差は大きく、悲しみと孤独感は深まりました。子どもの急性期病棟は、重篤な慢性疾患を抱えた子どもが入院する場所ではないと思います。

この時期、常に私たちは、ヘレンの基本的な身体の快適さを求めて懸命に働き、終わることのない闘いに明け暮れていました。それだけではなく、彼女の心と感性に働きかけ、か弱く病気を抱えた小さなヘレンに関わろうとしていました。家で生活していた頃にヘレンが親しんでいたさまざまな音を記録したもの（猫がごろごろ鳴く声、やかんが沸騰してピーと鳴る音、リチャードの弾くバイオリンの音、アヒルが小さな流れに浮かんでガーガー鳴く声、彼女の祖父が司祭をしていた教会の鐘が鳴る音など）を聴かせました。できるだけ音楽のテープを聴かせ、話しかけ、絵本の読み聞かせもしました。あるいはただ座って彼女の小さな手足をさすったりもしました。

ヘレンが小児病棟に移動してしばらくして、フランシスが初めてお見舞に来ました。その後は、定期的に私たちに会いにきてくれるようになりました。お互いのヘレンを愛する気持ちと深まる友情によって絆が生まれました。フランシスは霊の世界で私たちがヘレンとつながる必要性を理解していたので、気兼ねなくヘレンの霊魂について話をすることができました。彼女は健康な時のヘレンを知りませんが、ヘレンに〝人〟として自然に接してくれました。他の人々、特に病棟の若いスタッフにそのことを理解してもらうのは大変でした。なぜなら、ヘレンは人と関わる時に示すいかなる表情や仕草も見せなかったからです。彼女は笑いませんでしたし、明確な形での意思表示ができませんでした。健康で微笑んでいる2歳のヘレンのカラー写真を、ベッド枠に貼り付けた時の効果について思い出します。私たちを取り巻く雰囲気は急に和らいできました。

看護師たちは突然、ヘレンに関わるようになり、そして一時的にせよ、看護師たちの眼には個性に富んだヘレンの姿が映っていました。ある看護師は、〝たくさんのビタミンが含まれているので、きっと身体に良いわよ〟と言って、新鮮なオレンジを搾ってヘレン用の飲み物を作ってくれました。他の看護師はドレスさえ縫ってくれたのです。私はここで強調しなければなりません。私たちは多くの優しさとあたたかさに包まれていました。しかし、最も持続的なあたたかさと支援は、経験の深い、そして医療の専門家からではなく、人間性と共感という天性の素質によって生きている人たちからのものでした。

ヘレンが6か月という長い時間を過ごした病院のスタッフ、そして医師全般に関しては、その資質に問題があると思いました。忙しい病棟の中で、ヘレンのベッドサイドに何時間も座り続けながら、私たちは医師の役目、そして医師に何を期待しているのかと長い間考えていました。子どもにお医者さんとは？　あるいはお医者さんは何をする人？と聴いてご覧なさい。おそらく子どもは、次のように答えるでしょう。病気を治してくれる人ですと……。希望しているものを手に入れた時、〝これこそ医師の処方だ！〟という表現を用いるでしょう。そのように医師は人々から高い評価を受けているのです。患者とその家族は、治癒あるいは症状が改善したという、医学的成果のみで担当医師を評価すると医療の世界では言われていますが、その考えは間違っています。

この思い込みによって、患者がよくならない時、そして、そのことに医師が耐えられない時に、医師は困惑するのでしょう。そして専門家として、謙遜した姿勢というのではなく、医師として失敗を認めたがらない傾向があるのでしょう。改善しない患者そのものが、多くの場合、医師の失敗を意味するのです。医師が治療を行う際に、その医師の技量、専門性、活力、あるいは人間性（患者にとってはきわめて重要です！）とは関係なく、患者がよくならないという現実（失敗）はあるのです。このような医療スタッフの困惑、成功する側に立ちたいという願い、そしてよくならない患者に対処できないことなどが、ヘレンの入院期間中に私たちが傷ついたいくつかの事柄の理由なのでしょう。

病棟の医師は、ヘレンについて説明をしにきてくれることはありませんでした。面白いことに、数年間のつらい時期を経て、ヘレンハウスを開設した時に、病棟スタッフだった一人の小児科医が手紙をくれました。そこには、病棟の医師たちが私たちを孤立させてしまったことを悔いており、そして〝私たちはあなた方になんと言ってよいのかわかりませんでした〟と書かれていました（病室の掃除婦で黒人霊歌を大きな声で歌っていたエイミーには、そんな困惑はありませんでした）。定期的な病棟回診では、医師たちはいつもヘレンのベッドを迂回していました。そのような姿勢や態度により、私たちの孤独感はさらに深まったのです。

もちろん忙しい病棟内には、治療に反応する子どもたち、間違いなく治療によって改善する子どもたちがいます。医師の時間とエネルギーが限られているのなら、その子たちに注ぐべきでしょう。そのことはわかっていますが、しかし、最愛のヘレンが病院に入院していた時に、全人的（心身一体的）なケアがもっと定着していてほしかったと思います。

## 次女の誕生、希望と絶望の間を揺れ動く家族

ヘレンの人格を救い出し、そして病院の外の世界に生き、さまざまな想念に彩られる本来の家族としての感覚を守るために日々もがいていました。しかし時間が経つに連れて、実生活に支障をきたすようになりました。ヘレンが入院した最初の数週間、リチャードは有給休暇を取っており、ちょうど私たちはコーンウェルで休暇を過ごすはずでした。しかし、入院してしばらくすると休暇は終わり、会社に戻りました。私たちは家に帰り、それまではとても幸せであったアビンドンの生活に戻らなければなりませんでした。二人目の子どもはあと数か月で生まれる予定になっており、お腹の中でとても活発で、私はしばしば疲れ果てていました。

日々の過ごし方を話し合って決めました。リチャードは朝早く起きてオックスフォードの病院まで運転し、ヘレンの身体を拭き、服を着せて、食事をさせ反対方向の会社に行く生活でした。私はと言うと、毎朝バスで病院へ行き、午後遅くに帰宅しました。家で一緒に夕食をとってから、どちらかが病院に戻ってヘレンが寝るまで一緒に過ごし、寝顔を見ながら彼女の手足をさすりました。振り返ってみると大変な日々でしたが、そうせずにはいられませんでした。そうした生活は決して幸せではありませんでした。その頃、幸せとは私たちには縁のない

ものでした。痛みを伴い消耗を強いられる悲しみの中で、勇気と不屈の忍耐をもってヘレンの介護に当たっていました。打ちひしがれるような環境の中で、ヘレンのベッドサイドに座りながら、時々ヘレンのどうしようもなく悪い状態、そして耐えられない心の痛みに押しつぶされそうでした。

希望と絶望が激しく入れ替わる状況に疲れ切っていました。私たちはやり場のない悲しみに打ちひしがれ、何とかしなければともがき、とうとう涙を流して泣きはじめました。私たちの苦しむ姿を見かねた看護師は〝ノディ（イギリスの人気キャラクター）のカーテン〟―大きく愉快なノディが一面に大きく描かれているカーテン―を引いて、ヘレンのベッドと私たちを覆い隠したのです。ここ小児病棟は泣く所ではない、そして悲しみは隠すべきだと、私たちはようやく気がつきました。私たちが泣いていた時に、病院所属のソーシャルワーカーが近寄ってきて、いつも同じ口調で〝やあ、元気ですか？〟と、こちらの悲しい様子を気にもせず、明るく声かけをしてくるのです。それでも忙しい病院の中にも極少数ですが、厳しい状況に置かれた人に共感し、特別なアドバイスはしないものの、話を聞いてくれる人がいることに気がつきました。私たち（病棟の他の親たちも）はそういう人をとても必要としていたのです。

私たちの二人目の子どもの出産予定は11月末でしたが、予定日を2週間過ぎても生まれる兆しがなかったので、私は分娩誘発のために病院に入院しました。キャサリンは12月の寒い日の夕方に生まれ、私たちは愛に包まれました。キャサリンの誕生は私たちに深い歓びを与えてくれ、ほぼ3年前に誕生した私たちの最初の娘ヘレンに起こった悲しい出来事による悲しみを和らげてくれました。誕生したその日に、リチャードはキャサリンと私と一緒に数時間過ごした後、ジョンラドクリフ病院に行き、意識のないヘレンに向かって〝小さな妹が生まれたよ〟と語りかけました。その後の10日間、リチャードは喜びと笑顔にあふれた産科病棟と小児病棟の間を忙しく往復していました。

キャサリンが生まれて5日目に、リチャードと私は病院で、3歳の誕生日を迎えたヘレンと一緒に過ごしました。リチャードはキャンドルとヘレンの名前の書いてあるプレートを添えたチョコレートケーキを携えていました。私たちはキャンドルの灯りはきっとヘレンに届くはずだと願っていました。その日にヘレンと私たち、親族、そして友人で一緒に写した写真は今も大切にしています。ヘレンは看護師にパーティードレスを着せてもらいました。写真のヘレンは蒼ざめ、体は硬直した状態でリチャードの腕に抱かれていました。その日の午後、私たちはヘレンを病院内の礼拝室に連れていきクリスマス礼拝に参加しました。賛美歌を歌い、ヘレンの担当医である脳神経外科医がクリスマスの物語を朗読している間、ヘレンの手術が行われた数日後に、この礼拝室を訪れたことを思い出しました。その時に礼拝室に持ち込んだ苦悩は、祈りにも似たものでした。

クリスマスを家族で過ごそうと、二人の小さな娘のために美しいクリスマスツリーを居間に飾りました。病院スタッフは快くヘレンの帰宅を許可してくれ、アビンドンのわが家で過ごすよう手配してくれました。ヘレンを連れ帰った時、彼女の小さな体はとても硬直していました。優しく体を曲げ、手足をリラックスさせようとしてもまったく無駄でした。光と幸せにあふれた雰囲気で小さな家族を満たし、喜びを演出しようと努めました。ヘレンとキャサリンをツリーの前に抱き上げて、明るく色づけしたボールやライトを見せ、美しいクリスマスの音楽を流しました。しかし残念ながら夜中にヘレンの容態が急変し、クリスマスの朝、急いで彼女を病院に連れ戻さなければなりませんでした。

クリスマスが終わると刺すような寒さとなり、道路には雪が積もり氷も張るようになりました。ヘレンとのこれまでの生活を続けるのは難しくなりましたが、何とかやりくりしました。ある冷え込んだ朝、キャサリンがシスターの部屋で寝ている数時間、私はヘレンのベッドの傍らで過ごしました。ありがたいことにキャサリンは手のかからない赤ちゃんでした。キャサリン誕生後の数週間、たくさんのプレゼントが贈られてきました。あらゆる知人がキャサリンの誕生を祝福する手紙を送ってくれました。本当に彼らはキャサリンの誕生を喜んでくれました。

愛情あふれる祝福のメッセージを寄せてくれたのは、同時にヘレンに起こったことが、彼らにとってもつらく悲しいことであると伝える手段だったのです。これらのあたたかいメッセージに感謝すると共に、さらに深い愛をヘレンに注がなければと思いました。そして、ヘレンと喜びを分かち合える暮らしがあるはずだと思い至りました。私たちが受け取った多くのメッセージは、キャサリンの健康、幸せ、そして健やかな成長が、ヘレンに起こった悲劇の慰めになるというものでした。

いくつかのメッセージは、私たちは家でキャサリンと一緒に暮らし、病院に入り浸っているという不健康な状態から脱した方がよいという助言でした。もちろんキャサリンにも私たちの分け隔てのない愛情を注いでいましたし、二人の娘を同じように愛していたのです。しかし2人の愛らしい子どもたちのまったく逆の状態がもたらす複雑な感情に疲れ果てていました。

フランシスはいつもあたたかく支援してくれました。彼女は家に来て、時には入院中のヘレンを訪問し、私たちの負担を減らすためにヘレンの夕食の介助をしてくれました。私たちが付き添いできない時、ヘレンがどのようにしてもらいたいのか、些細なことを理解してくれる人が一緒にいてくれることで安心できました。

在宅介護への決意

脳外科医との面談で、1月末にヘレンの脳の断層写真（CTスキャン）を撮ることで同意しました。脳のCTスキャンにより、非常に多くの情報が得られます。脳外科医の説明では、その時点まではCTスキャンはそれほど有用ではなく、十分な情報は得られなかったのです。すなわち損傷を受けてからある程度時間が経過しないと、脳組織への損傷の影響は画像上には現われてきません。脳組織の萎縮は損傷が起きたことを示唆しますが、萎縮はすぐには起こらないのです。早い時期にヘレンの状況を明確に知ること、そして彼女の予後を知るためにも脳のCTスキャンは必要と思い込んでいたので、検査予定が決まったことで気が楽になりました。もうすぐヘレンの状況が明確になると安堵しましが、逆に今後の見通しが立つことは不安でした。もちろん、私たちが願っている希望的観測がはっきりするように祈っていました。しかし同時に希望をもてないのなら、その希望を消したいとも思っていました。ヘレンを最良の状態にするために、エネルギーをどこに向けたらよいかわからないまま私たちは生きていたのです。

脳のCTスキャンは予定通りに行われました。結果が出るまでの不安な状況は、私たちをとても苦しめました。CTスキャンのフィルムは、ヘレンが入院している病院から、主治医の脳神経外科医が所属する病院に送られてしまっていたのです。

それはヘレンが入院した運命を決するその日に指導的な立場にいた脳神経外科医の病院でした。しかも、フィルムは、一時的に行方不明になっていました。回復の可能性がどのくらいあるのかを知りたいと、私たちはひたすら結果を待ちわびていましたが、1週間以上待たされました。ようやく次の土曜日の朝に結果について主治医から説明を受けることになりました。

執務室に入って外科医の顔を見たとたん、希望はないと悟りました。彼はためらいながら、ヘレンの予後は〝本当に悪い〟、そして〝長く生きる可能性はほとんどない〟と説明してくれました。私はこのようなつらい説明をする彼に対し非常に申し訳なく、私たちは大丈夫ですし、何とかやっていけると伝えたいと思いました。希望がないと説明している間、自分が話していることの深刻さに心を動かされていた外科医の優しさに感謝しました。

病院にいても医学的にヘレンをよくする治療法は何もないとわかった時点で、ヘレンは家族のあたたかさと愛に包まれて、家で一緒に過ごすべきだと決心しました。少し前に受け取った知らせの痛みやショックがあるにもかかわらず、不思議と慰めのような感覚がありました。エネルギーをどこに集中したらよいかがわかったという思いでした。そして〝人格をもつ人〟であるヘレンがこれからどのように生きるかの方が、ヘレンの抱える医学的問題よりも優先されるべきだと考えました。

私たちは病棟に戻り、その日の担当看護師にＣＴスキャンの結果を簡単に伝えました。週末にヘレンを連れ帰るために、必要な薬の処方をお願いしました（脳外科手術の後からてんかん発作が始まっていたため、筋弛緩剤とてんかんの薬が必要だったのです）。その看護師は、私たちの意図を理解してくれました。〝安全性を考慮して〟1週間分の十分な薬を持ち帰るよう手配してくれました。ヘレンを毛布に包んで車に乗り込み、そのまま私たちは二度と再び病院に戻ることはありませんでした。

このように唐突にヘレンを家に連れ帰ったのは二つの直感にしたがったからです。第一にヘレンは私たちの愛しい娘なのです。そして彼女は私たちと一緒に家で暮らすべきなのです。病状はひどくなるばかりだったので、彼女にとって私たちの愛と介護の必要性は大きくなっていました。この感情は明確に初めから意識していましたが、もう一つの感情も後になって思い起こすとやはり自然な感情でした。それはソーシャルワーカー、保健師、心理学者、その他の医療の専門家との会議は必要ないという直感でした。ヘレンのように重度な医学的症例に何がなされるべきか、両親が家でヘレンを看ることに耐えられるかなどを議論するのを待っていたなら、時間ばかりが過ぎてしまったでしょう。

専門家は私たち親の〝人間的な想い〟を軽視します。家で看るという理由は、ただ単に私たちがヘレンを愛し必要としており、そしてヘレンも私たちを必要としているからです。重病の子どもを家で看ることは、入院させているより確かに大変でしょうが、そんな苦労を気にする必要はありません。親とはそういうものです。会議をしていたら、私たちがヘレンを家で世話をすることはなかったでしょう。ですから、そういった過程を踏むことなく家に帰ったのです。

ヘレンが入院した8月のあの日から6か月後、ようやくヘレンを家に連れ帰りました。さまざまな変化がありましたが、私たちの深い愛は変わることはありませんでした。

（翻訳担当　小口弘毅）

# *2*

# 病院から家に——退院後の生活

ヘレンが退院し、自宅に戻って玄関の扉を閉めた瞬間から、病院でいかに大きな支援を受けていたかと思い知らされました。週明けと月初めには、ヘレンの家庭介護について専門家に確認してもらうことになっていました。私たちは家庭生活の大切さをようやく実感できましたが、同時に家での生活について何も具体的に考えていなかったと気がつきました。

病院生活と家での生活はまったく別であり、驚きの連続でした。病院でもヘレンの身のまわりの世話をしていましたが、そこには〝セーフティー・ネット〟があり、何か問題があれば、すぐさま専門家が医学的に対処してくれました。わが家は愛にあふれ、家族の声、テレビやラジオの音、庭に咲く草花の香り、そして、ヘレンを快適にする環境がありました。その反面、医療機器や設備はなく、医療的支援もありません。突然放り出されたような気持ちになり、自分たちで決めたことなのに、現実は想像以上に過酷でした。

家ではヘレンに対する介護や義務を常に強いられ、忙しく疲れていました。家で暮らしてみると、わが家は構造上いくつもの問題があることがわかりました。ちょうど2年前、ヘレンがまだ小さかった頃に、この家に引っ越してきました。近代的でおしゃれな物件を不動産業者に依頼しており、その希望にぴったりの家を購入しました。そして、すでにいくつかの大規模な改修を行いました。その改修が終わったにもかかわらず、ヘレンが自宅で生活するための課題は山積みでした。

## 在宅生活への第一歩

家と庭は病気の子どもが移動しやすいように設計しておいた方が良いと思います。これは、数年間にわたって直面しなければならなかった問題です。大好きな家と庭の配置や構造が、私たちの生活に合わなくなってしまったのです。急で狭いらせん階段は一番のお気に入りでしたが、非実用的でした。そして、正面玄関は2段の急な階段を上ったところにありますが、道路に面していませんでした。ヘレンの移動は非常に困難で、家の近くには車椅子の移動に便利な駐車場もありません。使い勝手がよかった小さな浴室は、急にとても使いにくいものになりました。

退院したばかりの頃、ヘレンは全身が〝神経の塊〟のように過敏でした。小さな身体は、まるで神経が露出しているようで、優しく触っただけで過剰反応を見せました。このような状況でしたから、抱っこするのは、痙攣した時と大泣きをする時だけになりました。彼女を下に置くと、驚愕反射が起こり、まるで生まれたばかりの赤ちゃんのようでした。そして、大きな音が、特に苦手でした。電話の呼び出し音や、鍋がぶつかる音などで彼女はよく泣きました（病院では、激しく下ろされたベッド柵の音を怖がっていました）。全身が硬直していたので、姿勢を変え、身体を洗うことはとても難しく、恐るおそる介護していました。脳損傷による嚥下障害があり、食べ物はすべてペースト状にしなければなりませんでした。経管栄養はすでに終了し、経口摂取となっていましたが、食事介助は楽しみより苦痛を伴うものでした。水を飲み込むのが難しく、液体より嚥下しやすい半固形状態にしたゼリーを試しました。

さらに、1日3回、薬を服用させるのも大変でした。シロップ剤が処方されましたが、マニキュアのような色で、量も多くて、飲ませるのは大変でした。私たちがどんなにゆっくり優しく飲ませようとしても、彼女は咳込んでしまい、日常生活の一つひとつが大変になりました。

服薬についても苦労しましたが、ヘレンも非常に衰弱していました。彼女のベッドを私たちの寝室に運び込み、数か月にわたり彼女の痙攣の有無や状態をチェックしました。呼吸の変化に注意し、てんかん発作にも対処できるように準備しました。日中はうとうと居眠りをして過ごし、ヘレンにとって昼夜の境はありませんでした。衣類の違いや、寝ている場所の変化はわからなかったかもしれませんが、おそらく明るさの違いは区別できていました。意思表示は困難でしたが、彼女の視覚について、鏡、キャンドル、ライトなど明るい物で試したところ、光と暗闇の違いはわかっているようでした。脳腫瘍と告知されるまで、私たちは明日に希望を抱き、夜眠り、彼女の歌で目覚めていました。今では、うれしいことにヘレンの代わりに赤ちゃんのキャサリンが、夜明けの歌を歌う役割を引き受けてくれました。驚くほどパワフルな歌声で歌う彼女は疲れ、タイミングよく再びグッスリと寝入ります。彼女が寝ている間にヘレンを清拭し、着替えさせていました。

退院当初、ヘレンは激しく泣き、苦しそうにしていたので、私は、電話で友人との会話を楽しむこともできませんでした。そんな自分の脆さを思い知り、思い通りにいかない感覚は増すばかりでした。しばしば、わが家の家庭医が訪ねてくれ、医学的助言と支援だけではなく、共感と友情も受けました。このことにはいつも感謝しています。体幹と四肢の筋肉の過緊張があったので、地域の小児理学療法士ブロンウェンが訪問して、理学療法を週に一度実施してくれました。彼女はすでに退院前に病院を訪問しヘレンの身体機能を評価していました。

そして、ヘレンが退院した直後から訪問理学療法を始めてくれました。私たちはブロンウェンの訪問を歓迎しましたし、彼女のヘレンへの愛情と共感はよく伝わってきました。ヘレンが安らぎ、身体機能が改善していると感じただけではなく、実際に愛情を込めた療育はとても効果的でした。わが家への最初の訪問後、帰宅して彼女はヘレンの窮状に涙を流しました。この話を聞いて久しぶりに私たちは安らぎを覚えました。人の最も大切な資質は快活であるという世の中で、理学療法士のブロンウェンは私たちが異邦人ではないと思わせてくれました。

それは、初めてヘレンと自分たちのありのままを受容するきっかけとなりました。

ヘレンが脳腫瘍と診断された直後の3週間は、リチャードは惨憺たる精神状態であったと振り返っています。中途障害児をもつ多くの親たちは、あてもなく広大な世界をさまよっているような奇妙な感覚を覚えるようです。何の変化もないかのごとく続いている外の世界から見ると、この感覚は理解しがたいことしょう。私たちはヘレンの病気のため悲しみでいっぱいとなり、希望と絶望の間で揺れ動き、疲れ果て、精神錯乱に陥りかけましたが、いつもと同じ生活を坦々と送らなければなりませんでした。

リチャードは平常心を装い、勇敢な顔を家族に見せようとしていましたが、それはとても難しいことでした。彼は、その頃をよく乗り切ったものだと回想しています。そして同僚から「君は、なんとか困難を乗り越えたようだね」と言われました。同様に私が毎日買い物のような普通のことをしているので、ヘレンの悲劇を忘れてしまったのではと思われたことも事実です。アビンドンのショッピングセンターで知人に、〝あなたは、ヘレンの悲劇を受け入れたようね〟と言われました。どうしてヘレンの悲劇を乗り越えることができるでしょうか?

これと似たようなことですが、キャサリンの誕生がヘレンの代わりだと言う人々の考えも的外れだと思います。癌で息子を失って、2~3か月後に女児を出産した友人は、「赤ちゃんの誕生によって、息子の死の悲しみを紛らわすことができると言った人が数名いたのよ」と回想しています。どの子も代わりを見つけることはできません。苦しみを癒すために見つける別の喜びとはまったく違うのです。

ずいぶん月日が経って3番目の娘の誕生後に、1週間に1度訪れる看護師は、ヘレンの入浴介助というわが家にとっては必要性の低い支援を提供してくれました。「専門家の訪問がなかった」と言わせないためのものであり、うわべだけの福祉事業にすぎません。若い研修医と一緒に来た作業療法士は特にひどいものでした。仲良くコーヒーを飲みながら、ヘレンの医療的支援は、この段階ではあまりないと結論を下しました。しかし入浴介助が大変であると作業療法士に相談しました。リチャードは彼女を洗う時に役立つ風呂の改造がよいか、あるいはヘッドレストがある入浴用の椅子について質問しました。リチャードは彼女の入浴時に頭を支持する器具のイメージ図をスケッチしました。そのスケッチを基に、作業療法士は私たちの風呂の寸法を測定して帰っていきました。

しかしその後、何週間も連絡はなく、ある人が奇妙な器具を運んできました。それは、両端にゴムキャップがある棒で、真ん中に頭を支えるための大きいラバーが取り付けられていました。その男性は、「風呂で使ってくださいね」と申し訳なさそうに言って、ラバーの予備を私たちに手渡しました。これは、本当に訓練された作業療法士によって考案された補助具なのでしょうか？ その棒が無駄であることは明白でしたが、リチャードは試してみようと言いました。案の定、それはヘレンの頭をまったく支えられませんでした。その上、ラバーはスポンジのように風呂水を吸収して乾かず、その内に不快臭を発っしました。数日後、私たちはその器具を送り返しました。期待していたにもかかわらず、まったくの時間の無駄でした。

## レスパイトを受け入れてくれる病院探し

ヘレンの在宅介護について議論するために派遣された地域医療を担う医師の訪問も、同様に無意味でした。私が別の部屋でヘレンとキャサリンの世話をしている間、リチャードは彼女と話しましたが、彼女はヘレンの病気と経過についてほとんど何も知りませんでした。彼女の質問は、ヘレンの出産に関することから始まり、リチャードと私の関係にまで及びました。リチャードは結婚生活まで話題にする展開にちょっと驚いていました（本当にそんな質問は無意味です！）。リチャードは、どんな実際的支援を受けられるのかと、その医師に尋ねました。さらに私たちのどちらかが病気になった時や、キャサリンと一緒に外出する時にどうしたらよいかを心配していると伝えました。医師は、そのような場合には、ブラッドウェル・グローブ病院のレスパイトを利用できると教えてくれました（驚くことに医師もその病院を訪問したことはありませんでした）。しかし、それ以上、医師から家での生活で利用できる介護支援についての提案はありませんでした。リチャードは病院名をメモしましたが、結局その医師は、ヘレンに会わずに帰っていきました。

いつも偏見に惑わされず、手に負えないと思っても決して逃げることなく、ヘレンの病状がよくなるように、そして抱えている困難が少しでも軽減するような手立てを私たちは探していました。その後、その医師の訪問はありませんでしたが、ブラッドウェル・グローブ病院に見学を申し込みました。訪問した日は、雲が荒々しく流れる日でした。ブラッドウェル・グローブは、第二次世界大戦中に建設された今にも崩れそうな一階建ての建物でした。長期の入院を必要とする成人精神科が主体で、そこに小児病棟が付属している病院でした。建物は古くてみすぼらしく、その外観は入所者が抱えている慢性疾患の大変さを物語っているようでした。病院の駐車場に車を停めたと同時に私たちの心は落ち込みました。

私たちはオフィスに案内され、パーク病院勤務の児童精神科医に会い、小児病棟について説明を聞きました。彼女は定期的にブラッドウェル・グローブに勤務し、子どもたちのケアに関する専門的な指導を行っていました。私たちはヘレンの自宅介護の様子、そしてレスパイトのためにブラッドウェル・グローブ病院を紹介されたと伝えました。その女性医師は、小児病棟の男性看護師に病棟を案内するよう手配してくれました。隙間風が吹き込む長い通路を小児病棟まで歩いた時、私たちは廊下を徘徊する精神障害のある大人たちとすれ違いました。変化のない日々を送っている彼らにとって、私たちの訪問は珍しいと見え、非常に興奮していました。

ひどくショックを受け、小児病棟への訪問に耐えきれず、悲しくなりました。部屋の装飾はかなり努力されていましたが、それは滑稽にも見えました。その明るい配色は、建物の物悲しい荒廃を覆い隠しているようでした。病棟に半永久的に住んでいる子もいれば、ショートステイとして利用していた子もいました。両親や家族に拒絶され、お見舞いをまったく受けていない長期入院児も多く見かけました。何人かの子どもたちは完全に無力で、そのうちの一人の少年の姿は、どうしても忘れることはできません。その少年は目も見えず、耳も聞こえず、丸くねじ曲がり、彼自身の暗く無音の世界に横たわり、おそらく病棟のケアや優しい介護さえも届かないでしょう。

案内してくれた看護師は直面しているさまざまな問題について語り、さらに親代わりに子どもたちを生かし続けようとする苦悩、そしてその倫理的な疑問にまで言及しました。本当に優しさと思いやりにあふれた彼らの苦闘を聞いて、私たちは彼の前向きな精神と献身、そしてスタッフの努力に感動しました。しかしながら、薄明の世界に世間から忘れられて生き続ける薄幸な子どもたちへの私たちの深い悲しみ、どうしようもない気持ちを晴らすことはできませんでした。

私たちを歓迎し、いろいろ説明してくれ、案内してくれたことには感謝しています。しかし、私たちが見たもの、そして感じたことは悲しみに満ちたものでした。帰る途中、私たちは道端に思わず車を停め、広い畑から鳥が激しく飛び立つのを見ながら、思い切り泣きました。

その後、ブラッドウェル・グローブ病院で会った女性医師（後にヘレンハウスで活躍）にブラッドウェル・グローブ病院は、〝ヘレンのために探していたものではない〟と手紙を書きました。なんて控えめな言葉でしょう。しかし私たちはその後、彼女に感謝することになるのです。

数週間後に軽い病気に罹ったキャサリンを連れて、私たちの家庭医の診療所を受診し、その時にレスパイトケアを受ける病院としてブラッドウェル・グローブ病院を見学したと伝えました。もはやヘレンを置いて、休日に出かけることはできないと感じたことも話しました。その家庭医は遊びに行くのにヘレンを置いていくのが嫌なのか、それともブラッドウェル・グローブ病院が気に入らなかったのかと質問してきました。私は後者であると返答しました。するとヘレンを残してキャサリンと休日を過ごすなら、彼の妻が2週間くらいならヘレンの世話ができると提案してくれました。それを聞いて本当に驚き、うれしくなりました。

家庭医のリチャードと彼の妻モーリーンは前から知り合いでしたが（共通の友達がいて、交流がありました）、モーリーンのあたたかい親切に感謝して、好意に甘えることにしました。そして、ヘレンの発病後1年して、前年に計画していた海辺の休日に妹キャサリンを連れて過ごすことができました。その後、毎夏の家族旅行の度に彼らはヘレンと一緒に過ごし面倒を見てくれたので、夏期休暇に2人の妹たちを連れて旅行することができました。彼等の行為は目立ちませんが本当の親切で、特別な価値のある大きな支援でした。私たちにとって唯一の問題は、彼らが「ヘレンを預かることは、大変でなく簡単だよ」と事もなげに言ってくれたことでした！

## 小児の在宅医療を支える医療福祉制度の問題

話は変わりますが、退院後すぐにとても時間がかかり、多くの心配の種になった一つの問題に直面しました。それは車椅子の支給に関することでした。彼女が昏睡状態から徐々に回復してきた時、スプーンから液状の食べ物を飲み込めるようになりました。この難しい食事介助の度に、誤嚥しないように彼女をまっすぐに抱いていなければなりませんでした。しかし、すでに首と身体を支えることができなかったので、彼女は普通の椅子に座ることができませんでした。ある日、病院の理学療法士（その人はヘレンに寄り添ってくれました）は、障害者用車椅子の展示会を見に行き、そこでヘレンを支持できる小型車椅子を見つけました。車椅子は彼女を担当する脳神経外科医によって正規に処方されました。

その車椅子は、ヘレンの姿勢保持が上手くできなかったのに、何週間も遅れてようやく納品されました。リチャードが調べたところ、車椅子は何らかの理由で実際に注文されていなかったのがわかりました。病院の手続きが完了するまでの間、理学療法士が仮の車椅子を貸し出してくれました。しかし、その手続きは簡単には進みませんでした。病院、オックスフォードとプレストンのブラックプールにある義肢・福祉用具供給センター（ALAC）、保健社会保障省（DHSS）の事務所に電話したところ、車椅子の作製に関して国民保健サービス主幹の「承認済みリスト」になく、注文されていませんでした。義肢装具センターの医師からは、試験的に貸し出されている車椅子を買うべきだと言われました。

私たちは車椅子支給のために保健社会保障省との数か月に渡る交渉を続けなければなりませんでした。その後、保健社会保障省には「車椅子指針」があって、自己判断のできないヘレンのような子どもは、この指針に沿って製作できることがわかりました。しかし、それまで誰もヘレンに貸し出された車椅子が彼女に合っていないと指摘することもなく、保健社会保障省は、新しい車椅子の製作を拒否していたのです。それが「標準」の車椅子ではなかったからです。しかし、その後どんな標準の車椅子もヘレンには合わないとわかり、新規製作の同意が得られました。それは確かに高価な車椅子でしたが、ようやく許可が下りました。ヘレンは重度な四肢麻痺があり、一人で移乗できないことが承認されたからです。非常に活発な子どもの場合は、標準の車椅子にパッドを加えることができるかもしれませんが、ヘレンの場合は無理でした。車椅子の不安定性に関する手紙に、その車椅子を買うための財政援助についても示されていました。

請求書が届きましたが、私たちはそれを送り返しました。たくさん手紙が入ったファイルは、保健社会保障省のオックスフォード事務所とブラックプールにある本部との間に何回も行ったり来たりしたようです。私たちが受け取ったひどい手紙は、ヘレンを一度も見たことがなかった人たちからのものでした。現在、所有している車椅子が、彼女のニーズを評価してできたものならば、適合しているというのでした。

ようやく6か月後に、保健社会保障省の本部から少しぶっきらぼうな手紙が届きました。あらゆる情報を再考し、ヘレン用に設計された車椅子の製作を決定したと書いてありました。そして「これはあくまでも例外的措置である」と強調してありました。それは私たちが闘わなければならなかった最大の壁でしたが、車椅子作製までの全体の流れがおかしいと思いました。今までは一度も社会福祉サービスを受ける側になったことがありませんでしたが、実際にサービスを受ける側になると、非常識な人や都合のよい解釈をする人がたくさんいることに驚きました。今回は何とかサービスを受けることができましたが、本来ならこれらのサービスは当たり前に提供されるはずのものです。社会福祉サービスは、想像していた内容からはほど遠いものでした。

20代半ばの精神障害がある息子をもつ友人は、「私たちに会いに来てくれる人は多いけれど、実際に手を差し伸べてくれる人は少ないのよ」と話していました。私たちも同様に感じています。社会福祉サービスを実施するためには、本人状況を評価し、家族の情報を収集し、本人と家族のニーズと一人ひとりの問題を査定しなければなりませんが、その重要な情報が問題解決に何の役にも立たないことが多いのです。情報に基づき適切な社会福祉サービスを提供すべきですが、そうでなければ単なるプライバシーの侵害です。〝何が一番問題であるか教えてもらえなければ、あなた方を支援することはできません〃とよく言われますが、何に困っているか、今さら言わなくともわかると思います。本当に私たちを支援するつもりがあるのでしょうか？

たとえ行政の担当者に私たちのニーズを説明しても、いつも何も変わりません。彼らは何もしないのに、私たちが外出でき、生活ができているという報告で仕事をした気になっているのです。社会福祉サービスでは常に資源（人手／財源不足）の問題がありますが、サービス支給の手続きに根本的な欠陥があります。さらに、頻繁に行われる無意味な面接に耐えられなくなると、非協力的であると言われてしまうのです。

ヘレンが入院している時から、私たちは何時間も本を読み、話しかけ、言葉や、音、光、そしてふれあいを通して刺激を与えてきました。彼女にとって少しでも良いと思われることを試みてきましたが、おそらく彼女にわずかながらも喜びとなったことでしょう。ヘレンを生まれた時から知っている友人の教師にこの話をしたところ、有能で明るく素敵な適任と思われる保育士がいると教えてくれました。その人ならヘレンをよく理解して、何かしら家庭介護を手伝ってくれるかもしれないと期待して、そのヒラリー保育士をわが家に招待しました。その後に彼女は入院中のヘレンを見舞ってくれました。退院した時点でヒラリーはすでに私たちを支援する準備ができていました。

私たちはヒラリーを保育の専門家として雇いましたが、すぐに仲の良い友人となりました。彼女は週2回、家に来て、午前中2時間ほどヘレンの面倒を見てくれました。もっと素晴らしいことにヘレンと共に物事に取り組んでくれました。ヒラリーは限りなくエネルギーと情熱を注いでくれました。ヘレンと一緒に音楽やリズムに身を委ね、そして、たくさんのマニキュアやペディキュアのような感覚遊びを楽しみました。彼女はヘレンを優しく抱きしめながら、どのように食事や飲み物を与えるかを習得してくれました。私たちとフランシス以外に、もう一人食事介助と与薬ができる人が増えたと安心しました。

私たちの状況はずっと脆く不安定であると感じており、両親とも急に病気になったらと、いつも不安を抱えていました。オスカー・ワイルドの小説に出てくるブラックネル夫人の言葉を引用すると、〝健康は、私たちの義務！〟としばしば思いました。ヒラリーが自宅で、ヘレンの世話をしてくれている間、私はキャサリンを連れ出しブランコ遊び、鴨の餌やり、そして買い物をすることができました。ですから理学療法士の訪問は別として、実際的な支援のほとんどは友人たちの支援か、あるいは独力で得たものでした。

## 在宅生活におけるヘレンの緩やかな変化

ヘレンと愛しいキャサリンを加えた家族の生活は、年々歳々、悲しみばかりでなく、喜びも増えていきました。振り返ってみると、それは驚くべきことでした。どんなにつらいことが人生に起きても、私たちは本能的に幸福に向かうことができるのだと思います。ヘレンを奪われたと頻繁に感じた反面、多くの喜びがありました。キャサリンを授かった時は、たとえようもない喜びでした。ヘレンの幼少期を思い出させてくれると同時に、キャサリンの明るい性格が、私たちに幸せをもたらしました。そして、私たちは多くの友人の親切に癒されました。リチャードがとても刺激的で面白い性格であることもわかりました。彼は1か月に数日、ブリュッセルのEC本部を訪問する仕事を引き受けました。人生は間違いなく続いていきました。そうでなければならないと言われているように……。

家に帰ってきてわずか数か月で、ヘレンに変化が見られ始めました。人間的に、そして感情面から見て、明らかに〝成長〟してきました。彼女は徐々にくつろぎ、緊張やこわばりも少なくなりました。自宅という平安の中、そして愛のあたたかさに包まれ、まるで冷え切った体があたたまっていくように回復していきました。時を同じくして、苦しみ騒ぐこともなくなりました。以前は抱き上げたりすると泣き出したのですが、逆に抱くことで穏やかに、そして静かになりました。時々、不快な時、そしておそらく単に寂しい時に、奇妙な哀しげな泣き声をあげるようになりました。家に帰ってから落ち着いてきたのだと思います。家での生活で良かったことは、このような変化です。最初は医師からヘレンは寝たきりで、回復する可能性はないと言われました。医学的に改善することはもちろん大切ですが、両親は子どもの安らぎや精神的な安寧を願うのです。重要なのは、子どもの障害がどんなに重くても、決してあきらめてはいけないということです。

多くの友人たちに愛され、彼らのサポートにとても助けられました。ヘレンの脳腫瘍が見つかった時、友人たちと私たちの関係はぎくしゃくした緊張状態にありました。友人たちも私たちを心配していましたが、私たちも友情を保つためにわざとリラックスした態度で、病気のことは隠すべきだと思っていました。彼らが私たちに同情を寄せていたのと同様に、私たちも友人たちに気を使いました。そんな関係はとても疲れました。ヘレンが病気になった最初の夏のある出来事が忘れられません。郊外に住むキャサリンと同じ年代の子どもがいる友人夫妻を誘い、4人でティータイムを楽しもうとしました。友人の夫はどうしようもない状態のヘレンに初めて会い、ショックを受けたようです。私たちがヘレンを庭に連れ出した時に、ヘレンのサマードレスを大げさにほめ始めたのです。それは、確かにきれいなドレスでしたが、本当に大げさなほめ言葉でした。ヘレンを見た時、彼は何を話し、どう振る舞えばよいかわからなかったのでしょう。

本当の友情とは、友人の心に寄り添って、その願いを受けとめるもので、何があってもその友情は変わらないはずです。「壊滅的な打撃を受けた」としても人間としての価値は変わらないのです。もちろん私たちには多くの実際的な助けと精神的支援が必要でした。いつも落ち込んでいて、そして聞く耳をもたなかったら、友情にひびが入ってしまいます（長期にわたると、致命的な場合がある）。しかし、子守りをしてくれ、お茶とケーキをいただきながらおしゃべりしてくれる友人は、心の救いでした。本当は助けてもらいたいのに、助けを求めることができないというプライドに気がつかないと、必要とするものを他人に求める状況にはなりません。しかし、いつも真の友情の微妙なバランスが、壊されないかという怖れを抱いていました。

ヘレンは家では徐々に〝氷が解けるように緊張が解け〟、はるかに穏やかになりました。まるで季節が結氷の多い冬から温和な春へと移っていくようでした。晩春から初夏には、庭の自然な音と香りが彼女に届くよう、毎日ヘレンを外へ連れ出しました。その年、野原いっぱいに広がっていたワスレナグサ（ワスレナグサは後にヘレンハウスの象徴になりました）が私たちの庭を埋めつくしました。それまで、庭にワスレナグサも植えませんでしたし、何もしませんでした。風や鳥は美しさを届けてくれました。私たちはこれをきっかけに、徐々にヘレンを外に連れ出しました。

## 障害児をもつ親の哀しみ

入院中ヘレンは医学症例であり、かけがえのない人間であるヘレンが置き去りになっていました。それはヘレンの場合、すでに治療に向けての医学的治療を終了する方針になっていたので仕方がなかったのでしょう。病院の医療スタッフは、いのちを助けることを使命としていて、退院後は単なる症例として見られていました。医療スタッフは私たちをただ単に一般的な「重症な病気の子どもの両親」（まるで病気の子どもの両親がすべて同じであるかのように！）としてしか見ていないと感じていました。このような医療専門職とソーシャルワーカーの姿勢に触れる必要があると思います。そして、症例の遠隔操作（おそらくこの言葉が適切です）を試みる人々は、適切なアプローチをしません。

ヘレンが退院した直後に、非公式に症例会議が開催され、「症例」への「公式アプローチ」を「調整する」ために、議論されたということを後で知りました。私たちの家庭医はその症例検討会議に参加していませんでした。集まった多くの人々の中の一人だけが、過去にヘレンか私たちに会ったことがありました。まったく知らないところで無駄な議論がされていたのです（もちろんその会議の後に少しの支援もありませんでした）。ヘレンの突然の重病で、一夜のうちに、際立った性格、関心、好み、そして人格を有する人間である私たちを可哀想な親という典型例として見なされたかのようでした。時として個人としての私たちの独自性を保つことも難しく思われました。

あなたの人生を悲劇が襲ったからと言って、個人としてのあなたが突然、すべての価値観を変えることはありません。あなたの人柄、関心、好き嫌いは基本的に変わりません。しかし繰り返して、そして、びっくりするくらい新しい、そして不慣れなさまざまな実務的負担と問題を抱えることになりますが（これに対していくらかの援助があればありがたい）、個人としては基本的に同じなのです。

おそらく次の2つの逸話が、私たちの置かれていた状況を最もよく表しているでしょう。病院からヘレンを家に連れて帰ってまもなく、私たちの疲労は蓄積していきました。まったく面識のない女性から電話がかかってきてスコットランド・ダンスに誘われました。彼女は保健所の職員から私の名前と電話番号を聞き、自分にもヘレンのような障害をもつ娘がいると言いました。確かに善意からの誘いでしたが、よけいなお節介でした。

二つ目の逸話は看護師との何気ない会話です。私はコンサートを聴きに行くつもりだと話しました。看護師は「ああ、それはいいですね」と言ってくれました。「それはあなたたちの状況を良くしてくれるでしょう。」とも言いました。コンサートは好きでしたが、コンサートに行く理由をいちいち説明することはめんどうなことでした。ただ楽しみたいだけです。しかし、その楽しみは看護師が、私たちの心理療法として期待できると指摘されたことで、薄らいでしまったのです。

私たちは〝症例の親〟あるいは〝問題を抱えている人〟という存在になった時から、驚くほど多くの人々が個人的なことに対してよけいな助言をしてくれるので、まったく自由のない状態でした。私たちの性生活についても価値観を押し付けようとするのです。その後に、私が3番目の子どもを妊娠していた時、家に「行政からの訪問者」がやってきました。そして、居間のテーブルの上に、中絶反対グループのパンフレットを置いたのです。おそらく、彼女は、私たちの生活の大きなストレスと過労のことを考えて、赤ん坊を堕胎するかもしれないと考えていたのでしょう。あなたたち夫婦は問題を抱えているので、その生活を維持するには、何らかの公的支援が必要ですよと言っているようなものです。罰を受けているかのように、私たちのプライバシーは衆人監視の下でした。私たちにとっては想定内のことでしたが、これらの逸話は、私たちの望んでいた支援との乖離の反映でした。

私が寝不足だった時、ヘレンの養護学校で約束した時間より45分遅れで保健所の理学療法士が現れました。私は、オックスフォード州でのヘレンのような子どもの理学療法体制があまりに不十分であることに落胆し、泣いてしまいました。理学療法士は私の涙を見て、いわくありげに私に近づき「何が本当に問題なのか、言ってください」と尋ねたのです。

時間は偉大な治療者であるとよく言われます。しかし時間が経つにつれ、ヘレンの深刻な病状からくる不安、そして死別への怖れが大きくなっていきました。時を経るほどに記憶の中にある元気いっぱいだった小さなヘレンから、現実のヘレンはどんどん遠ざかっていきました。その小さな命を失うことを想像すると、ほとんどパニックになりました。ヘレンの「元気な時」を知っていて、彼女を愛し、そして喜んで彼女について話すことができる人たちを探しました。幸いにも多くの人が見つかりました。そして彼らは、私たちにヘレンについてたくさん話してくれ、私たちは飽きもせず聞き入りました。アビンドン水門の水門管理のおじさん、元気な時のヘレンを愛してくれた近所のお年寄りたち、ヘレンが通っていた保育園で働いていた音楽の先生、よく買い物に通っていたスーパーで働いていた女性、アビンドンの教区牧師、ヘレンの歌声を感心してくれた、私たちが通っている教会の信徒などの人々が、繰り返し話してくれるヘレンの思い出は、健康だったヘレンの思い出に浸る機会となり、癒されました。しかし、二度とその幸せだった過去には戻れないと考えるとつらくなりました。

## ヘレンハウスの種が撒かれる

フランシスは私たちの家へ頻繁に来てくれ、とても助けられました。家という環境の中で、ヘレンが徐々にリラックスし、落ち着いていく様子に私たちと一緒に喜んでくれました。同時に、まったく動かず声も出さない愛らしい存在こそが、以前に私たちが知っていた活気にあふれたヘレンという人に会う、唯一の機会である悲しみも分かち合ってくれました。また、フランシスは私たちがどんどんやつれていくのもわかっていました。彼女にブラッドウェル・グローブへの悲しい訪問についても話しました。退院しておよそ3か月後にフランシスは、もし自分を信頼してくれるなら「週末に、ヘレンを私に預けてくれませんか」と助け舟を出してくれました。そして、私たちの短期休暇の間、彼女はヘレンを喜んで世話をしましょうと提案し、ヘレンを心から慈しんでくれました。

女子修道院の彼女の部屋にヘレンが泊まるために、私たちはフランシスの招待に応じました。フランシスの部屋でヘレンの簡易ベッドを組み立てました。そして、ヘレンのテディベア、携帯電話、テープレコーダと音楽テープ、毛布、薬、特別なスプーン、おむつと衣服をまとめ、ヘレンはフランシスの部屋に泊まりに行きました。週末には、赤ん坊のキャサリンを連れてデボンに行くことができました。私たちはぐっすり眠れる夜を楽しみ、新鮮な大気の中でキャサリンと遊び、お酒も飲みました。私たちはリフレッシュして家に帰りました。ヘレンハウスの種は、この時に蒔かれていたのです。

（翻訳担当　横山美佐子）

# 3

# フランシスとヘレン

ヘレンハウスは、修道女と難病に苦しむ子どもとその家族との間に友情がわき出る、まるで友情の泉のような場所と言われることがよくあります。その友情がどんな性質の友情なのかにより、泉から湧き出るものも大きく異なります。フランシスと私たちの友情は、想いを共有することから生まれました。人や物事に関する関心や愛情、接し方がとてもよく似ていたのです。友情の根は、私たちが直面している悲劇の枠を超えたところにありました。

フランシスは、ヘレンが発病して間もないころから頻繁にわが家に足を運んでくれました。やがてそれは数か月、数年という歳月となっていきました。私たちは自分たちが置かれている状況についてはもちろんのこと、あらゆることについて語りつくしました。仕事の話、どんなことをしてきたのか、それはなぜか、フランシスが修道院長を務めていた教会についてなど、本当にさまざまなことを話しました。私たちはフランシスのこれまでの人生、シスターになったいきさつを聞きました。

## フランシスの生い立ち

フランシスは1942年、スコットランドで生まれました。彼女は公認会計士の父ノーマンリッチ、音楽家の母ペギーの長女として誕生しました。当時両親は、父親が勤めるロンドン・スコティシュ連隊の本部があるインバネスに住んでいました。フランシスが生まれて2週間がたったとき、母は自分の両親と暮らすためフランシスを連れてグリーンノックに移りました。祖母はフランシスが生後3週間の頃に亡くなり、母はフランシスと共に終戦まで彼女の父親とグリーンノックで暮らしました。フランシスにとって家族といえば、母、祖父母、そして子どもという家族構成を意味しました。

彼女が学校に行き始めたころは、あまり愉快な思い出はなかったようです。それどころか彼女は学校が嫌いでした。みんなと交わることがうまくできなかったのです。しかし学校が始まってほどなく、フランシスにはある楽しみができました。母が二人目の子どもを身ごもったのです。フランシスは弟、妹の誕生を心待ちにしていました。弟デービッドは体に重い障害を抱えて生まれてきました。彼には生まれつき肺が一つしかなく、医師たちはデービッドの命はそう長くはないだろうと考えていました。

デービッドは生後6か月間をグレートオーモンド・ストリートこども病院で過ごしましたが、家族にとっては非常に不安な日々でした。デービッドは肺炎に3回も罹患し、命の危機に陥りました。必然的に母親はデービッドと多くの時間を過ごすことになり、フランシスは母の姿を見ることがほとんどなくなっていました。

デービッドは、奇跡的に人生の最初の数か月間に起こった嵐を生き延びることができました。6か月になるころには退院できるまでに回復しました。フランシスは、デービッドが家に戻るとかいがいしく、彼の面倒をよく見ました。フランシスは弟の世話をするのが大好きでした。フランシスは家族がデービッドのために取った、さまざまな病気予防対策をとても面白いと感じていたようですし（彼女はマスクをするのが大好きでした！）、おう吐物を片付けるなどの普通ならだれもが厄介に感じることでさえ喜んでやっていました。彼女は物心ついた頃からいつも看護師になりたいと思っていました。お人形ごっこをするときは決まって、お人形は全員病気で決して回復することはありませんでした。

グレートオーモンド・ストリートこども病院で、デービッドはフランシスに魔法をかけたと思われます。フランシスはこの病院で看護師になる訓練を受ける決心をしたのです。フランシスが母親に胸の内を打ち明けた時、母はとても意味ありげな反応を見せ、こう尋ねました、「どうしてお医者様ではないの?」。フランシスの母親はあらゆる事柄において先駆者でした。彼女はオックスフォード大学サマーヴィルカレッジ、そしてイギリス王立音楽大学で音楽を学びました。戦前の世の中は非常に男社会でした。戦争が始まり、オーケストラが解散を強いられるまで、彼女はおよそ2年半に渡って、あるオーケストラで首席指揮者を務めました。その後戦争が終わり女性演奏家協会の会長の座に数年間就きましたが、彼女の本格的な音楽の世界でのキャリアはそこで終わりました。

彼女の夢は無残に打ち砕かれ、その夢をいつしかフランシスに託すようになっていったのかも知れません。もちろん彼女は「際立つ個性、決断力と信念は、キャリアでの成功から生み出されるものであり、誰もが自分の力を最大限に発揮すべく努力をしなくてはならない」と考えていました。そして、その考えがフランシスの看護師になりたいということばへの反応につながったのです。

## 看護師への歩み

看護師こそが自分の進むべき道だと確信して以来、フランシスはすぐに看護師になりたいと、はやる気持ちでいっぱいでした。フランシスは学校が好きではありませんでした。学校では常にイライラし、自分が決めた道へ進むまでの時間つぶしだと感じていました。さらに、彼女は学校生活での成功は外向的な性格と強く関連していると思っていました。その頃の彼女は、内気でまるで自信のない少女でした。学校が面白くないのは学校に入ってすぐに体を壊してしばらく学校を休んだせいだ、と思ってみても何の助けにもなりませんでした。

小児結核にかかり、3か月間の療養を余儀なくされました。フランシスは病気療養中に家で過ごした「心地よい時間」をよく覚えていました。父親が本を読んでくれたり、存分に甘やかされ、愛情と安心に満ちた時間でした。一方、入院中は、医療ケアは素晴らしかったものの、人間味のない雰囲気がとても怖かったようです。病室のベッドに横になり、「自分のことを知っている人も、知りたいと思っている人も誰もいない」という思いにふけることもありました。

チェルトナム女子大学で過ごした6年間、友達こそできましたが、敗北感を味わいました。彼女は自分を「もはや人間ではない」と感じ、存在価値を見出すことができなかったのです。大学での最後の年、彼女はようやく達成感を味わうことができました。この年、彼女はAレベル以外の学生も対象の、あまり学術的でない「市民の暮らし」に関するクラスを受講しました。このクラスは社会的な問題やそれに対する人々の対応について焦点をあてたものでした。フランシスは学校生活で初めて自分にふさわしいこと、自分の人生でやってみたいことを学んだのです。クラスの終わりにはフランシスは優秀賞を受賞し、彼女のクラスでの取り組みは「前例のないもの」と称えられました。

フランシスは17歳で学校を去りました。18歳で看護師の訓練を受ける前に1年間の休暇をとろうと思ったのです。彼女はこの年のほとんどを母校が東ロンドンに設立したセントヒルダ・イースト修道会で過ごしました。この修道会の特徴は、ロンドンで共に働く学生と専門家が貧しい地域で共同生活をし、そこで暮らす人々に支援や助言をしながら、修道会を利用してもらうことでした。フランシスはセントヒルダ・イースト修道会に毎日のように通い、そこで行われるさまざまな活動に参加する人たちと次第に親しくなりました。フランシスが特に熱心に参加していたのは子どもの田舎休暇基金（都会に住む恵まれない子どもたちが田舎の自然の中で遊ぶための基金）という活動でした。彼女の役割の一つは施設の近くの家々を訪問し、休暇中に遊びに行くためにお金を少しずつ集めて回ることでした（週に3日ほど）。

1961年9月、彼女はこの日が来るのを何年も待ち続けていました。グレートオーモンド・ストリートこども病院での看護師としての生活がついに始まったのです。フランシスは、ついに自分が本当にやりたいと思うこと、自分にできることを始める日が来たのだと、とても満足していました。彼女の生活は一気に華やいでいきました。看護師寮に住み、たくさんの友達ができました。フランシスは小児科正看護師の資格取得のトレーニング・リーダーに抜擢され、その後4年間はグレートオーモンド・ストリートこども病院とミドルエセックス病院の両方で学びました。

フランシスはミドルエセックス病院で、心臓の治療後6週間入院している男性を看護しました。ディック・チェンバーリン牧師という名前から、彼が聖職者であることがわかりました。しかしフランシスは、彼を見舞いにくる修道女の服装や、彼のロッカーに置かれた本についている色鮮やかなリボンから彼が、プロテスタントの牧師ではなくカトリックの神父であると誤解していました。退院の日、彼はフランシスをお茶に誘いましたが、フランシスはその誘いを受けませんでした。しかしその後、外来患者として病院を訪れた際に彼はふたたび自分のところに遊びに来ないかとフランシスを誘い、フランシスはその誘いを受けました。彼は教会の隣にある、見るからにアングロカトリックの趣の聖職者寮に住んでいました。彼はフランシスを教会へ案内し、牧師仲間や修道女を紹介しました。教会はあまりにきらびやかで、フランシスはその華やかさに圧倒されました。それ以来フランシスは、その教会の礼拝に定期的に参列するようになりました。

礼拝に出ることに関しては、若いころはあまり重要に思ってはいませんでした。彼女の祖父はスコットランド教会の長老でしたので、よく礼拝に参列していましたし、やがて他の子どもたちと同じように土曜学校に行くようになりました。チェルトナム女子大学では礼拝に参列することは義務でした。フランシスは16歳で堅信を受けましたが、それまでは堅信を拒んできました。ディック・チェンバーリンに出会うまでフランシスは、宗教を学ぶことに関してクエーカー教徒のような秩序だった学びには縁がなく、もっと気楽に、簡単にとらえていました。彼女のヒロインはエリザベス・フライのような社会革命家でした。エリザベスはより幅広い地域での活動の先駆者で、その活動は宗教的な背景に基づくものでした。

しかしディックと出会い、新しい世界が開けました。彼と出会い、宗教や信仰のまったく新しい側面に気づくことができました。彼女は霊的な世界に浸り、礼拝への参加を続けました。人生で初めて自分が信仰の一部になったような感覚を味わったのです。

看護師訓練の最後の年、フランシスはディックの教区の信者の家に滞在し、さらに彼の教会と深く関わるようになりました。1964年に教区の信者たちとウォルシンガムに出かけて以来、彼女は〝自分は教団に関わる仕事に就くべきだ〟と感じました。フランシスはディックに、自分が告解で告白をした時の様子を語りました。「もう行きなさい、すべて忘れなさい」と言われ、いささか拍子抜けしたと語りました。フランシスは宗教的な誓いの潔さ、一途さこそが強い力をもつと考えていたので、このような拍子抜けするような言葉にいらだちさえ覚えたのでした。ディックはフランシスに、あまりあせらないように忠告しました。「もし1年たって同じ気持ちなら戻ってきなさい。もしあなたの神への信仰が本物ならば、それがなくなることはないでしょう」と。

## 修道女への大きな方向転換

「思い返せば私が、大きな過ちを犯したのはこの頃でした」と、フランシスは当時を振り返りました。彼女は両親に宗教の道を進みたいと決意を打ち明けました。両親は驚いてフランシスの落ち着き払った真剣な表情を見つめました。よく言っても滑稽な、ロマンチックな気の迷い、悪く言えば人生の無駄遣いであると両親は思いました。両親の強い反対に遭い、フランシスは看護師をあきらめてでも宗教の道に進むべきなのか悩みました。両親の家を訪れる時はいつも空気がぴんと張りつめていました。何も考えなくてよかった子ども時代の休日とはまったく違った雰囲気でした。父は一人娘が宗教の道を進もうと決意したことを受け入れられませんでした。そしてあえて、そのことに触れようとはしませんでした。

それとは対照的に母は、ことあるごとにその話題に触れました。フランシスの約束された将来についてひっきりなしに語っていました。デービッドは時々、ライギットの家族の家に避難していました。その家族は母の友人が紹介してくれた家族でした。皮肉にも、デービッドがのちに聖職受任式を受けたのは、この家族の影響によるものでした。しかし、彼の聖職受任式と牧師としての生活は、リッチー家に何の騒動ももたらしませんでした。つまり司祭は公的な生活においては一目置かれ、社会秩序の中でとても感謝される役割を担っていたからです。さらにイギリス教会の司祭は、結婚をして子どもをもつことが許されていました。フランシスと違い、デービッドの忠誠心は両親と顔を合わせる際の障害になることはありませんでした。

教会区の外のウォルシンガムに出かけて9か月後、フランシスはディックのもとに戻ってきました。両親の敵意にもとれる厳しい対応にもかかわらず、彼女は堅信の誓いをあきらめませんでした。宗教コミュニティーでの日々は、まさに彼女にとって運命的なものでした。ディックと長い会話を交わした後、彼女はディックに修道会をいくつか訪問できないかと尋ねました。ディックは、きっとうまくいくと感じていたので、ロンドンのオールセインツ女子修道院への訪問を調整してくれました。修道院への歩みを進めながら、フランシスはまさに文字通り「正しい道を進んでいる」と確信していました。

その当時オールセインツ女子修道院の修道院長はマザー・キャサリンでした。マザー・キャサリンと話し、彼女の考えに触れ、フランシスは、両親の厳しい態度から受けた苦しみがすっと楽になっていくのを感じました。フランシスにグレートオーモンド・ストリートこども病院での訓練を終えるだけでなく、最初の頃、体調不良で欠席してしまった病院での研修の補習も受けるようにと勧めてくれたのは、ほかならぬマザー・キャサリンでした。こうした一連の訓練を終え、フランシスは友人家族の手伝いとして、グリムスビーに6週間滞在しました。そして、看護学校時代の友人が暮らすデンマークで休暇を過ごしました。このようにいつもと違う環境に身を置き、異なる暮らしに触れたところで、フランシスの宗教の道をいくという決心が揺らぐことはありませんでした。

1966年7月6日、フランシスは聖職志願者としてオールセインツ女子修道会に入りました。聖職志願者としての毎日は地域の一員になることなく、その地に暮らし、礼拝に参加するというものでした。聖職志願者たちは、〝快く〟地域に受け入れられました。この試用期間中に志願者たちは、女子修道院長や見習い生の監督者や教会の牧師たちから厳しく観察され、次の審査段階に進めるか否かが決められます。

1966年11月16日、フランシスは見習い用の衣装を身にまといました。それからの最後の4か月半、彼女は白い襟付きの黒い手製の修道服にベール姿で過ごしました。その修道服とともに、見習い生たちは皮の手袋、アイボリーの十字架、糊のきいた頭巾とベールをまといました。見習いとしてフランシスは修道会とそれまでよりも少し深く関わるようになりましたが、依然として見習いの精神的な育成、日々の生活に目を配る観察者の監視の下での活動にとどまっていました。

フランシスは典礼、高い精神性や祈りについての講義を受けました。彼女は厨房や清掃作業、地域にある小さな養護施設で働きました。とりわけ養護施設の作業を気に入っていました。１９６９年4月まで見習い期間が続きました。

しかし、それまでの間にフランシスは、叔母の病気で修道会を5か月間、離れることを余儀なくされました。叔父の家に住み込んで、彼の妻の人生の最後の数週間の世話をしました。それから数か月間は、小さな甥たちが安心して生活できるよう、彼らと共に暮らしました。この間、フランシスはいやおうなく両親と連絡を取らなくてはなりませんでした。両親はフランシスの聖職者見習い服姿への嫌悪を隠すこともなく、フランシスに修道会を去るように説得しました。フランシスがロンドン・コーニーに帰って行く時には大変、落胆しました。

フランシスは１９６９年4月16日から3年間修道会に入りました。１９７２年4月20日、彼女は生涯を修道会にささげる決意を固めました。フランシスは家族からの支持を得ることはできませんでしたが、多くの友人や志を理解してくれる人たちに祝福され、人生で最も素晴らしい日を送ることができました。その中にはチェルトナム女子大学の校長、グレートオーモンド・ストリートこども病院の看護師長もいました。

何年もの間、フランシスは〝孤児〟であると感じていました。彼女の両親はフランシスが修道女になったことで、事実上、彼女を勘当しました。彼女は元来、気前のよい気質で、家族の自分に対する態度（特に母親）に対して、とやかく結論付けるようなタイプではありませんでしたが、両親の理解のない態度や、彼らから与えられる苦痛は、決して見過ごせるようなレベルのものではありませんでした。

見習中、フランシスは母親から脅迫のような手紙を送られたことがありました。フランシスがとっている身勝手な振る舞いが、どれほどひどい結果を導くかといったようなことを警告する内容のものでした。それにより両親の結婚生活も危うくなるといったことが書いてありました。また、フランシスを愛してやまない祖父を死に追いやるかもしれないし、デービッドは試験に落ちるかもしれないと。

フランシスに母親の身になって考えるよう促し、どのように今回のことを友人たちに話せばよいのか?とフランシスを責めました。母親はフランシスの気持ちを変えようとあらゆることをしました。時に母親は、看護師をしていたら今頃どうなっていたかというキャリアをフランシスに考えさせようとしました。なぜ自分の才能を生かそうとしないのか、もっと社会に受け入れられやすい方面に能力を生かすことはできないのかと忠告しました。フランシスの母は修道女を勝手気ままで、世界から必要とされていないと考えていました。母親は神の啓示に従ったというフランシスの説明に耳をかそうともしませんでした。啓示を受けた者は何の疑問ももたず、その声にしたがうといったことが。さらにどこに導かれるかもわからないままに進んでいくということが、まったく理解できませんでした。

のちにヘレンハウスは自分の人生において、献身という意味で思いがけない贈り物となりました。宗教の道を進む決意をすることで、思いもよらず自分自身の実際的な技能を成長させることになるという、フランシスの目から見ればまさに宗教への道を進む決心となったのです。

それとは対照的に、フランシスの母親には、ただ単に漠然とした精神論におぼれているにすぎないと映りました。実際にそこからもたらされる結果、成果をまずは見なければならないと感じていました。もしもこれらがはっきりとした貢献を世界にもたらすことができないのであれば、こういった精神論を擁護するのは意味がないと感じていました。母親は宗教に対して敵愾《てきがい》心を抱き、自分の娘がその道に進んだことで、キャリアが閉ざされてしまったということに憤りを感じていました。

## 修道会の「民主化への道」

母親には、自分が経験した挫折や苦痛を娘に味わわせたくなかったという気持ちがあったようですが、フランシスが修道女として成長していくことで母親は、フランシスが選択した道を受け入れました。そして、両親共にフランシスの活動と彼女が設立したホスピスを熱心にサポートしてくれました。母娘の間での不和はヘレンハウスの計画が始まった頃から解消し、その頃フランシスはヘレンハウスの創始者として称えられていました。そのことがさらに二人の雪解けを促しました。一夜にしてフランシスは公にキャリアを称えられることになったのです。修道女になったばかりの頃を思い出し、フランシスはとても幸せだったと同時に、愛する人たちを傷つけてきたことを思い心が痛むと振り返ります。彼女の霊的才能はすぐに修道会から認められました。

１９７５年８月、女子修道会の見習い施設の施設長に選ばれ、２年間その任務を遂行しました。女子修道会の見習い施設は、その当時オックスフォードにありました。70年代中頃まではオックスフォードのオールセインツ女子修道会の一つに過ぎませんでした。６～８人の修道女が住んでいて、おもな目的はセントジョーンズホームの運営でした。ここは１８７４年から続く高齢者のためのケア施設でしたが、施設の縮小により１９７６年にオックスフォードがそれにかわり修道会の母体となりました。

１９７７年にはオールセインツ女子修道会の修道院長の選挙が行われ、当時のシステムでは新人の任期は７年、再選される人は5年の任期というものでした。シスターが候補者を指名し無記名で投票が行われます。1977年9月、彼女はまだ34歳でしたし修道会での経験も7年しかありませんでしたが、シスターたちはフランシスを女子修道会の院長に選出し、彼女は1989年までの12年間、その職務を果たしました。

修道女たちがフランシスに寄せた信頼と強力な支えが、彼女の内に秘めた素質を引き出し、かつての内気さも消えてゆきました。フランシスはまず、修道院とその活動の改革に取りかかりました。修道会はもてなし（ささやかではありますが）を大切にしていたので、フランシスはさらにそれを行動に移そうと、修道院の来客棟から街を眺めながら思いました。彼女の指示により、修道院の敷地内にシスターたちが祈り、黙想したりするための小さなベツレヘム教会が建てられました。フランシスが修道院長になってしばらくすると伝統的なシスターの服装も変わりました。それまで着用されていた飾り気のない黒い修道服から、ヤグルマギクの青のような修道服を着るようになりました。フランシスは大勢のシスターたちの賛同を得て、休みの日や休暇で出かける時には平服を着るようにしました。

ある意味フランシスの若さが修道会の中の「民主化への道」を加速させたと言えるでしょう。というのもフランシス修道院長はかなり若いけれど、権威や分別は中高年層だけが持ち合わせているものではないということをみんながわかっていたからです。このことが、これまで思ってもみなかった彼女の才能や素質を開花させることになり、年齢を問わずみな自分も何かができる、やるべきことがあるのだと思うきっかけになったのです。

女子修道会を創設した修道女ハリエット・ブラウンロー・バイロンは、オールセインツ女子修道会は子どもたちのために活動をすべきだと考え、1883年に貧しい子どもたちのためにブラッドフォード病院を設立しました。これは極貧家庭の病気の子どもが、回復したいと望んだ時に確実に必要な治療とケアが受けられる施設でした。ブラッドフォードの病児ケアに加え、修道会はイーストバーンで回復期に入ったばかりの子どもたちのケアも始めました。１８８７年に創設者のマザーが亡くなった後、彼女の遺志を継いで回復期のこども病院を設立することになりました。セントルーク病院と名付けられ、プリンスオブウェールズと王女によって１８９０年７月19日に開院しました。

## フランシスとヘレンの出会い

フランシスがヘレンを知ることになった経緯、そして初めて会ってからのことは、前にも書いたとおりまったくの偶然によるもので、それを奇跡だという人もいたほどでした。二人が出会ったとき、修道会は、第二次バチカン公会議から交付される審議と法令の行方を見守っていました。宗教のコミュニティーメンバーから言われていたことは、それぞれが創設者の理念に回帰するよう努力しなければならないということでした。多くの修道院はかつて彼らを熱くさせたもともとの理念に忠実でなくなり、みんなが興味をなくしてしまったようにも感じられました。創設当初の理念に立ち返ろうとすることは、盲目的に、何の疑いもなく伝統にしがみつくということではなく、むしろ、その伝統を時代に合ったものに変えていくことを意味していました。

フランシスがヘレンに出会ったこと、私たちの間に急速に芽生えた友情、そして、そこから生まれたすべてのことはオックスフォードの地で最適のタイミングで起こりました。ヘレンハウスの理念と役割は、このオールセインツの創設者の当初の思いにピッタリと合っていましたし、その設立に携わることはオールセインツの修道女たちが、本当の意味で彼女たちの信仰の根源に戻っていくことだったのです。

私たちにはフランシスが、彼女の率いる修道会の実際的、精神的双方の役目を完璧に果たし、それが彼女の仕事や祈りにも表れているように見えました。彼女はしっかりと地に足を付けつつ、心は天国にあったからこそ、彼女なりの方法で私たちを手助けし、また私たちのかけがえのない友人になったのです！　私たちは悲しい出来事や、それに伴う数々の問題の犠牲者だと感じていました。たとえるならば牢獄の鉄格子の中からは、土だけでなく星を見ることが、どうしても必要だったのです。

フランシスは、そんな私たちが前に進むことを手助けしてくれました。身体的状態だけでヘレンを見た人は彼女のことを重荷だと思うのでしょうが、私たちは愛する娘が、そんなふうに侮辱されることに耐えられませんでした。ヘレンのことをただの重荷だと見ていた人たちは、ほとんど手を貸してくれませんでした（その中には、介護サービスも含まれます――支援を受けること、福祉機器を借りること、あるいは単にどこでどうやって支援を受けたり、福祉機器を借りたり、〝専門家〟からの助けを得られるのか、といった情報を得るのですから、時間のかかる努力なのです）。

フランシスは私たちと同じように、ヘレンの精神は身体的障害によって消えたりはしないと信じていました。もちろんフランシスはヘレンの身体的障害や、何もかもどうにもならないことはわかっていましたが、ヘレンのことを重荷であるという見方はせずに、私たちがヘレンを介護するという負担を共に担ってくれました。フレデリック・ラングブリッジはこう言っています。〝牢獄の鉄格子の間からは、土も星も見える……もちろんそうなのだが、それは土を見たとしても、あなたが星を見上げられなくなるということではない〟。実際、私は土という困難に対処するために、星を見上げる必要があるのだということをお伝えしたいのです。

## 発病前の利発で愛しい子どもヘレン

ヘレンは、彼女がこの世に生を受けたその瞬間から私たちに「星を見上げる」ように導いてくれました。私たちはずっと子どもを望んでいましたが、ヘレンが私たちの中に湧き起こした強い愛情、驚き、喜びは言葉に表わせません。親になるということは、私たちにとって本当に幸福な経験でした。親の人生に負の影響を与えるか否かという観点から赤ちゃん（または概して子ども）について語るのはおかしいと思います。ですから、赤ちゃんの誕生によって親の人生がいくらか前向きになったということが良いことなのではなくて、夜中に親を起こさないとか、食べたものを吐かないということが「良い」赤ちゃんだとされているのはおかしな社会です。

私たちはヘレンと共に暮らすだけで言いようのない喜びを感じていました。彼女は、私たちの人生にとても大きなものを与えてくれました。彼女の存在は私たちの幸せをより完璧なものにしてくれました。彼女はちょっと変わった控えめな面を持ち合わせた素晴らしく機嫌のよい子どもでした。幼いころから他人に大人のような気づかいを見せ、他人の心配事や不安な気持ちには必ず心を痛めていました。幸福に対する生まれつきの本能を持ち合わせていて、すべての人が同じ本能の持ち主だと思っていました。

音楽を愛し、澄んだ美しい歌声の持ち主でした。未来の教会の聖歌隊として教会のメンバーから選ばれた2歳児なんてまずいないでしょう！　彼女は教会が大好きで、早朝の散歩や郊外へのドライブの途中、あちこちの教会に立ち寄りました。歩きまわる彼女を私が教会の椅子に座って待っている間に、ヘレンが「ここにいるの、好き」と言ったことがありました。おそらくそれは、彼女がとても愛していた祖父が司祭で、その教会に行き、時計を巻くのを見たり、献金箱を開けたり、本の整理をしたりするのを見ながらゆったり過ごしていたからなのでしょう。

元気だった頃のある日ヘレンは、将来の計画についてみんなに「わたし、大きくなったらチェロを弾くの」と言いました。私たちは音楽の先生が、ヘレンには音楽の才能があり、「ヘレンの才能を伸ばすために何かしたい」と書いてくれた手紙を大切にしまっています。わが家にはたくさんチェロのテープやディスクがあり、それをヘレンによく聞かせました。彼女が演奏したいと願った、その楽器の柔らかな音色が彼女の心に喜びをもたらしてくれると私たちも思っていました。ヘレンはすでに幸せだった私たちの人生をひたすら、もっと幸せにして光をもたらしてくれました。彼女が突然病に侵された時に届いた（そして今でもまだ届けられている）数々の手紙は、彼女が他人の人生にも影響を与えていた証です。

どんな時でも、ヘレンの存在を重荷と感じたことはありません。他人から見ればおそらく、私たちは没頭していたと映ったでしょうが、ヘレンの存在が私たちの人生を決して束縛するものではないと本当に感じていました。昔は二人だけだったのが、今は三人になったということなのです。ヘレンの突然の発病でショックだったことの一つは、私たちは彼女と離れて別々の屋根の下で寝たことが、それまでに一度もなかったのに、彼女が入院してしまったことです。

## こどもホスピス構想の萌芽

ヘレンには、もう回復の見込みがないと告げられてからも、私たちは希望をずっと持ち続けていましたし、「元気な」ヘレンとの平和な日々をもう一度取り戻せるかもしれないという信念を捨てられませんでした。フランシスの心は天国にあると信じていたことが、ヘレンがフランシスと初めての週末を過ごした後、もしかしたら奇跡的に回復して、家に帰ってくるかもしれないという希望と信念になって、私にそう思わせてくれたのです。私自身その時、デボンで週末を過ごした帰り道にニューベリーに立ち寄り、フランシスにもうすぐ家に帰りますと電話するまで、ヘレンは元気になるのだと心から信じ切っていたことにさえ気づきませんでした。

電話ボックスでヘレンの様子を尋ねたところ、フランシスが元気でよく寝て、薬も飲み、よく食べて特別、不安になることもなかったと答えたのを聞いて、失望の波が体中を激しく襲ったのを覚えています。私はその時、自分たちが帰ってきたのを出迎えに小走りに出てくるヘレンを思い、彼女に似合う特別なドレスを彼女のカバンに入れていたことに気がつきました。

生に対する生まれつきの本能が、私たちに困難に向かって強い希望を持ち続けさせ、やりたいことを実行する力を与えてくれました。希望がなければ私たちは前に進むこともできませんでした。希望というものは、必ずしも願うことが実現する可能性に対する理由、根拠、あるいは確信に裏付けられている必要はないのですが、理由や根拠が、その希望をかき消すこともありません。私たちはこのことをヘレンがまだ入院している時に強く感じました。ヘレンの手術当日には、彼女に回復の見込みがないことがわかっていましたが、私は彼女がすぐに回復すると心から確信して、彼女が元気になるためにいろいろと働くことができました。A・N・ウィルソンが書いた「心に耳を傾ける」の一節では、二つの一見相反する気持ちをもつ人間の能力についてとてもよく分析されています。

それは、人はたとえ将来がないと宣告されていたとしても、まだ望みがあるかのようにふるまう、人間の感動的な性質の例です。絞首台に向かって歩いていく男が、かがんで靴紐を結ばせてほしいと願い出る。ユダヤ人の女がガス室へ行くための行列に並んでいる夫の肩についた泥をはらい落とす。服も（それが泥だらけであったとしてもそうでなくても）生命も、もうすぐ奪われてしまうというのに……。このような行動は愚かな楽観主義者の行動ではありません。むしろ彼らがすでに将来というものを信じていないとしても、本能が彼らを太陽に向かって懸命に努力させるのだ（「心に耳を傾ける」A・N・ウィルソン）。

ヘレンをヒーリングサービスに連れて行ったとき、私たちは少しでも回復するように懸命な努力をしていましたが、それを藁にもすがっているようだという人もいるでしょう。そのようなサービスを受けるには、リチャードと私は内心の不安を拭い去らなければなりませんでした。それができたのは、おそらく私たちが必死で、藁にもすがる気持ちだったのでしょう。また、将来がないと宣告されているにもかかわらず、未来があるかのようにふるまうというA・N・ウィルソンが書いていた「感動的な人間の性《さが》」の例証でもあったでしょう。

とにかく、フランシスと私はヘレンを車に乗せてトレバー・ディアリング牧師が行っているエセックスのヒーリングサービスに出席するため、底冷えのする早春に何マイルも車で走りました。その後私たちは、スウィンドンで行われている同じようなサービスにも参加しました。その集まりは、全体があたたかい思いやり、友情、支えあいで包まれている不思議な場所で、それが作為的なものか、あるいは真実の姿だったのかは、大きな問題ではありませんでした。

また、希望の力が医学的事実を凌駕した（それもずいぶんと）出来事は、自宅でヘレンの看護をしてくれていた看護師ヒラリーへのリチャードが書いた手紙からもうかがえます。月末ごとにリチャードが素晴らしい働きをしてくれたヒラリーへ小切手を送る際に書いた手紙の内容を思い出してみると、「私たちは完治に向けて頑張っています」という一節が添えられていました。知性を軽んじる人だけが、非現実的な希望をもつわけではないのです。

## フランシスのこどもホスピス設立への決意表明

このように、ヘレンハウスの種は私たちが長い週末を過ごす間、ヘレンがフランシスと共に過ごした最初の週末に蒔かれたのです。半年後のある日フランシスから、話したいことがあるのでそちらに行ってもよいかと電話がありました。わが家のリビングで私たちと二人の間でマットレスに横になっているヘレンに向かって、フランシスはほかの家族のことも私たち同様に支えたいと話し始めました。ヘレンや私たちと共に過ごすようになって、さまざまな問題に直面する中、同じような状況に置かれている家族にほとんど援助の手が差し伸べられていないことに気づいたのです。その気づきから、病気の子どもたちの家のようなものを設立したい、という看護師時代からのフランシスの長年の思いが蘇ったのです。再燃したこの思いは、ちょうどオールセインツ修道院の活動をもっと広く地域社会に広げていきたいという当時のフランシスの願いにピッタリと当てはまりました。大まかな構想を話していくうちに、フランシスの考えは具体性を帯びていきました。

難病の子どもを自宅で看病している家族に対して、友人として接し、実際のサービスや心のサポートを提供するような場所を、どうしても設立しようと考えたのです。最も大切にしたことは、短期間のレスパイトケアを提供することにより、子どもの看病というとても疲れる仕事を続けられる気持ちを奮い立たせ、エネルギーを充電する場所を作ることでした。そこは小規模で、家庭的で、なるべく病院とは違う雰囲気で、子どものことを一番に考えた、子どもを一人の人間として大切にする、そんな家にしたかったのです。

その話を始めたとき、すでに私たちには建設候補地のあてがありました。オールセインツ修道院の庭の外れ、正式な教会の敷地の向こうで、草が生い茂りシスターたちが一人静かになりたいときに行く以外はあまり使われていない、割と広い土地でした。シスターたちが賛成してくれれば、この敷地に建設することは可能でした。さらに、これは修道会のためにもなることでした。というのも、オックスフォード市議会は、セントジョーンズホームの〝とても広大な〟敷地について、1968年には東オックスフォードの新しい小学校の用地として〝土地を売却させる交渉に入る可能性〟を探っていました。

それに加え、オックスフォード市健康課の上席医療管理者は、1973年にその土地を新規の高齢者住宅として開発する可能性について言及していました。しかし、修道院長はどちらの打診に対してもオールセインツは、その時点で最高の水準で確実にサービスを提供できる範囲を超えた高齢者に対してのサービスに活動の幅を広げるつもりはなく、オックスフォードの土地を売却するつもりもないと説明しました。また、その打診は結果的にその土地がどのように使われてきたか、またどのように使われるべきなのかということを修道会が考えるきっかけにもなりました。もしもその土地が困っている家族や子どものために使われるのなら、すべての人が納得したでしょう。

その時を境に、私たちはヘレンを襲った悲劇がとても前向きなことにつながったと思い始めました。物事がとても自然にうまく運んだようでした（熱心な私たちの目から見ればということなのでしょうが）。面白いことに、この感覚はその後、計画が具体的になるにしたがって消えていくどころかふくらみ続けました。人々は、〝この先起こりうるアクシデント〟について話していましたが、ヘレンハウスは実現を待つ夢そのものでした。乗り越えなければならない実務上の課題は本当に大きかったのですが、私たちの構想に賛同する多くの方々が多大な支援をしてくれたおかげで、物事が順調に運ぶという自然の流れで進んでいくのを感じていました。こんなことを言うと、思い込みのように聞こえるのかもしれませんが、それはまるでヘレンが定められた運命の〝イネーブラー〟

（可能にしてくれる人）のようでもありました。

フランシスがわが家で、私たちのような家族を支えるホスピスか安らぎの場のようなものを建てたいと言った時から、私たちはその考えに大賛成でした。ただ、私たちがわからなかったのは、これからやろうとしていることが、どれほど人々に求められているのかということでした。私たちは地元や全国でどのくらいの数の家族がレスパイトケアや実質的なサポートもなく、自宅で難病の子どもを看病しているのか見当もつきませんでした。計画を進める前に、まずそういうニーズがどのくらいあるのかを見極めなければと思いました。そこで、ヘレンの脳外科医に電話し、フランシスと私と三人で会う約束をしました。私たちがプロジェクトの概要を話すと、その医師はとても協力的で、そのようなサービスがあれば助かる家族はたくさんいると思うと同意してくれました。そして、この計画を進めるようにと強く勧めてくれたのです。

その後、フランシスは他の医師や看護師、小児科医に意見を聞いてまわりました。特にロジャー・バーンという東オックスフォードヘルスセンター（修道院と併設老人ホームの病院）の家庭医に彼女の考えを話しました。彼はこの計画にとても興味をもってくれて、難病の子どものホスピスを、どのように運営するのか、彼自身の考えを述べてくれました。

一方、私たちも医療関係者、医療に携わっていない人や双方の友人に、この計画について話し、意見を集めました。１９８０年3月28日金曜日、オールセインツ修道院にあるマザー・フランシスの部屋で、小さな会議が開かれました。そこはフランシスが何度かヘレンと一緒に数日間過ごした場所でした。その会議の目的は、「難病の子どものためのホスピス〝ヘレンハウス〟の設立について」であり、私たちにもはや迷いはありませんでした。

（翻訳担当　堤真理枝）

# 4

# こどもホスピスの具体的な計画

１９８０年3月28日に最初の会合が開かれ、その後の数か月の間にホスピス建設を実現するための基礎が作られました。それらの初期の会合に出席した人々は、単に委任されたというのではなく、むしろひたむきな、献身的な人々の集まりだったと言えるでしょう。私たち出席者は資格や、社会的地位を理由に指名されたわけではないのです。みんな、子どものためのホスピスを創るという考えに魅せられ、その計画に貢献したいという思いを抱き、共通の目的と強い決意で結ばれていました。

会議には明確な目標がありました。フランシスは話し合いの中で、ヘレンの果たした重要な役割についてたびたび説明しました。それはヘレンの深刻な病状と彼女を介護する私たちの日常、そして困難な状況を軽減、あるいは悪化させたりするさまざまな要因、ヘレンと私たち両方が必要とする支援と介護、そして何よりも、私たちが求めていたのは、自宅であれ他の場所であれ、ヘレンのための最良のケアでした。ヘレンは私たち家族の経験を通して、こどもホスピスのモデルを提供してくれたのです。個別の、日常的に慣れ親しんだ事柄から始めた方が、総論に磨きをかけていくより好結果を生む良い例だと思います。

## こどもホスピス設立に向けた第１回会議（１９８０年3月28日）

１９８０年3月の最初の会議に出席した方々は以下のとおりです。
マザー・フランシス・ドミニカ（女子修道院長、オールセインツ修道院）
ロジャー・バーン医師（家庭医）
ジョン・ビックネル（建築家）

デリック・ショーテン（建築顧問）
ブラウェン・ベネット（理学療法士）
ヴィヴィアン・プリチャード（サー・マイケル・ソーベル・ハウスの看護師）
シスター・マーガレット（オールセインツ修道院）
リチャード・ウォースウィック（ヘレンの父）
マイケル・ブリックス（脳神経外科顧問医師）
デービッド・ペイタスン（会計士）
ジャクリーン・ウォースウィック（ヘレンとキャサリンの世話をするため、どちらか一人が交代で出席）

リチャードは、最初の会議の始まりは、畏怖の念に打たれるほど静謐《せいひつ》かつ期待に満ちた雰囲気だったと述べています。フランシスの穏やかで凛とした声に静寂が破られました。初めに彼女は、重い病状の子どもたちのために、ある種のホスピスを創設したいという考えを前から抱いていたこと、そしてヘレンの窮状によってその思いが蘇ったと語りました。さらにヘレンの発病、脳外科手術、私たちとの出会い、そして、どのように友情を育んできたかを簡潔に説明しました。次いでヘレンの見舞いに病院を訪ね、退院してからは、長い週末の数回、私たちが束の間の自由な時間を過ごせるよう、ヘレンの世話をするために修道院で一緒に過ごしたと話しました。

フランシスは以前、小児病棟に勤務しており、病院スタッフとして子どものケアについて熟知していました。ヘレンのお見舞いをした時には、子どもの終末を受け入れる親の想いをすでに経験を通して理解していました。子どもがもはや回復の見込みはないと親が受け入れることは、治癒への期待を捨て、回復に向けての闘病生活からの転換を意味し、それがどれほど難しいか、彼女は深く認識していました。医師や看護師（通常は若者）などのスタッフの入れ替わりが早い病院は、急性期治療が終わった子どもたちの世話をする場にはふさわしくありません。重篤な障害が残った場合、誰もが子どもたちを自宅で世話をしたいと希望すると思いますが、それがいつも可能とは限りません。フランシスは、重病の子どもや死期のせまった子どもたちの世話をするホスピス、あるいはそのような子どもを家で世話をしたいと願う両親や家族のために、実際的かつ精神的（あるいは霊的）な支援を提供するホスピスが必要であると感じていました。

話し合いに出席した私たちの他に、フランシスはその構想をすでにブリックス氏（ヘレンの脳外科医）、バウム医師（小児科顧問医）、ロバート・トワイクロス医師（サー・マイケル・ソーベル・ハウスの内科医長）らと話し合い、かなりの手応え、時には熱狂的賛同を得ていました。私たちは、この時点でさらに広く意見を求める必要性について話し合いましたが、迷いもありました。できるだけ広範に意見を求め、ホスピスが既存のサービス（小児医療）と重複することなく、うまく調和して機能するように検討することは重要です。

一方、ホスピスに関するアイデアを不用意に公開し過ぎることに注意が必要でした。なぜなら、必要以上に期待をふくらませてしまうことになるからです。病院の小児科医とのさらなる議論は、地元病院の反応を知るのに役立ちました。そして家庭医とも協議することが、同様に望ましいと決定しました。

こどもホスピスは、既存のいかなる小児医療に取って代わるものではなく、それとのギャップを埋めるものと私たちは考えました。ヘレンハウスを支えている精神は、完全に前向きなものであり、こどもホスピス設立という願いは、既存の利用可能ないかなるサービスに対しても批判するものではありません。ヘレンハウスは必要とされる多様なサービスを提供し、結果的に重篤な病気をもつ子どもと家族が、その恩恵を受けることになるのです。

議論はホスピスの子どもたちの受け入れ基準へと移っていきました。ロジャー・バーン医師は、その受け入れを審査する判断基準を一覧表にした草案を配布しました。ホスピスは長期間の入所ケアが必要な子ども、あるいは生まれつき知的障害のある子どもを受け入れる場所ではなく、急性期病棟が適している子どもはまったく対象外と彼は考えていました。利用資格の第一は終末期介護を必要とする子どもたちで、家族の休息のために子どもの介護が必要な場合も、常識的な範囲で受け入れ可能（通常4週間未満）と提案しました。バーン医師はまた、末期の子ども（おそらくはとても少ない）とレスパイトケアを必要とする子どもたちのバランスを、さらに検討する必要があると述べました。

非公式の話し合いを重ねて、次のような結論に達しました。8床のベッドのうち6床はレスパイトケアのために、予約できるとしました。家族の休息が必要な場合（たとえば休暇の計画を立てる時など）に助けになることでしょう。2床は予約利用できません。この2床は緊急用に常に確保されます。一つは融通のきくベッド、たとえば家族の突然の危機に応えるためのベッドです。ヘレンハウスの家族に、彼らの病気の子どもに介護救援が必要となるような、思いがけない事態が生じる可能性があるからです。もう一つは、重病または終末期の子どもたちのための緊急用のベッドです。

その後の会議で、どのレベルの医療支援、治療がホスピスでは必要となるかという重要な疑問について話し合いました。ヘレンハウスは医療施設ではないという、その根本を思い起こすことが重要です。ヘレンハウスはフランシスとヘレン、そして、私たちの間の友情から始まりました。ヘレンと介護する私たちの必要から生まれたこどもホスピス構想にとって最も重要な目標は、医学の力ではもはや回復不能な子どもを自宅で介護する家族に、友情と支援を提供することです。

このことをしっかり心にとどめて、ホスピスでは積極的な医療行為を行うのではなく、痛みの除去と症状のコントロールに向けての積極的な治療が理にかなっていると明確にしました。

短期間の滞在を認められた子どもたちは、かかりつけ家庭医の医学的管理の下で過ごします。その家庭医が、患者がホスピスに滞在している間もずっと医学的管理と治療を継続するのが理想です（ヘレンハウスに滞在する子どもは、決して患者とは見なされません。友人か、訪問者として迎えられます。患者という言葉は、ここでは彼らの家庭医との関係性で使われる言葉です）。しかしながら、子どもがホスピスに滞在している間、かかりつけ家庭医が治療や医学的管理を継続できるとは限りません（子どもの家庭とヘレンハウスの間の距離が遠いほど継続するのは難しくなります）。このような場合には、ホスピスは医療に関する全責任を負わなければなりません。末期の子どもに対しては、ホスピスの医療管理者は、その子どもへの医療行為に対してよりいっそう重い責任が科せられるでしょう。ホスピスの運営が成功するためには、ホスピスの医師と家庭医との良好なコミュニケーションが不可欠です。ところで、ホスピスの医療責任者は必要とされる時にいつでも速やかに業務を遂行しなければなりませんが、意外に思うでしょうが常勤ではありません。ヘレンハウスのモデルは家庭であって、病院ではないのです。

ホスピスに必要とされる看護スタッフについて引き続き話し合いました。ベッド数をわずか10床と想定して、よく訓練された看護師が常に勤務して24時間の看護を提供するためには、ホスピスには少なくとも10人の常勤看護スタッフが必要です。中心となるスタッフの仕事を修道院あるいはその他からのボランティアだけでなく、両親も担う必要があると思われました。ここで看護スタッフの人数に関する見積もりよりも興味深い結論は、初期の段階でわかっていましたが、子どものケアに関わるスタッフ全員が、訓練された看護師である必要はないことです。そして家で介護を助けている親戚、友人、そして近所の人たちも同等のケアができるのです。みんなの協力を得ながら、普段から家で世話をしている子どもをホスピスは介護するのです。つまり、ホスピスは病院ではなく、家庭の代わりを一時的に果たす場所なのです。

このことが私たちの意識の中心にあったので、話し合いがホスピスに必要な建物や施設のことに移って、部屋や設備に何が必要かを考える時に、私たちの考えの拠り所になりました。ホスピスの建物に必要な案件についての議論は、デリック・ショーテンが書いた数冊のノートにまとめられています。彼は子どもたちが家庭で受けているのと同様のケアができる建物にしなければならないと考えていました。おそらくほとんどの子どもたちは、個室に入るでしょう。しかし、デリック・ショーテンによると、防音ドアが取り付けられ、子どもたちと親たちが親しく過ごしたい時には、開けたままにしておけます。このアイデアは賛同を得ました。臨機応変な対応こそ最も重要なのです。違った意見や好みに対しても、それが反映され、応えることを望んでいました。寝室は同一のものである必要はなく、家族の個性が反映されるべきです。たとえばポスターを貼るピンボードが付いているというように。どの部屋にも両親が座ったり、眠ったりできるような長椅子を置くスペースが必要です。

独立した治療室はおそらく必要ありませんが、理学療法のための部屋は必要と考えました。ロジャー・ブラウン医師も、独立した診察室はいらないと考えていました。必要があれば、子どもたちの部屋に行って診療すればよいのです。

ヘレンハウスは子どもたちにとっては〝家〟なのですから、高度医療設備は必要ないという結論に達しました。しかし、個々の子どもたちの医学的問題に対処するための小型医療機器などは必要と考えました。ジョン・ビックネルとデリック・ショーテンが宿泊棟の構造について説明しました。普通の家庭にある多目的な居間を中央に配し、勉強したり遊んだりする連結した2、3の小部屋を思い描いていました。フランシスは音楽室の設備が大切だと感じていましたし、ヴィヴィアン・プリチャードはスタッフが両親と語り合える静かな部屋が必要と考えていました。

最後に両親にとって必要な設備について話し合いました。病院での私たちの経験から、ずっと病気の子どもに付き添っている両親にとって、時には子どもから離れて過ごすことができる居心地の良い静かな部屋が必要です。子どもたちの寝室にシングルベッドかソファを置くことも良いアイデアですが、親たちのための部屋も同様に必要だと思います。

建物についての話し合いは、看護責任者のための部屋を含み、スタッフのための施設が必要になるという認識で終えました。また、簡易ベッドやリネン、手荷物のための十分な保管場所の必要性も合意を得ました。もし、手が出ないほど高価でなければ、小さな温水プールはとても楽しく、役に立つ部屋となるでしょう。

将来計画を話し合って会議は終わりました。デリック・ショーテンとジョン・ビックネルは、この種のプロジェクトに関する通常の手順について説明しました。プロジェクトマネージャーはフランシスに決まりました。彼女にとって、さまざまな分野の人々からなる作業チームの支援は不可欠でしょう。計画立案の過程には三つの段階が必要であることがわかりました。設立目的、設立計画、そして細部計画の作成の三つです。ホスピスの理念、目的、そして受け入れ方針については、いくつかのグループに分かれて話し合われ、概略が草案にまとめることになりました。その草案は、さまざまな助言を検討し、必要とあれば修正されて、いずれホスピスの目的に関する最終的な文書になるでしょう。

草案はまた、ホスピスの運営経費の目安を提示してくれます。草案が準備されるとすぐに、運営経費を大まかに検討するための小さなグループが召集され、ホスピスの宿泊施設の建設予定について詳細な検討が始まりました。ジョン・ビックネルは、合意された目的に基づいて、暫定的文書を作成しました。その文書は、更なる話し合いの元となり、この段階でおおよその主要経費が見積もられることになりました。文書への署名によって計画の概要への合意が正式に表明されると終了です。

資金調達という重要な議題について、フランシスが説明しました。間もなく10万ポンド※が支給され、建設費の一部に使われます。私たちは、きわめて暫定的に、家具などの備品代を除いて、建設費はおよそ25万ポンドと考えました。残りの資金調達は、およそ10人で十分と思われるスタッフの給与を含めた運営経費の調達よりも、はるかに容易と思われました。フランシスはすでに、口座（ヘレンハウス口座）を開設したこと、そして口座には50ポンド！を超える資金がすでに集まっていると報告しました。オールセインツ女子修道会が慈善団体として登録されたことにも言及しました。デリック・ショーテンは、第一段階（設立目的の合意）が完了した後、ホスピスに関する小冊子を作成し、募金活動に利用するつもりでした。

## 第２回会議（１９８０年５月16日）

二度目の会議は１９８０年5月16日に開かれ、最初の会合の合意に基づいて作られた草案が話し合いの焦点となりました。その草案にはヘレンハウスが設立された背景を概説し、子どもの受け入れ方針や組織、スタッフ、

※１９８０年当時の1ポンドは円に換算するとおよそ５２０円となり、当時の10万ポンドは日本円で５２００万円となります。現在は1ポンドは１５０円程度であり、かなり円高相場が進んでいます。ですから現在の10万ポンドは大した金額ではなく、１５００万円足らずです。

建物や設備について記載されています。草案は、経費と資金調達の項目で終わっています。草案は、こどもホスピスの設立目的の表明であり、いくつか追加した点や詳細を含めて、最初の話し合いで私たちが合意した議案のまとめです。3か月にわたる審議の中で、いくつかの新しい重要な課題が明らかになりました。それに加えて、3月に開催された最初の会議に出席していなかった人々からの提案も検討され、草案に盛り込まれました。

ホスピスの受け入れ基準については、終末期介護と並行して長期に渡る病気の子どもへの休息介護（レスパイト：relief nursing care）の重要性が強調されました。レスパイトとして定期的なホスピス利用と、家族の休暇あるいは家庭の危機的状況を救うための不定期の緊急利用についても検討しました。おそらくはとても少数と思われる終末期の子どもたちと、継続して介護が必要な子どもたちとのバランスは常に変化するでしょうが、家族の緊急事態にいつでも対応できるように施設あるいは設備を確保する必要があります。在宅介護中の家族との連絡を保つことも重要です。ホスピス利用については、顧問医や家庭医、あるいは家族自身から最初に連絡が入ります。利用前に子どもの担当医と連絡をしっかり取ります。ヘレンハウスに受け入れられる子どもは、手厚い看護を受ける必要があるのです。15歳以上の子どもは通常は利用できません。

話し合いの中で、利用規定に地理的制限は入れないことにしました。子どもの家族にとってホスピスへの往復はかなり大変なので、おそらくあまり遠くからは来ないだろうと考えたのですが、やはり場合によっては違っていました。パンフレットやリーフレットには、ホスピスケアを必要とする子どもたちは、「人種や信仰とは関係なく歓迎されます」と明記しました。ヘレンハウスへの唯一の入所資格は、その「必要性」だと考えたのです。

〝組織とスタッフ〟の項目に、「ホスピスに入所した子どもたちは24時間態勢で看護師チームによって介護される」

と記載されています。看護師は看護助手やオールセインツ協会から派遣された修道女などのボランティアから支援を受けます。ホスピスでの理学療法や教育、遊戯療法は既存の家庭訪問サービスによって可能となるでしょう。子どもの家族や友人にも、あらゆるケアの局面で自主的に役割を担うように勧めます。草案文書のこの項目についての議論で、病気が最終的な段階を迎えたとしても、教育を継続することの重要性を確認しました。5歳を過ぎたら子どもたちに教育を授けることは法定の義務です。その後の段階で、イギリス地方教育局と交渉し、家庭教師サービスとの連携について協議することになりました。

草案文書には短期間の滞在中、可能であれば引き続いてかかりつけ家庭医の医学的管理下に子どもたちは置かれると書かれています。しかし、子どもによってはイースト・オックスフォード健康センターの家庭医が医学的管理に関するすべての責任を負います。ホスピス滞在中の医学的管理については長い話し合いを経て、次のような合意を得ました。

必要な医学的支援のレベルが多様であったとしても、多くの子どもたちの症状は安定しており、処方薬を変更する必要性は低く、夜間のコールが必要な子どもたちの割合は低いと思われました。しかしながら、ホスピスが実際に運営されるまでは、このようなことを正確に予測するのは困難でした。介護の中心となる看護スタッフが固定していることは大変重要だと思います。ですから、他の医療機関とスタッフを共有することは望ましくありませんし、短期雇用のスタッフについても同様です。もし、子どもが長期にわたる重い病気を患っていたとしたら、その子の治療や看護に携わっている人たちと知り合うことは、どんなにか助けになるでしょう。お互いが知り合うことで、看護スタッフはさらにきめ細かい、とても効率的な介護が可能となるに違いありません。

草案文書にはさらに、オールセインツ協会がホスピスの方針全般について、スタッフの任命、財政管理などの責任を負うと書かれています。看護責任者は、医療責任者と協力して日々のホスピスの管理運営、そして受け入れの決定をします。その話し合いで、看護師長の役職は、看護責任者に置き換えて文書中や今後の議論でも用いられます。

## ベッド数８床に関する激論

ホスピスにとって必要な建物と設備に関する主な案件は、初回の会合で同意され、草案文書に記載されています。同様にその他の特別な設備についてもリストに載せました。子ども用の、親しみやすくて居心地の良い宿泊施設に加え、家族のためのトイレとバスルームのついたゲストルームを2部屋用意することになりました。さらに、両親や親戚が共に語り合うための静かな部屋が作られます。メインのキッチンの他に家族のための小さなキッチンもあります。

スタッフ用の施設としては、広い事務室と休憩室兼会議室が含まれます。葬送のための小さな礼拝堂が作られることも記載されました。しかしながら、ホスピスはクリスチャンだけのためのものではないので、礼拝堂というよりは〝霊安室〟と呼ぶ方がよいかもしれません。ホスピス計画についての草案文書で何よりも重要な箇所は（少なくともリチャードと私が関わった限りでは）〝宿泊施設は8人の子どもたちのために用意される〟という一文です。ホスピスの計画段階で、その規模の重要性がリチャードと私には何よりも強く感じられました。ホスピスの規模が、他のどんな案件よりも、そこで行われるケアの質や雰囲気を決定すると考えていました。

ヘレンハウスは、フランシスがヘレンや私たちに与えてくれた介護と支援に基づいていますが、フランシスが提供してくれた介護の上質さを維持するためには、規模を大きくすべきではないと感じていました。私たちはヘレンハウスが、病院や他の施設のようになってほしくないと思っていました。できる限り親しみやすく家族の心休まる場所であるためには、8床が上限だと確信していました。

ホスピスの規模についての長い話し合いが続きました。8人のためのホスピス建設は、費用対効果が出ないのではないかという意見が出されました。費用対効果は私たちの主な目的ではないことを主張し続け、最後には同意を得ました。8床では費用対効果は薄れますが、家庭的な雰囲気が最も優先されるべきであり、費用対効果は議論すべき本質的な問題ではないと思います。

数週間の話し合いを続けてもなお、たった8人のために建設するという〝賢明さ〟に対して各方面から疑念が表明されました。ヘレンハウスは計画の段階から拡大するべきではないという直感により、私たちはフランシスに頻繁に電話をかけ、専門家の懸念に対しても動揺することなく確固たる態度を取るよう励まし続けました。

ヘレンハウスは〝初めての取り組み〟なのですから、いったい誰が専門家なのでしょうか？ 幸いにもケアの質を重視する主張が通り、子どもたちの寝室の数は8ベッドに決まりました。私たちの確固たる信念を貫き通した結果と言えるでしょう。利便性や経済性など、たとえどんな理由であれ、目標を低くすべきではありません。アイデアは実現する途上で、強められるよりしばしば弱められがちなので、達成可能と思う目標よりさらに高い目標をもつべきです。

建物や施設についての話し合いが進むうちに、経費や資金調達の議論に関心が移っていきました。草案には未だ詳細な計画は書き込めませんでした。建物や備品、設備などの主な経費を見積もることができなかったからです。しかし、その段階でおそらく30万ポンド程度はかかると思われました。ホスピスの運営経費は、子どもたちに必要なスタッフの比率から考えると高くなると思われ、年間8万～10万ポンドは必要だと予測しました。

## 資金調達に向けて始動

計画の概要が発表されるとすぐに、資金の調達が始りました。慈善関係やその他の団体に働きかけたり、個人からの寄付を募ることで、総額が調達できると期待しました。収入財源に充てるための基金の契約ができるような働きかけもなされるでしょう。たとえ経済的に恵まれない家庭の子どもであっても排除されることはなく、料金は一切かかりません。

草案は〝ヘレンハウスの友〟と名付けられる団体の設立が予定されていることに言及して終わりました。この団体は、たとえば地方での資金集めに役立つでしょう。ホスピスは慈善施設として、オールセインツ協会の傘下に入ります。

続く話し合いで、元になる資金（建設資金）を集める方が、その後の寄付（運営費）を得るより容易であると予想されたので、開設後の運営資金を集める努力をすべきだと思われました。また、オールセインツ協会に言及せずに、ヘレンハウスと交わした寄付に関する契約は、傘下の慈善団体としてオールセインツ協会に管轄されるのかどうか、慈善事業監督委員会に尋ねるべきだと思われました。そうなれば、人々は寄付金がホスピスのためにだけに使われるとわかり納得するでしょう。もしその見込みがなければ、ヘレンハウスを慈善団体として登録可能かどうか自力で調査しなければなりませんでした。

すべての話し合いの記録が〝ヘレンハウス―1980年5月12日〟としてまとめられました。この文書は、資金協力依頼の小冊子の基となり、小冊子にはオールセインツ協会についての情報も盛り込まれています。そして、オックスフォードにあるオールセインツ協会の所有地にホスピスは建設されることになりました。5月16日の会合の後、主要な活動は建築家に託されました。ジョン・ビックネルが設計プランの輪郭を担当し、その計画に対して反対がほとんどないと確証を得るため、その地域の地域計画担当官との非公式な面談が承認されました。フランシスと私は人々に資金協力のためのリーフレットを作り始めました。

このようにして1980年の5月、その3か月前に生まれた一つのアイデアが、実現に向けて動き始めました。

（翻訳担当　佐々木まち子・新倉美智子）

# 5

# こどもホスピス構想の実現に向けて

ヘレンハウスの設立計画が動き出したころは、目標に向かって突き進む凛とした空気に満ちていました。誰もが成功することしか考えていませんでした。前例や評判もなく、専門家のなかにも一般の人のなかにも競争相手はおらず、妬みも存在しませんでした。これは私たちの活動にとって大きな強みでした。

## 広報活動の第一歩、リーフレット作成

リチャードとフランシス、そして私は、すぐに広報用リーフレットの作成に取り掛かりました。準備はわが家で行いました。私がまだ幼かった次女と散歩に出かけている間、リチャードとフランシス—私たちの計画の生みの親であり中心人物でもある—はヘレンの世話をしながら文章を練っていたのです。

計画しているホスピスの背景や基本情報について、リーフレットに簡潔にまとめました。最近は、慈善活動であっても華やかで、きらびやかなものが求められているようですが、当時はまだデザイン性は重視されておらず、そういった意味で私たちは幸運でした。もちろん、ホスピスの潜在的な支援者や利用者に私たちの計画を詳しく伝えたいと思っていましたが、とりたてて派手に飾り立てなくても簡潔に伝えるだけで十分だという自負もありました。今日の慈善活動に見受けられるような強引な売り込み方がもし当時からあったとしても、私たちにはそんな真似は到底できなかったでしょうし、もちろん適切とも思わなかったでしょう。効果的な募金活動や支援者集めをめざしていましたが、目的を達成する最善の方法が派手に飾り立てることだとは思いませんでした。

先日、自らを積極的に売り込まなければ「時代遅れの」チャリティーは、損をするというマーケティングと〝メディア操作〟の専門家の言葉を目にしました。素人じみた考えと思われるでしょうが、「マスコミへの露出」を最

小限に抑えつつ、チャリティーの背景にある考えを簡潔に訴えさえすれば、チャリティーそのものが「時代遅れ」になることはないと思います。結局、時代遅れというのは、根本的な考え方が古いというわけではなく、スタイル（言葉と、表現方法）が古いということなのです。つまり、人間性よりもまとっている洋服やアクセサリーが流行遅れだ、ということです。飾り気をなくすことは、正直さの点からだけではなく、流行に関係なく長く受け入れられるという利点があるのです。

面白いことに、1980年に就任したヘレンハウスの事務長が、イギリス広報協会所属の友人にリーフレットの最新版を見せた時に、その友人は、〝「プロ級のシンプルさ」にとても感動した！〟と言ったのです。彼はリーフレットを見る前に、事務長に「ヘレンハウスのスタイルは何ですか？」と質問しました。答えは「シンプルそして明快さ」でした。

私たちは、一般の人々のみならず専門家の両方の信頼を得ることが大切だと考えました。そこでフランシスは、オックスフォード地区の多くの医師たち（脳外科医でヘレンの執刀医を含む）に、ヘレンハウスプロジェクトへの協力を求めました。医師たちは快く賛同してくれました。最初に作ったリーフレットと、資金集めに使用する簡易版リーフレットに、賛同者として医師たちの名前を掲載しました。また、リーフレットの表紙には、子どもが描いた庭と家、一輪の青いワスレナグサ（FORGET - ME - NOT）の絵を使いました。現在、その小さな青い春の花は、ヘレンハウスのシンボルになっています。これは、リーフレットのレイアウトと、簡易版リーフレットに掲載されている小さなモノクロ写真を担当してくれた友人でグラフィックデザイナーのクライブ・オフリーのアイデアでした。

また、イラストに用いた家の絵は、重い病気で入院中だった弟のために5歳のフランシスが描いたものです。

私たちがリーフレットにふさわしい絵を探していたとき、フランシスの母親が自宅で、その絵を偶然見つけました。その絵は、―子どもたち、フランシス、家、そして病気―といった別々のものを一つに合わせたものでした。とりわけ、ヘレンハウスのとても重要な象徴―子どもたちにとって幸せで心地よいわが家のような家―を表現しているのです。

## 資金集めの開始

１９８０年、ヘレンハウス建設のために資金集めが始まりました。お金が必要だという思いをできるだけ表に出すようにしました。もちろん、たくさんの人々がホスピスを支援してくれるよう望んでいましたが、同時にお金ではなく、まずヘレンハウスの必要性を理解してほしいという想いが前面に出るように気を配りました。その方がうまくことが運ぶように感じていました。つまり、ヘレンハウスの背景にある考えを理解してもらうことで、資金が集まってくると考えたのです。プロジェクトに対する私たちの強い想いが、結果的に資金集めに役立ちました。

プロジェクトの重要性についての信念や、きっと成功するはずだという自信に惹き付けられて、熱心に支持してくれる人々がいた一方で、私たちがあまりに野心的かつ非現実的、つまり理想主義者なので、このプロジェクトは失敗するだろうと心配して、哀れみから支援を申し出る人たちもいたのです。直接的な資金を求める最善の方法は、慈善目的で資金供与するさまざまな慈善団体に応募することです。それ以外の方法は、知ってもらうこと、そして、人々の理解、共感、善意を信じることですが、概して後者の方法は軽視されすぎているようです。

もちろん、計画を立てるにあたり、実現に向けて一体どのくらいの資金を集める必要があるのか、つまり募金の目標額を公表する必要がありました。ヘレンハウスを建設するのに40万ポンド、受け入れる子ども一人あたりのスタッフ数をできるだけ多くするための運営費として年間10万ポンドが必要と考えられました。しかし、当初の雑誌やラジオ放送では、そういった現実面よりも発想の斬新さばかりが強調されていました。

ヘレンハウスは世界で初めてのこどもホスピスとして注目されていましたが、よく似たものとして最初に建てられていたのは、ニューヨーク、ベイサイドにある聖マリア子ども病院でした。ヘレンハウスの構想が浮かんだ時、すでにかなり計画が進んだ段階にありましたが、最終的に聖マリア子ども病院のホスピスがオープンしたのは、ヘレンハウスが開設された5年後の1987年でした。また、それは「ホスピス病棟」で既存の病院の横に建つ病院付属のものでした。

## こどもホスピス構想がメディアに取り上げられ始める

1980年の夏、オックスフォードの地方紙にホスピス建設案についての記事が初めて掲載されました。記事にはいろいろな見出しがつけられました。たとえば「子どもをきっかけに生まれた慢性疾患ケア計画」「修道女がホスピス設立資金の呼びかけを発表」「病気の子どもたちをケアするための町づくりを修道女が計画中」「ヘレンの苦しみからホスピスが誕生」。1980年8月初旬、フランシスはイギリス放送のラジオ・オックスフォードで初めてラジオ番組に出演しました。また、8月最後の祝日には、フランシスと私は共にラジオ・オックスフォードの取材を受け、ヘレンハウスの必要性、重篤な病の子どもたちとその家族に何を提供できるかと説明しました。

そして1980年8月の2回目のラジオ放送までにヘレンハウスに5000ポンドが寄付され、フランシスは番組を通じて地元の人々に感謝の気持ちを伝えました。

全国メディアにヘレンハウスが初めて登場したのは、1980年9月のことでした。「ヘレンハウスに滞在しよう」と見出しのついた記事が、ガーディアン紙の女性コーナーに掲載されるやいなや、待ち望んでいた支援の手が国中から差し伸べられました。次々と連鎖的に全国的メディアの報道につながっていったこの全国報道も、実はヘレンの個人的なつながりから生まれたものでした。

ヘレンの入院中に、小児病棟で向かい側のベッドに短期間入院をしていた女の子とその子の母親で、当時ガーディアン紙の料理記事を書いていたプルー・リースと親しくなりました。彼女と娘さん（病気は入院中に完治しました）がラドクリフ病院から退院した後も私たちの友情は続きました。その後、ヘレンハウスの計画に彼女は強い関心を寄せ、プロジェクトやその誕生の物語についてガーディアン紙の女性ページの記者（当時の記者リズ）に知らせてくれたのです。大きな成果を生んだこの記事は、アイデアが実現へと向かうヘレンハウスの旅路のなかで、いくつもの重大な決断や節目の出来事が、何らかの形でヘレンの人生と強く結びついていたことを示す一つの例です。

ヘレンハウスに関する最初の記事が新聞に取り上げられ、そして地元ラジオで放送されるとすぐに資金が集まり始めました。「ヘレン募金に多くの手が差し伸べられる」という見出しがつけられた1980年10月9日の地方紙オックスフォードスターでは、募金は「たった8週間で7万6500ポンドという信じられない大金を集めた」と報じています。共感し、何らかの形で支援したいと思った人々がたくさんいたのです。初期の支援者のなかでもひときわ強い関心をもってくれた人たちは、やはりフランシスや私たちの個人的な友だちでした。

## 地元の子どもたちを中心に熱狂的でユニークな募金活動が始まる

最初に寄付をしてくれた支援者のうちの一人は、アビンドン・ロックの水門管理人でした。彼はヘレンを深く愛し、ヘレンの名前を冠したホスピスの友人でもあると自認していました。人々がヘレンハウスを支援する理由はさまざまでした。初期の支援者の多くは、ヘレンハウスが地元の取り組みであるという理由で関心をもってくれました。また「気持ちがわかる」からだと言う人もたくさんいました。子どもを亡くした家族や、そのような家族と親しい人たちは、ホスピスを利用する家族と自分たちを重ね合わせたのでしょう。もし身近な子どもが不治の病に苦しんでいたらどうすべきかと考えた人々が、自分自身や友人の子どもたちが健康でいることに感謝し、私たちの気持ちをわかってくれたのでしょう。私たちに心を寄せてくれる人や支援者からの手紙に繰り返し登場していた内容は、自分たちの大切な子どもたちが享受している健康への大きな感謝の気持ちです。なかにはただ、お金を出すに値すると感じたものに支援したいという人もいました。

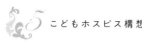

計画や募金活動への初期の熱狂的支援を、どう表現すればいいでしょう。日々、手紙や寄付が増え、私たちの気持ちは高揚しました。ほぼ毎日、私たちからフランシスへ、あるいはフランシスから私たちへと電話をかけあいました。そしてフランシスは、頻繁にクリップで束ねた手紙を持ってわが家を訪ね、一緒に手紙を読みふけりました。届けられた寄付の金額は本当にさまざまでしたが、すべて同じように大切に受け取りました。その頃私たちは、増え続ける支援者の数に本当に勇気をもらいました。ヘレンハウスが成功するかどうかは、オックスフォード地区を中心にいかに多くの人たちに、その目的を理解してもらうかにかかっていました。

フランシスは広くさまざまなところに出向き、学校やクラブ、そしていろいろな集まりで話をしました。まもなく、彼女がオックスフォード周辺、オックスフォードを出てハイウェイや小路を行き来する姿がしばしば見かけられるようになりました。小学生が大好きだという大きなパディントンベアをお供にして！　彼女は、オールセインツ修道院（いつも寛大な支援をしてくれる）のステーションワゴンであちこち旅をして回っていましたが、のちに、もっと簡単に名前を広められるようにとヘレンハウス所有の白いフォルクスワーゲン〝ビートル〟を使うようになりました。その車には、「子どものためのホスピス、ヘレンハウス　オックスフォード」という文字と、ワスレナグサが描かれていました。フランシスはよく言っていたものです。車の天井に大きな細長いスリットが入っていたら動く募金箱として完璧だわ！と。

当時、フランシスが最も頻繁に訪れたのは学校でした。多くの学校がヘレンハウスを「今学期の寄付先」として採用し、熱心に募金活動に取り組んでくれました。ヘレンハウスに寄付するため、秋には栽培した作物、12月には手作りのクリスマス飾りやお菓子を販売する学校もありました。また、スクールコンサートや学園祭、バザーの収益を寄付してくれる学校もたくさんありました。さまざまな賭け（瓶に入ったたくさんのスイーツの数や、あるいは近く開催される学校のホッケーゲームの得点などが賭けの対象になりました）が企画され、いたるところで子どもたちが、何かしらの方法で資金を集めてくれました。

たとえば学校の校庭を20周歩くこと、また30分間じっと動かない競争、あるいは賛美歌をノンストップで歌うことやランチタイムの間中ずっと静かにしていることなど。学校に私服を着ていった時に制服不着用のため支払う罰金をヘレンハウス募金箱に入れるようにした学校もありました。先生も資金調達の活動を後押ししてくれました（おそらく学校のランチタイム中におしゃべりをしないという素晴らしい企画を考えたのは先生でしょう）。いくつかの学校では、ランチタイムの私語禁止やウォーキングなど資金集めの活動を行った平和で穏やかな日々が終わると、適度に続けられる程度にスリム化して募金活動が続けられました。

多くの子どもたちがヘレンハウスについて前向きにとらえ、支援に強い関心をもってくれたことは、本当に励みになりました。ヘレンハウスがオープンする少し前、オックスフォードの近くにあるウィートリーパーク高校が3500ポンドを寄付してくれました。その学校の副校長によると、子どもたちはヘレンハウスのための資金集めに信じられないほど熱中し、これまでのチャリティー年間金額の最高額を1年以内に集めたのです。

本当にうれしかったのは、若い人たちがヘレンハウス構想に高い関心をもってくれたことでした。彼らの関心は、支援する方法だけでなく、ヘレンハウスの背景にある理念に始まって、ホスピスの運営にまで及びました。フランシスは国内のいたるところで学校の集会や授業で話をしました。持ち前の活力と熱意、やさしさ、見識、そして思いやりで、彼女はどこに行っても根気強く話し、人々の心を動かしました。

学校訪問をとても面白いと感じていたようです。学校案内を作れるほど、学校の情報や雰囲気に詳しくなっていましたから！　また彼女は、生徒たちは理解が早く、いつも笑顔で単刀直入に質問をぶつけてくることに驚いていました。学校訪問後に届いた子どもたちからの手紙を紹介しましょう。手紙からフランシスの「メッセージ」を、いかにまっすぐ受けとめていたか、資金や信念に貢献することにどれほど熱心だったかがわかります。

フランシス様
ヘレンの具合はいかがですか？
ヘレンハウスのためにお金を送ります。
メアリーローズより愛をこめて

フランシス様
私たちの学校でヘレンハウスについてお話しいただき、ありがとうございました。自分が特に悪いところもなく健康な子どもだということが、どんなにありがたいことか気づきました。正直に言って、あなたのお話はとても退屈だろうと思っていましたが、でも書くと、最初からとても面白かったです。ヘレンハウスが完成したら、また学校に来てください。

フランシス様
ヘレンハウスのためにお小遣いをためました。
どうか、私の気持ちをヘレンに届けてください。
愛をこめて　ロザモンド

フランシス様
ビンにお金を貯めました。長いすやタオルに使ってください。
クライブより愛をこめて

ヘレンハウスのための資金集めの活動は、熱意、想像力、そして遊び心にあふれていました。一般的でよく知られているチルドレン・イン・ニード（慈善募金のためのテレビ番組）、コミック・リリーフ（イギリス芸能人による慈善企画）、そして同様なテレソン・アピールなどの取り組みに先立って、私たちの資金集めは始まっていました。ヘレンハウスは少なくとも地元では、非常に大きなエネルギーを集めていました。このエネルギーは、のちには国レベルの大きな活動へと勢いを増していきした。また、資金集めの活動そのものが、共通の目標をもって集まった人たちの間に素晴らしい仲間意識と友情を生み出しました。多くの人たちが、運動に参加し、親身になってくれたのです。孤独感をもちやすく、自分の居場所を見つけるのが難しかった当時の不安定な時代背景のせいだったのかもしれません。

動機はさまざまですが、何百人もの人々が熱意をもって資金集めに身を投じ、時間とお金を惜しまずに協力してくれました。ヘレンハウスの資金集めのために数えきれないほどの活動が考えられ、なかには驚くほど奇抜なものもありました！

ある地元の男性は、ひげを半分そり落とし、1か月間、半分だけのひげで生活することで資金を集めてくれました。またある見習い調理師は、有名な地元ホテルで、冷たいスパゲッティで満たされた湯船に48時間座り続けました。オックスフォード・スキークラブのイングランド元オリンピックスキーヤーは、「ローラースケートに乗り」オックスフォード・シティセンターからキドリントンのエクスター公民館まで、距離にして6マイルを走りました。

ロンドンマーガレット通りのオールセインツ修道院のシスターたちは、自分たちのグループやジョンルイス社のスタッフと協力し、ロンドンのオックスフォードストリートで5マイルのおはじきリレー競争を行いました。地元の地方紙マリレボーンマーキュリーの見出しには、〝資金調達のためなら、何でもあり〟と掲載されました。地元の

3人の整備士はスポンサーを募り、チャーウェル川を不安定な自家製のいかだで往復しました。資金調達の方法には、無尽蔵に広がるアイデアの宝庫があるように思えました！

個人と同じように、さまざまな企業や団体が協力を申し出てくれたことで、資金集めは順調に進みました。ヘレンハウスを支援してくれた人々や組織は実に多種多様であり、寄付は少額から莫大な金額にまで及びました。資金調達の初期に、慈善財団から7万5000ポンドの小切手を受け取った時のフランシスの興奮ぶりを私はよく覚えています。その小切手の金額は一回限りの寄付で、年会費という性質のものではないことを丁寧に明記された手紙が同封されていました。

これとは対照的ですが、ペニー（1円玉）をいっぱいつめたスマーティーズ（チョコ菓子）の筒をもった子どもがオールセインツ修道院に来た時は、フランシスは本当に感動していました。ある男性はヘレンハウスが最初に話題に上ったときから、本人が亡くなる一年前までの間、土曜日ごとに年金のなかから10ペンスを寄付するためにオールセインツ修道院に来てくれました。ヘレンハウスはブライズノートン空軍基地からの4万ポンドの惜しみない支援のおかげでジャグジーを設置することができたのです。

フランシスは、さまざまな会場に（時にはありえないような）、小切手を受け取るための旅を続けました（発電所のディスコに同行したこともよく覚えています。彼女はそこでブルーナンワインをしつこく勧められていました！）。彼女がどうして新鮮さや信念を言葉に注ぎ込むエネルギーと熱意を持ち続けられたのか、それが私たちの唯一の疑問でした。ホスピスがオープンした週、イギリス放送協会でホスピスについての番組が放送されました。ラジオタイムズに掲載された番組紹介には、フランシスにかかると〝一般的な修道女が怠惰に見える〟と書かれていました（フランシスに比べれば、サウンドオブミュージックのマリアですら元気がないように見えるというのです！）。

## 修道女ベネディクタの隠れた貢献

ヘレンハウス財団で重要な役割を果たしながらも、その貢献度について知られることがなかった人もいました。その一人が修道女ベネディクタです。彼女は地域住民であり、フランシスを深く愛し、昔からフランシスの特別な才能と価値に気づいており、ヘレンハウス誕生にきわめて大きな役割を果たしました。1977年に前任の女子修道院長の在任期間が終わった時、彼女は後継者として指名されるのはフランシスだと考えました。

1978年に、ヘレンが発病して間もなく、私たちがフランシスに出会った時、フランシスがオールセインツ修道院の女子修道院長でなければ、ヘレンハウスは決して実現することはなかったでしょう。フランシスの構想、信念、そして気力、性格、子どもたちへの愛、さらに、病気の子どものニーズに対する洞察が、女子修道院長としての権限と払われる敬意にうまく融合していたことは、ヘレンハウスを軌道に乗せるために不可欠でした。

ベネディクタはまた、別の方法でもヘレンハウス構想を後押ししてくれました。スタッフを二人、ヘレンハウスの事務長マイケル・ガーサイドと、看護師長イーディス・アンセムを紹介してくれました。ベネディクタは比較的年をとってから地域の活動に参加し、そして45歳になってようやく修道女になりました。それ以前に、あらゆる職業や生活を、とりわけ著作権代理人として働きながら送ってきました。彼女の興味の幅は広く、1950年代の後半にはロンドンのワイルドファウル（猟鳥）トラスト名誉幹事として働き、その時にマイク・ガーサイドと知り合いになりました。そして、スリムブリッジにある野鳥湿地トラストのピーター・スコットの私設秘書になりました。

ベネディクタは、7年の間、事実上、職業生活から身を引いていました。そしてわずかその1年後に、黒い修道衣と頭巾を身につけ、ピーター・スコット一家を訪ねたのです。彼女は、すでに水鳥保護協会では働いていませんでしたが、ピーター・スコットや彼の家族と友達で、スリムブリッジにあるスコット家を定期的に訪ねていました。

ベネディクタがマイク・ガーサイドの人生を変え、その結果、ヘレンハウスを軌道に乗せることになったのは、1980年7月、スコット一家を訪問中のことでした。マイクはベネディクタをスコット家に連れて行くため彼女と駅で落ち合いました。ベネディクタはオールセインツ修道院の修道女が150万ポンドの資金を集めていることをマイクに伝えました。マイクは、修道女たちはどうかしている、そんな大金なんて集まるはずはないと驚きました。そしてそんな大金が必要なプロジェクトはいったい何なのかと尋ね、初めてベネディクタからこどもホスピス構想について聞いたのです。

ベネディクタはそれ以上、何も言わず最新のリーフレットの校正刷りをマイクの車に残しました。マイクはリーフレットを読んで深く感動し、日曜日の午後にベネディクタを車で駅まで送る時に、もし何か協力できることがあるなら、ぜひ知らせてほしいと言いました。マイクの頭にあった協力方法は、おそらくグロスターシャー州で資金調達のための小さなグループを運営するというようなことだったのでしょう。しかし、ベネディクタは別の考えをもっていました。マイクに、ヘレンハウスの事務局の運営を提案したのです。マイクが同意したとき、ベネディクタはマイクにこう言いました。「どうかしているのは修道女じゃなくてあなたの方よ、25年間守り続けた安定した地位から未知の世界に飛びこむのだから」と。そうは言ったものの、思い留まらせようとはしませんでした。

ベネディクタはフランシスにマイクとの話し合いの経緯を伝え、すぐに面接するように勧めました（フランシスはマイクと面識がありました）。7月にベネディクタと知り合って勧誘を受けて、1980年10月27日にマイクは、ヘレンハウスの資金調達部門の運営および事務の役職に就任しました。マイクはヘレンハウスの最初の職員となったのです。

また、ヘレンに触発されて生まれたホスピスなのだから〝ヘレンハウス〟と呼ぶべきだと言ったのもベネディクタでした。議事録によるとこれは初期の段階でしっかりと提案されていました。そのほかベネディクタは、キャサリンが姉の名前ヘレンが刻まれたホスピスの礎石を置くことも提案しました。この提案はヘレンハウスの設立経緯をよく反映したものでした。キャサリンはヘレンハウスのきっかけとなった姉ヘレンと共に、子どもたちを救うヘレンハウスの象徴でもあり、また病気の子どもたちの家族の代表でもありました。ヘレンハウスは家族支援もめざしていたのです。そして、何よりもキャサリンは元気いっぱいでたくさんの希望を与えてくれました。私たちの一番の願いは、ヘレンハウスが訪れる病気の子どもたちに、可能な限り最高の人生を与えることでした。

ベネディクタは病気になった後も（彼女は1982年に癌と診断されました）、ヘレンハウス「設立」に積極的な役割を担い続けました。チャーチル病院に入院中、ベネディクタは担当の看護師に大いに感銘を受け、その人柄を知るほど、ヘレンハウスの日常を切り盛りする統括の役割にぴったりの、理想的な人間性と専門性を兼ね備えていると確信したのです。イーディス・アンセム（ヘレンハウスの看護責任者になる人）の記憶によれば、ベネディクタはある日突然、こんなふうに彼女を勧誘しました。「子どもたちの看護をしない？」そしてヘレンハウスについて話し、フランシスと私たちに加え、ロジャー・バーン、マイク・ガーサイドとイーディス・アンセムとの面会を調整しました。1982年9月20日、最初の子どもたちが入る2か月前、イーディスは看護師長に就任しました。

1983年9月に亡くなったベネディクタは、ヘレンハウス設立の功労者でしたが、きっと彼女の心に響くプロジェクトだったのでしょう。癌と告知されたとき、彼女は「もうおしまいだわ」と言いました。完成して稼働するヘレンハウスを見ることはできないとあきらめましたが、「オープニングには立ち会う」と決意し、事実オープニングの10か月後に亡くなりました。

ベネディクタを失って、オールセインツ修道院の修道女だけでなく、ヘレンハウスの設立に携わったすべての人が悲嘆にくれました。ベネディクタ喪失の痛手はフランシスにとって、おそらく他の誰よりも大きかったはずです。ベネディクタは愛にあふれ、頼りになる賢明な友人であり、思いやりのある、なによりも常識的な人でした。さらに、ほめる時も注意する時もいつも率直でした。また、問題の核心を認識する才能があり、しがらみを捨て去ることもできました。

## 事務長マイク・ガーサイド、辣腕を発揮

ベネディクタが最初に勧誘したヘレンハウスのスタッフ、すなわち最初の給与支払い対象の従業員であるマイク・ガーサイドが着任すると、すぐに変化が生まれました。ベネディクタにとっては想定内だったと思います。当初、マイクは女子修道院のゲスト棟を本拠地として資金調達、広報、ヘレンハウスに関する企画や運営上の課題に取り組んでいました。マイクの任命と着任に関するすべてのことが、不思議なほど落ち着くべきところにやすやすと落ち着きました。

その一つの例は、彼の給与に関することです。フランシスがホスピス設立資金を募るために手紙を送った公益信託から返事が届きました。手紙には建設資金のためのお金を出すことはできないけれど、2～3年分の給与への資金提供は可能ですと書いてありました。実はヘレンハウスはまだ運営されてはいませんが（それどころか建築も！）、今まさに、最初の雇用契約をしようとしているところですと、フランシスはすぐに返事を書きました。さて、その財団は、マイクの給与2年分（わずかですが……）を払ってくれたでしょうか？　なんと快く同意してくれました。そしてそれによって2年間、ヘレンハウスのオープン前から、マイクは計画、建設、資金調達についてすべてを管理し、働くことができました。マイクの偉業のひとつは、ヘレンハウスにまったくお金の負担をかけなかったことかもしれません。

マイクのオックスフォードへの着任とほぼ同時に、口コミ、新聞記事、ラジオ放送、あるいはフランシスの講演を聞いて、ホスピスについて話を聞きに来る人が増え、関心を寄せる人々や資金調達が急増し始めました。修道院のゲスト棟にある事務所で、関心や認知度の高まりに比例して、当然のように増え続ける大量の手紙や寄付を一人で処理するのは大変だったでしょう。

マイクがヘレンハウスに着任したのは時期を得ていました。彼はすぐに一般的な慈善活動の会計システム――銀行記録と「複写紙（すべての寄付に関する個別記録ができる）」のついた現金出納簿のある会計システムを導入しました。そして、プロジェクトに関わるすべての人や事柄を知るための作業に取り掛かり、すぐに大量の関連情報を手に入れました。また、ヘレンハウスの業務、会議、人事、そして資金調達に関する活動、文書のやりとり、問い合わせに関するすべての事柄、あるいは見込みのあるヘルパーや関心を抱く専門家の訪問について綿密に記録をつけました（今もとり続けています）。さらに、ヘレンハウスを設計した建築家とのすべての会議において、すぐに中心的役割を担うようになりました。

ほどなくして、ヘレンハウスの情報を求める人たちが、マイクを訪問するようになりました。彼の役割は、少しずつ現在の形へと変わっていったのです。大まかにいうと、それはホスピスの中心的業務である介護に留まらず、すべての事柄にまで及んでいました。マイクは、管理、会計、投資、給与、建物の維持、そして、組織体系についての業務を担ったのです。加えて、ほかのスタッフと同じように講演を行い、寄付を受け取るためにあらゆる場所に出向きました。マイクは、ほとんどの人の目には事務長として映っていましたが、多くの家族にとっては、それ以上の存在でした。ヘレンハウスの意義についてよく理解し、ホスピスを訪れる子どもたちや家族に共感を寄せるマイクは、家族が現実的な問題に対して助言を求める相手というより、まさに友人でした。

マイクがヘレンハウスの事務長として成果を出した理由は、仕事に対する姿勢、そして性格にありました。元来おだやかで礼儀正しく、率直で、問題への対応が素早い人物であり、素晴らしい力を発揮しました。対立を生むことなく課題を解決に導くのです。また、質素倹約が彼の主義であり、エネルギーの無駄使いを嫌いました（電球だけでなく、身体活動も同じように考えてみてください！）。彼の毅然とした公正さは、時として人を当惑させることもありました。

彼は信じていることを正しいとはっきり言い、決して自分の信念を曲げませんでした。ヘレンハウスが大金を呼び寄せることに成功したからといって、寄付がどのくらい集まるか予測できなかった資金調達初期の倹約姿勢は今も続いています。実際のところ今も、質素倹約の習慣は、以前よりも大切だとマイクは主張するでしょう。人々が快くお金を差し出してくれるからこそ、そのプレゼントを慎重に、効果的に使う責任は大きくなるのですから。

マイクの徹底した公正さは気詰まりなこともありましたが、原則を見失いやすいホスピスに関するすべての活動のなかでも、運営の根本にある原則を守ることができることを証明しました。マイクを選んだシスター・ベネディクタの判断が確かだったことは、誰の目にも明らかでした。

## 設計の具体化への道のり

1980年の秋、マイク・ガーサイドが仕事を始めたとき、最初に彼が対応した人々の一人が、ホスピスをデザインした建築家で、ロンドンのビックネル＆ハミルトン建築事務所のジョン・ビックネルでした。ジョン・ビックネルは、オールセインツのグループではすでに有名でした。修道院とゲストハウス、そしてオールセインツ修道院の地下にあるベツレヘム礼拝堂の設計を担当していたのです。ジョン・ビックネルはヘレンハウスの計画に強い関心を寄せ、プロジェクトに関する議論や、計画を立ち上げた初期のすべての会議に出席しました。

1980年5月の会議の終わり、ジョン・ビックネルは建物の概略を描き、その地域で建設に対する反対がないのを確認するために、地域の建築業許可専門官に会いました。

1980年7月までに彼は建物の素案を完成させました。そして1980年7月11日の会議で、その計画に同意が得られ、その後、詳細について話し合われました。当時の議事録からは、ヘレンハウスが病院や施設ではなく、家庭的な雰囲気を追求する私たちの想いをうかがい知ることができます。もちろんヘレンハウスには、一般の家庭にはない特色や、設備があるのは当然のことで、霊安室や会議室などがわかりやすい例でしょう。霊安室は、できるだけ普通の部屋のように、窓のあるデザインにすべきだと考えていました。決してタイル張りで自然光の差し込まない寒々とした部屋ではありません。壁の側面に冷蔵ベッドを置き、そして部屋自体は、家具の置かれたシンプルな居間のようなものを考えていました。

結果的に当初、私たちが想定していた以上に、霊安室は小さな居間に似た部屋になりました。家庭の部屋のように家具が備えられ、冷蔵ベッドは取りやめました。部屋を霊安室として使用する時には、家庭用クーラーで室温をとても低く保ちます。その部屋は内省の時をもち、あるいは静かに話をする時に、隠れ家のような落ち着ける場所として使うこともできます。そこには、ヘレンハウスで亡くなった子どもたちの名前が書き込まれた美しい追悼記念帳を収めた木製の飾り棚も設置されていました。

ホスピスを訪れる人たちと面会するための部屋として、会議室の必要性についても話し合われました。会議や集会のための広い会議室を備えることで、ヘレンハウスの性質が変わってしまうという意見が大多数でした。そして、そのような目的のための部屋が必要な場合には、別の施設、できれば女子修道院の部屋を使うのが望ましいという意見でまとまりました。

人間的な側面への配慮は、常に私たちの頭の中にありましたが、もちろん医療、そして看護面へ配慮しなかったわけではありません。ヘレンハウスはできる限り家庭のようにしたいけれども、子どもたちと彼らを看護する人たちの双方が抱える課題を解決するために、医療、看護面に配慮しなければなりません。たとえば、子どもたちのベッドルームには、車椅子の子どもにも簡単に扱える「押しハンドル」の蛇口のついた洗面台の方が望ましいと思われました。わかりやすいもう一つの例として車椅子用トイレの設置が提案され、採択されました。

水治療法のためのプールの設置案が、初期の企画会議に参加した人たちの願いとして浮上しましたが、最終的にこの設備を整えるための資金を調達するのは難しいと思われました。しかし1980年7月の会議で、治療用プールについて、さらに詳細な設計をするよう建築家に依頼することになりました。私たちは希望や楽観に満ちあふれていたのですが、こういった感情は、あまり贅沢にすべきではないという意識によって抑えられていました。ホスピス計画に対する世間の反応を探る前ですら、私たちの責務は、五つ星ホテル並みの贅沢な設備をめざすことではなく、むしろ子どもたちとスタッフにふさわしい雰囲気の基本的な設備を設置することだと考えていました。

次の11月の会議では(建築家はおそらく設計図を審査するために必要な最後の会議と考えていました。彼は1981年4月に最終案を提出するつもりでした)、治療用プールについて、さらに話し合う必要があると意見がまとまりました。その時にもし、設備を寄付という形で提供してもらうことが可能だとわかっていたら、ステンレス製ユニットのものを設置するという当時の提案が、かなり割高で「病院のように殺風景すぎる」と感じられたでしょう。

この段階では、現在のヘレンハウスのとても素晴らしい特徴である「庭」について、具体的な話し合いはありませんでした。私たち全員がヘレンハウスには美しい庭が必要と思い込んでいました。ストレスに苦しむ人々にとっての庭(そしてガーデニング)のもつ治療的価値は現在、広く認識されています。美、そして自然のリズムは素晴らしい平穏、受容、そして緊張の緩和をもたらしてくれます。ヘレンハウスに泊まりにくる子どもたちは、長い人生を期待することはできませんが、彼らにまだ残されている生活の質をできる限り高めるために、努力を惜しむわけにはいきません。

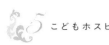

美しい自然に囲まれた環境で走りまわり、遊ぶこと(もし彼らがそれほど元気であれば)、新鮮な空気と木々、花に囲まれ、鳥の声を聞き、土や草、植物のにおいをかぎながら、車椅子で散策し、座ったり寝転んだりするこ

とが、人生の質を高めることができると私たちは思っていました。

リチャードと私は、ヘレンの長い病院生活の間、彼女を病院の匂いや病室の「機械音」から逃してあげたい、そして彼女を自然に触れさせたいと、どんなに願ったことでしょう。1978年のある美しい小春日和の午後、私たちはヘレンを病院の小さな芝生の中庭に連れ出しました。この頃ヘレンには、まだ深い意識障害がありましたが、太陽の優しいあたたかさと新鮮な空気のもと、彼女の固い手足は明らかにリラックスしました。

計画の仕上げにジョン・ビックネルは、ヘレンハウスの庭をどのように美しく造るかについて、かなり正確で詳しい設計図を書きました。高さの異なる常緑樹の低木が、小さな池と小高い丘に趣を添えています。水を貯める池ではなく、噴水もあり、石に降り注いで癒しの音を奏でます。ヘレンハウスの庭とオールセインツ女子修道院の庭の間の目障りな格子柵は、ブナの木の生垣で覆われていました。計画では、数本の既存の木を、最終的なレイアウトに組み込んでいました。

リチャードと私は、ヘレンハウスの庭に関わり続けています。その当時はガーデニングの意義、そして庭園美の大切さが治療医学の領域ではないがしろにされていたので、庭のデザインにとても関心をもっていました。さらに、ヘレンハウスを開設した時にヘレンがホスピスを利用することがなくとも、庭のプランを立て、耕し、植物を植え、水をやることに関わることは、私たちが頻繁にヘレンハウスを訪問するための正当な理由になると思っていました。私たちには「ヘレンハウス」の成長に積極的で継続的な役割を担っていると感じる必要があると思っていました。若い命のゆっくりとした発達や消えいくさまと比較してしまうと、幸せで健康な成長を見守り育てることが、ひどくつらいと感じることがありますが、一方で大きな支えや慰めにもなるのです。

「役員会」（現在のヘレンハウス・ワーキンググループ）は1980年9月に開かれました。この会合では、計画の細部について議論がなされ、ジョン・ビックネルは設計図の素案を提出しました。そして完成模型製作について話し合いました。彼によると建物の縮尺模型の製作費用はとても高額であり、模型は必要ですが費用が高すぎるというのがその時の雰囲気でした。しかしリチャードは、建物がどのようなものかを実感するために模型は、非常に役立つと考えていました。自分の家の建設や増築に取り組んだことがある人（あるいは地方自治体の事務所で建設計画申し込みについて学んだ人）なら、建築家の設計図や紙に描かれた立面図から完成した実際の建物の様子を想像するのは難しいとわかっていると思います。

リチャードと私は、ヘレンの名前を冠する建物を、彼女にふさわしいものにしたいと願っていました。リチャードは、そこで縮尺模型の製作について合意を得ました。翌日、ハーウェル研究所の建築部門の代表に会って、必要な材料をすべて用意すれば、見習い建築家が空き時間を使って設計図からヘレンハウスの縮尺模型を無料で作るという約束を取りつけました。この模型が作られている間、計画している建物が形になって現れるまで見守り、次の段階の詳しい設計図も作りませんでした。

１９８１年1月15日、フランシスとマイク・ガーサイドは、見習い建築家が作った模型を見にハーウェル研究所を訪れました。模型を見たとき、リチャード同様に彼らも困惑しました。設計された建物がしっくりこなかったのです。建物は仰々しく立派すぎ、くつろげるような雰囲気ではなく、大幅な設計図の修正が必要と考えられました。

ジョン・ビックネルに会い、設計図の修正を依頼するという細心の注意が必要な任務は、マイクが引き受けました。彼はマイクが説明した問題点を注意深く聞いてくれました。そして一旦持ち帰り、驚くべき適応能力を発揮し、すぐに新しい設計図一式と共に現れました。新しい設計図は、以前のものよりずっと見込みがあるように思われました。リチャードは再び見習い建築家に会い、以前と同じように縮尺模型を作るよう依頼しました。今度の模型の出来栄えは素晴らしいものでした。模型作品それ自体が良かっただけでなく、私たちが思い描いていたヘレンハウスの建物が姿を現していたのです。今となっては、模型作りのために一時的な活動休止があったからこそ、その後、全速力で実行に移す準備が整ったのだと思います。

模型自体もヘレンハウス・プロジェクトのための資金調達、評価そして世間の認知度を上げるのに大いに役立ちました。以後2年間、さまざまな人目につく場所、銀行、そして大通りに面した住宅金融組合の窓などに展示されました。ハーウェルの見習い建築家が、ヘレンハウスの人間的側面を引き出し、生きいきと見せるように模型に細工を加えたことで、さらに多くの注目を集めました。模型の建物の中、そして庭の中に配置された人形について面白い話があります。

ヘレンハウスはオールセインツ修道院の土地に建てられ、フランシスが〝言わば〟その名目上の長だったことから、模型を組み立てた人も、初期の頃の多くの人々と同じように、そして、実際のところ現在もまだたくさんの人たちが信じているように、ホスピスには修道女ばかりがいるのだろうと思っていました。修道女の模型人形は、建築模型用にすぐに入手できるようなものではありませんでした。しかし当時は、中東の建設ブームだったため、アラブ人の模型人形が出回っており、修道女の代わりに使われました。見習い建築家が小さなアラブ人形をまとめて買い、アラブ人形のゆったりとしたローブに色を塗って、ガウンに見えるようにしたのです！　英雄の影には必ず女性あり、とよく言われますが、この場合は、修道女の影にはアラブ人ありです！

現在、私たちが目にしているヘレンハウスは、ヘレンハウス・パート2なのです。イギリス全土から病気の子どもたちやその家族を受け入れている現在のホスピスの設計図には、１９８１年4月の日付が入っています。オリジナルの設計に対して私たちが依頼した修正を加え、ジョン・ビックネルが作成したもののひとつです。特筆すべき出来事は、設計図が完成した1981年4月には、ヘレンハウスの銀行口座は23万3000ポンドに達したことでした。

## 建築開始と資金調達

ジョン・ビックネルが建築プロジェクトの工事監督に就任したことで、さらに物事が容易になりました。計画が入札されたときも、彼は上手に手続きをしてくれました。プロジェクトのための契約が交わされた1981年7月14日、ジョン・ビックネルとニューコム&ビアード建設会社との会合に続き、「オックスフォードの会社は、ヘレンハウスと契約を結んだ」というタイトルの新聞発表を、ヘレンハウス事務局長のマイク・ガーサイド、ニューコム&ビアード建設会社の管理職であるR・フラーの連名で行いました。

建築は1981年8月24日に始まりました。契約は52週間でした。記事には、マザー・フランシス・ドミニカとオールセインツ協会のシスターたちは、計画が1980年8月に発表されて以来、イギリスそして世界中の人々からの37万ポンドを超えるプロジェクトへの支援に感謝し、驚いていると書かれていました。さらに、フランシスたちは寄付基金を立ち上げ、7万5000ポンドを受け取りました。

いくつかの主要な出来事を時系列に並べます。計画がいかに早く具体化していったかよくわかります。

1980年2月　ヘレンハウスの構想が浮かぶ
1980年3月　最初の非公式会議

1980年9月1日　計画の概略について許可が出る
1981年1月7日　全計画の許可が下りる
1981年8月　建築開始
そして時が流れて
1982年11月　ヘレンハウスの開設、そして建築費が支払われた。

ヘレンハウスの建築計画が各紙に発表されると、募金活動に火が付きました。小切手や寄付金が毎日のように届き、斬新な募金活動を提案する人たちが押しかけてきました。建築が進むに連れて熱狂的な支援の動きが始まりました。読者の中には、〝壁を乗り越えて〟というタイトルの本を知っているでしょう。これは宗教生活を完全に受け入れることができない修道女の自伝で、修道院からの劇的な旅立ちが描かれています。誰もオールセインツ修道院の壁を飛び越える人はいないでしょう。しかし、ヘレンハウスが誕生したその瞬間に、フランシスはブルドーザーでオールセインツ修道院との間の壁を破壊したのです。この日が事実上、ヘレンハウスの構想が確かなものになった記念すべき日となりました。

建築は順調に進みました。工事監督のジョン・ビックネル（彼は現在自分のビジネスをもち、常にホスピスの維持管理や修繕についてヘレンハウスとやりとりをしています）は、建築に関するすべてに熱意をもっており、このプロジェクトに多大な関心を寄せていました。大工とタイムスケジュールについて言い古されたジョークは、ここにはまったく当てはまりませんでした。

資金調達は速やかに進行し、こどもホスピス計画には、どんな人をも惹きつける普遍的な魅力があるように思えました。あらゆる人々の興味を惹きつけ、そしてイギリスを越えて関心が広がり、両方の意味で普遍的なのです。フォークランド紛争の際、フォークランドの船に乗っていた軍人がヘレンハウスのためにお金を集め、ヘレンハウスは1982年のイギリス空軍の年間最優秀慈善事業に選ばれました。

1981年8月にオックスフォード・タイムスの記事に「そして今、良いニュース」と掲載されたことで、イギリス中にヘレンハウスの知名度が上がるきっかけとなりました。「この大変な時期に、オックスフォードのヘレンハウスの素晴らしい成功について耳にするのは励みになります。オックスフォードだけでなく、この国のほかの地域でも、何千という人々の心を打つ計画です。12か月の間に、大小さまざまなイベントで、若い人から高齢者までが、驚くべき金額41万7000ポンド（一日に1000ポンド）の寄付金を差し出したのです。どのように考えても、ヘレンハウスへの反応は驚異的でした」

次の年には、別の地方新聞の社説がこどもホスピスのために資金を集める「素晴らしいキャンペーン」と書き、それを「組織と善意の素晴らしい偉業」と銘打ったのです。「ありとあらゆる人々、とりわけオックスフォード地域の人々が参加しました。警察官や子どもたち、消防士、ロータリークラブ会員や、保険会社社員……あらゆる場所で喜んで気持ちが差し出されたのです」

## 上棟式の開催（1981年10月27日）

私たちにとって1981年のハイライトは、10月27日のヘレンハウスでの定礎式典でした。ベネディクタは、礎石はヘレンの2歳になる妹キャサリンが置き、フランシスが「お手伝い」するように提案しました（「お手伝い」は、現在、ヘレンハウスの正門の横の壁に埋め込まれている礎石に刻まれている言葉です！）。行事前の一週間、わが家の家具が被害を被ることになりました。私たちはキャサリンに、式典ではハンマーで礎石を叩き、伝統的な言葉「この石を正しく、忠実に置きます」と言うように教えました。この儀式での役割を完璧にこなすために、キャサリンはたゆまぬ努力をしました。晴れ舞台の前の一週間、木のスプーンを持ち、何かそれらしい固い家具を叩いて練習しようと家中を探し回ったのです！

10月27日は素晴らしい秋日和でした。空気はすがすがしく太陽はさんさんと輝き、修道院の庭の木々の紅葉が青空に映えて美しい日でした。天気が良ければ、車椅子に乗ったヘレンや、8か月の私たちの三番目の娘イゾベルが行事に参加できるので、晴天に恵まれますようにと心から祈っていました。

ヘレンがこの日の出来事をどう感じたのかを知ることはできませんが、一緒に参加していたイゾベルがこの式典を楽しんでいることは明らかでした。彼女は生まれつき思慮深く、かつ元気でユーモアにあふれており、いつも私たちに喜びを与えてくれています。彼女はヘレンの隣でバギーに座ってとても静かにしていましたが、最初から最後までずっと、顔を輝かせ、足をばたつかせていました。

礎石の設置に立ち会うため、大勢の人々が集まりました。友人、支援者、建築作業員、オールセインツ修道院のシスターたち、そして聖ジョーンズハウス（グラスゴーのケアホーム）の入所者（住民）、リッチーラッセルハウスの障害のある若い人たちの小さなグループ、フランシス一家、私たちの家族、ヘレンの執刀医ブリッグス氏、ロジャー・バーンそして彼の妻――これらの人々やその他の参加者は、独立テレビが撮影したフィルムで今も見ることができます。そこには、幸せで希望に満ちた空気が漂っていました。しかし私たちにとっては、礎石の設置は心を痛める出来事でもありました。なぜなら心身共に生きいきとしたヘレンの「幸せな生活」を無慈悲に奪い去られる日々がきっかけとなって、ヘレンハウスの萌芽が生まれたのですから。そしてヘレンハウスが現実になってきたのに、ヘレンの病状が不可逆的に進行し、私たちを苦しめています。命と健康に満ちあふれたキャサリンと、ヘレンハウスに滞在する子どもたちの間のギャップは、私たちの心に影を落とします。ホスピスの堅い礎石を見る時、私たち親の抱くたくさんの希望や計画の基盤とはなんと脆いものかと思います。

キャサリンは日付の刻まれた真鍮《しんちゅう》製のプレートのついた特別な木槌がうれしくて、重要な役割を果たしている最中、その顔に微笑みと穏やかな満足をたたえていました。将来、彼女はきっと自分の孫にその木槌を見せることでしょう。フランシスは儀式の間、キャサリンを静かに誘導していました。おそらくその誘導は、彼女の落ち着いて微笑む表情から想像されるよりずっと、キャサリンを威圧していたはずです。石を叩き、台詞を言ったあと、もう一度やりたいかとフランシスに尋ねられたとき、キャサリンは「もういや！」と答え、テレビや新聞社のカメラマンを少しびっくりさせたかもしれません。自宅で木製のスプーンを持って重ねた彼女の努力は、結局、大勢の人々のなかでは発揮することはできませんでした。

キャサリンが木槌の儀式を終えたあと、フランシスとリチャードの二人は、短い非公式のスピーチを行いました。フランシスは彼女の構想が具体化したものを目にし、絶え間ない努力を重ねてきた自分自身に感動していました。礎石の隣に立ち、二人は支援をしてくれたすべての人々への感謝を表明しました。礎石には〝マザー・フランシス・ドミニカの介添えで、ヘレンの妹キャサリン（2歳）が礎石を置きました〟と彫られていました。リチャードは、私たちのためにフランシスがしてくれたことすべてに初めて公の場で謝意を伝えられたこと、また、ヘレンハウスがフランシスとヘレン、そして私たちの間の強い友情から生まれたことを述べる機会を与えられたことに感謝しました。

まさに友情がヘレンハウスの礎石になったのです。リチャードは、フランシスが何度かヘレンを修道院の自室で愛と優しさに満ちた世話をしてくれたことも紹介しました。そして、ヘレンハウスは8倍の「修道院のフランシスの部屋」そのものだと述べました。さらにたくさんの人々の素晴らしい支援のおかげで、当初の計画よりも一つか二つ多くの設備を備えることができた！ということもつけ加えました。

１９８1年から１９８2年に行われた重要なヘレンハウスの「開設前行事」は、オックスフォードのパトリックロジャー司教によるヘレンハウスの祝福式でした。１９８1年10月27日、建築現場の泥とブロックの真ん中に立ったとき、私たちは1年後の１９８2年11月4日に、あたたかく、快適な、そして美しい家具の入ったヘレンハウスの前に立てるとは想像もできませんでした。ヘレンハウスへの祝福はとてもうれしい出来事でした。とりわけ自分たちの祈りや願いの成果、そして、オールセインツ協会のシスターたちは地域社会のなかで、将来の（成長した）クリスチャンや牧師の仕事を目にしました。

短い式典の間、牧師はヘレンハウスに神の恵みがあるよう祈りました。横に立つ礼拝堂付きの牧師と、香炉持ち、聖水を持ったシスターによって先導された集会の代表メンバーの小集団とともに、牧師は部屋に聖水をふりかけ、香をたき、それぞれの場所で祈りを捧げました。最後の祈りでは、ヘレンハウスを支援したすべての人、そしてその人たちの大切な人すべてが人生を充足させ、神の愛と喜び、そして平和の静穏を知るようにと祈りました。

それは本当に感動的な式典でした。そして私たちは、ヘレンハウスは愛にあふれていると同時に、重篤な病や障害、いつも私たちの心に潜む死の恐怖によってさまざまな苦悩が生まれる場所であること、また、すべての子どもたちがケアを受けるところなので、決して霊的側面を軽視してはいけないと胸に刻みました。

## 家庭的な建物にするために家具などの備品選びに熱中

建設期間の重要な仕事は、ヘレンハウスに必要な家具や設備を決め、買ったり作ったりすることでした。それぞれの部屋に備える必要最低限の家具について、話し合うための会議が数回招集されましたが、実際にほとんどの家具や設備の様式や素材、生地を選択したのはフランシスと私でした。私は本当にその仕事を楽しみました。私にとってこの創造的な活動は、ヘレンに提供されるはずの基本的なサービス（福祉手当て、車椅子、在宅介護、ヘルパー手配）を受けるために、さまざまな担当機関と続けている時間のかかる、また実りの少ない格闘へのありがたい毒抜きのようなものでした。模様や生地を選びながら、どれほど頻繁にヘレンの名前を口にしたでしょう。今でもよく「ヘレンは気に入るかしら？」という言葉が出てきます。

家具、カーペット、カーテン、そしてリネンに関しては、常にできるだけ家庭的で、親しみやすいものを選びました。ヘレンハウスは施設ではありませんから、すべての部屋に同じ備え付け家具は入れませんでした。それぞれの部屋は別々にデザインし、別の家具を入れました。それぞれ違う好みの人、さまざまな年齢の子どもたち、男の子や女の子の世話をするなら、こういった配慮は必要です。部屋に番号は振りません。その代わり、わかりやすい名前をつけました。8つの個室には、それぞれオーク、トネリコ、ブナ、ヤナギ、西洋菩提樹、カエデ、クワ、クリという木の名前をつけました。

ヘレンハウスのすべての備品は、あたたかく明るいシンプルなものにしました。冷たく、病院のように殺風景にならないようにといって、派手に飾り立てる必要はありません。ある人が「子どもたちを元気にするために」と、すべての車椅子を明るいオレンジ色にしましたが、単純に障害や病気のある人たちを、そんなことで快活な気分にすることはできませんでした。それどころか、そういった試みには強い暴力性があり、多くの人を不快にさせることでしょう。

また、フランシスと私、そして関係者全員は手入れや維持管理が容易であることも大切と考えていました。さらに、いつも医療や看護に必要な機能や構造にも気を配り、できるだけ家庭的な雰囲気を醸し出すという望みと、病院に近い機能とを調和させる努力を払いました。ベッドはその互いに相容れない目標を達成した実例です。私たちはベッドから子どもたちを移動、あるいは清拭するために腰をかがめるスタッフのために、ベッドは病院のものと同じ高さにしました。同時に、家庭用の木製ベッドが好ましいと思っていました。ヘレンの入院中に、殺風景な金属製パイプのベッドを上下させる時のうるさく耳障りな雑音が、入院中に苦痛を引き起こしたことを、私たちははっきりと記憶していました。こういった理由で、ヘレンハウスのベッドは特別にデザインされた美しいトネリコの木で作られ、高さは標準的な病院用ベッドと同じにしました。

もう一つの例はキッチンに隣接している食堂の大きな円形テーブルです。それは美しい木のテーブルで、サイズとデザイン共に十分な配慮がなされました。テーブルは大家族が座るのに十分な大きさです。テーブルに座るのは、座って食事を摂れる子どもたち、その家族や勤務中のスタッフです。さらに、テーブルは車椅子の子どもたちが座って食事を摂りやすい形になっています。それだけでなく、円形テーブルは、打ち解けた雰囲気をもたらし、また誰もがそれぞれ等しい距離にいると感じられるのです。

ヘレンハウスの木製家具は、地元で製作されました。当時、私たちの家から通りを少し下ったところにある大修道院の遺跡（アビービルディングズ）で年に一度、工芸品展が開かれていました。その年の工芸品展には、木製家具を作っている地元企業が出展していました。友人の提案でフランシスと私は家具を見に行き、その原材料である木材について学びました。トネリコから作られた家具がヘレンハウスにあったら美しいだろうと思っていました。

最初に子ども部屋の特製ベッドを探して、見学したのがアビンドン工芸品展でした。そして同じ会社（当時クーランフィールドのクラウディーズ木工会社と呼ばれていた）が、子ども部屋のベッド脇家具、円形テーブルにぴったりの食卓の椅子、そして両親の滞在フロアのためのすべての家具を手がけることになりました。食堂とキッチンの間に、安全のため調理エリアに入れないようにする腰高の柵など、すべて同じ木を使ってさまざまな調度品が数年間で制作されました。最近では、追悼ノートを収納するための木製棚も作ってくれました。

私たちは家具に関して常に価格を重視し、浪費しないようによく考えて買うべきだと思っていました。すべてを善意に頼っているので、決して軽はずみに（あるいは気楽に）使ってはならないのです。多くの個人商店や企業が惜しみなく値引きをしてくれ、本当に恵まれていました。ただ、皮肉なことに、ヘレンハウスの方針である倹約精神が原因で、逆にいくつかの設備が贅沢なものになりました。ヘレンハウス経営陣が費用を気にして、常に倹約している様子に心を動かされた人たちが、私たちには買うことが許されない多くの高級品（豪華なもの、贅沢品）を提供してくれたのです。

マイク・ガーサイドは資金調達のごく初期に、ヘレンハウスに送られてきた手紙の裏側を使って礼状を書き、紙を無駄にしませんでした。この倹約姿勢がきっかけとなり、ある男性は〝コスト削減に向けた見事なやり方に感動したので、さらに寄付を贈ります〟と書いてきました。すべての人が多額な寄付金で協力を表明するわけではないという話はまだあります。

この段階で、お金だけでなく、時間や才能を提供したいという人もかなりたくさんいました。私たちはそのすべての潜在的支援を活用し、どのような方法であれ、支援してくれたすべての人たちに向けて、現状報告をすること、そして、彼らの寄付や協力がどのように役立っているか報告し続けています（そして私たちは、これをとても重要だと考えています）。この役割を担ってくれたのはヘザー・デ・フレイタスでした。彼女はナースバンクのコーディネーターとして保健局で働いており、ヘレンハウスの構想段階から協力してくれ、ヘレンハウス友の会を立ち上げて、ヘレンハウス・ニュースレターを編集し、定期的に発行してきました。

最初のニュースレターは1981年1月に支援者に向けて発行されました。そしてその年の9月、第2号が続きました。初期のニュースレターはヘザー・デ・フレイタスが編集しており、建築の進捗状況や資金調達について最新の情報を届け、さらに支援のためのイベント情報を載せました。そのニュースレターは支援者同士のネットワークを作るだけでなく（今もその役割を果たしています）、ヘレンハウスがどんな場所なのか、支援者の活動（時間あるいはお金であろうと）がどんなふうに役立っているのか、そして届けられた支援が、しっかり実を結んでいることを知ってもらうためにも貴重でした。ヘザー・デ・フレイタスはまた、クリスマスカードやさまざまな用途のカード、そして初期には、今はもう在庫切れになってしまったネクタイやスカーフ、タオル、バッジ、飾りピンなどを開発し、ヘレンハウスセールを最初に企画しました。クリスマスカードや、その他のカード類は、今もなお重要な収入源です。

## メディアとの確執

ヘレンハウスは〝初めての試み〟だったので、メディアの大きな関心を集め、そのためにさまざまな問題が派生して、時に本当に難しい局面もありました。私たちが心配したのは、既存のサービスで不足している部分を穴埋めするために、ヘレンハウスに過剰な負担がかかってしまうことでした。それは利用可能な他のサービスを利用しなくなること、またヘレンハウスができたことで、病気の子どもたちや家族が、既存サービスへの批判をほのめかすことでした。

懸念していた通りヘレンハウスは議論の対象に、さらに大衆が関心を注ぐ論争の的になりました。ある地域の尊敬を集めている小児科医は、なぜヘレンハウスが必要なのか理解できないと発言しました。重病の子どもを病院に入院させないのは問題であるが、両親が家で子どもを何とか世話しているのなら、それで十分であり、こどもホスピスは必要ないと言うのです（そんな批判があった頃のことを考えると、ずいぶん社会は進んだものです）。

可愛らしく輝くようなヘレンが、どのようにして手の施しようのない障害児になったのかという物語は、大衆の興味を駆り立てるタブロイド紙の格好のネタになりました。重篤な病気の子どもたちを支援するヘレンハウスの構想は、人々を魅了しました。しかし、それは無味乾燥なニュースと「心の琴線をぐっとつかむ」ニュースでバランスをとるために、明らかにネタとして利用されました。ヘレンハウスに関する報道記事には、「窮状」「苦しみ」「悲劇」「勇敢」などのような言葉が散りばめられていました。

ある地元のフリーペーパーはどんな記事にも、ヘレンハウスについてちょっと言及をする時でさえ「悲劇の子どもたち」というフレーズを持ち出しました！　ヘレンハウスが、愛されている小さな子どもの重篤な病がきっかけとなり、世界で初めて、そして行動的な修道女によって設立された経緯、王室が関与しているなど、すべてがメディアにとって大きな魅力となりました。

メディアの関心を引いたことから、ヘレンと私たち家族を、わずらわしい報道から守らなければなりませんでした。ヘレンはＮＯと拒否し、カメラから逃げ出せないのですから！　ヘレンがこどもホスピス誕生のきっかけとなったのは事実ですが、ヘレンに注目しなくても、別の方法で、ホスピスの背後にある思想や理念を適切に、そして効果的に伝えられると思いました。おそらくマスコミは、一般大衆の知性や想像力は非常に乏しいと侮っていたのです。

そうは言うものの、私たちは時折（ストレスや落胆を感じている時にはいつも）、マスコミに関する自分たちの考え方を見直しました。もし、ヘレンハウスが支持を得て成功するのなら、重い病気の子どもたちと家族のニーズへの社会的認知度を高めることになるからです。しかし私たちは、目的を達成するための広報活動にヘレンの平穏な生活やプライバシーを犠牲にするつもりはありませんでした。個人のプライバシーと広報活動の間の微妙なバランスを保つのは難しいものです。

加熱した報道からヘレンを守るために、ラジオでヘレンハウスについて話す時はいつも独特な苗字は口にせず、ヘレンの母親とだけ呼んでもらうようにお願いしていました。自宅を見つけられるのを防ぐためです。また同様にヘレンハウスに関する新聞記事や記者会見でも、苗字は使いませんでした。こうすることで時々妙な状況になりました。１９８１年10月のヘレンハウスの礎石を設置するとても幸せな行事について紹介する地元新聞記事へのリチャードのコメントには、「その少女の（名前を明かしたくないという）父親が言うには……」というような前置きが記載されていました。プライバシーについての配慮により、時として私たちは、ややいかがわしく見えたことでしょう。

もちろん、ヘレンハウスがどのように生まれ、なぜ必要なのかを理解してもらうために、ヘレンや私たち自身に関する必要不可欠な情報を提供する覚悟はありましたが、メディアの祭壇にヘレンを捧げるようなことはしませんでした。ある事件によって、私たちのメディアに対する直感的な慎重さは正しかったことがはっきりしました。私たちを苦しめたと同時に、ヘレンハウスに関する未だに根強く存在する誤解を助長したこの事件は、1982年11月4日のオクスフォード司教による祝福の日に起こりました。この日は、ヘレンハウスの関係者すべての人にとって澄み渡った幸せな1日になるはずでした。

ヘレンはその日体調が悪かったのですが、私たちは、2週間後に最初の子どもたちがヘレンハウスのドアを開ける前、「彼女の家」が祝福されるこの日に、ヘレンに臨席してほしかったのです。ヘレンハウスの居室の一つに彼女を連れて行き、車椅子に乗せてくつろがせました。彼女はとても眠く、そしてかなり状態が悪かったので（麻疹後で相当つらかったのです）ひどく青白く見えました。テレビ局の記者がヘレンと祝福の儀式の写真を撮りたいとしつこく連絡してきていると報告を受けていました。ヘレンの状態がとても悪く、また、どんな場合でもヘレンをカメラにさらすことは絶対にしないと断っていましたが、その依頼についてすっかり忘れていました。

その日、昼のニュースを見た時、私たちが受けたショックは計り知れませんでした。ひどく醜い、青白い小さなヘレンが、テレビに映し出されたのです。ヘレンが車椅子に座ってうとうとしていた居室をねらって、修道院の庭の茂みの後ろから、望遠レンズで撮られていました。また、付けられていた「ニュース記事」も、不正確でまったくひどくものでした。〝ヘレンは家族と同居しておらず、今はヘレンハウスに住んでいる。そして、マザーフランシスによって建てられたヘレンハウスは、〝ヘレンのようにとても重い病にかかった時に（そしてそのために家族から疎まれ）、そして住む場所が必要な子どもたちのための施設である〟とまったく誤った内容でした。自宅介護している事実からかけ離れた表現で、私たちが病気になったヘレンを見捨てたと暗示していました。

「ニュース」報道にはこうも書かれていました。〝ヘレンの希望はマザー・フランシスにかかっている〟。この記事は私たちを動揺させただけでなく、ヘレンハウスに対してもひどい仕打ちでした。ヘレンハウスは重篤な病気の子どもがいる家族を友情から支援する場所ではなく、また、子どもたちに継続的なレスパイトケアを提供する場所でもなく、長期間の入所ケアを提供する場所であると暗にほのめかしたのです。

マイク・ガーサイドは、すぐに対応しました。オールセインツ協会の弁護士を通じ、差し止め命令を出したのです。悪趣味で不正確なニュース記事は、その後のニュース速報には載りませんでした。おそらく、修道院の庭で望遠レンズを持って足音を忍ばせて歩き回るような記者は、自身の商売道具の扱いには神経を使いますが、伝説上のマチルダのように真実を軽視します。彼らは自分の無神経さやばらまいた嘘の情報が生む痛み、事実を曲げて伝えた人たちのことや、自分たちが踏みにじった人々の気持ちを考えようともしません。

もし私たちが、ヘレンをもう少し公開していたら、あるいはもっと宣伝に利用していたら、ヘレンはすでに何年も前に亡くなり、過去の人だという誤解はおそらく避けられたでしょう。ヘレンハウスは彼女をきっかけに生まれた追悼記念館だと信じている人たちもいるのです。また、ヘレンはヘレンハウスで生活し、クリスマスや誕生日のような特別な機会、あるいは短い休暇を過ごすために自宅に帰るという誤解もありました。その他のよくある誤解なども含め、消し去るのはとても難しいことでした。

## 理解あるドキュメンタリー番組に恵まれる

テレビなどのマスコミ報道に対してはおおむね慎重に構えていますが、テレビにも良い面と悪い面があることを十分に認識しています。1982年の初めごろ、ヘレンハウス財団についての30分間のドキュメンタリー番組がＩＴＶ（独立テレビ）で放送されました。それは〝ジェイが歩く〟シリーズの番組で、スー・ジェイが案内役でした。フランシスの人物紹介と、いかに彼女が信仰生活を受け入れてきたかという説明から始まり、女子修道院長の仕事を簡単に述べ、ヘレンや私たちとの出会いに触れた後、いかに彼女の人生や仕事（そして修道院の仕事も）が新しい様相を帯びてきたかという話題に移りました。その番組は、ヘレンと私たちの物語を簡潔に紹介し、どのようにヘレンハウスが生まれたのか、そしてオープンした後、どのような運営を望んでいるかも解説していました。その番組は、大きな希望を印して終わりました。

この番組が成功したのは、徹底的かつ誠実に調査され、また司会者スー・ジェイとそのスタッフが話を聞く姿勢をもっていたからでした。そして必要に応じて私たちも自分の見解を表明しました。実は、当初スーは、かなり刺激的な内容を求める上司に困惑していました。スーの上司から手紙を受け取り、私たちの自宅での撮影の可能性について話し合うための訪問も受けています。そこには、「悲劇の子どもたち症候群」が加熱する危険性がありました。しかし、報道関係者、フランシス、そして私たちの長く慎重な話し合いの結果、番組の製作方針に大きな変化が見られました。そして私たちは、完成した番組におおむね満足しました。私たちが番組の内容に同意するかどうか、そして必要があれば若干の修正をするために、完成した映像を見にフランシスと私がバーミンガムに出向くことも承諾されました。

放送された番組には、多くの好意的な感想が寄せられました。とても感動的だ、興味深い、参考になる、勇気をもらった、そして情感豊かだ、などさまざまな感想が寄せられました。プロデューサーの一人は、私たちが強く要望したテーマの扱い方や表現方法が「100％正しい」ことが証明されたと、後になって連絡をくれました。私たちは、人々の関心を集め、さらに自分たちのゆるぎない信念が立証されたと感じました。この時ばかりは番組の成功を心から喜びました。

建物が完成し家具が入った時点で、最初の子どもたちを迎える前に、一般公開が必要でした。結局のところ、構想を実現するために必要だったのは、企業や慈善団体から差し出された寄付と同様に、何百という個人の善意でした。ヘレンハウス滞在中に子どもたちがどのように過ごすのか、どんなふうに休み、食事をして、日中過ごすのかを、支援しようと考えている人たちに知ってもらう必要がありました。そこで、ヘレンハウスを公開しました。

１９８２年11月の３日間、ヘレンハウスはひっきりなしに訪問者を迎えることになりました。訪問者は、建物、家具、設備、そして、おもちゃなどに関心を示しました。公開日には、ヘレンハウスに入るために順番を待つ人々の列が、レオポルド通りから角を曲がってカウリー通りへと続きました。ここには、余命の短い子どもたちへの社会の無関心はまったくありませんでした！

## ロイヤルファミリーの後援を獲得

ヘレンハウスでは、公式行事はしだいに非公式なものに変わっていきましたが、その方向性は最初から整っていました。たとえば公式行事として１９８２年11月30日にケント公爵夫人によるホスピスの正式な開所式が開催されましたが、最初の二人の子どもたちがヘレンハウスに滞在して２週間後には、ケント公爵夫人はあたたかく、非公式に迎えられました。

ヘレンハウスに関心をもつ人々の多くは、ケント公爵妃殿下は後援者で、１９８２年の11月に彼女が公式に開所したと知っています。みなさんはどのように彼女がヘレンハウスに関わるようになったのか、またベンチャー事業を後援することや、有名人が事業に関わることにどんなメリットがあるかなど興味があるでしょう。後援者選びについて、さまざまな議論が交わされました。開所するためには、どんな有名人も必要ないという意見もありましたし、後援者はまったく必要ないという意見もありました。一方で、後援者をもつことは、有名であり、尊敬されて一般に高い評価を得ている人物なら、ヘレンハウスに信用を付与することになります。地位の高い人が後援者になることで、信用証明が得られるでしょう。ヘレンハウスは、親切な修道女と「取り乱した母親」（あるタブロイド紙からの引用！）の気まぐれで始まり、理想的ですが、長くは続かない活動と見なされていました。

誰がヘレンハウスの後援者にふさわしいか、誰の導きでヘレンハウスを開所するかなど、さまざまな検討事項がありました。特殊なイメージを植え付けないことが重要でした。後援者の選択によっては、ヘレンハウスとその目的について誤った印象を与えることになるからです。ヘレンハウスは同じ信仰をもつ家族の子どもたちのために、特定の宗教団体によって運営されているという誤解がありました。こういった誤解がある以上、イギリス国教会の要人に開所をしてもらうのは適切でないでしょう。

信仰、肌の色、信条あるいは素性に関係なく、すべての家族と病気の子どもを支援することを目的としていますから、いかなる特定の宗教とも関係をもつべきではなく、また同じように、いかなる政党や政治家とも手をつなぐべきではありません。教会の牧師や政治家に開所してもらうのは間違っているでしょう（そもそも、私たちがこういった選択肢を魅力的だと思ったことは誓ってありません！）。

ヘレンハウスは長く活動し、永遠の命をもつ場所でなければなりません。そのため、ある時期に人気があっても、おそらく消えていく有名人、「つかの間の」人物と関係をもつこともふさわしくありません。支援や保護を受けられる平穏な場所、病気の子どもたちと家族にとって家庭のような場所なのですから、報道関係者も不適当です。多少なりとも議論となる人は避けるつもりでした。

話し合いは続きました。ヘレンは（そしてリチャード自身も）とても音楽が好きですし、私たちも音楽には心や体を癒す力があると信じていました。ですからリチャードは、ヘレンハウスを開所し、その後援者になるのはミュージシャンがふさわしいと思っていました。ヘレンハウスはすべての人々を満足させるためのものですが、すべての人が同じ音楽の好みをもっているわけではありません。さらに、有名であると同時に「公共資産」であると確信できる人物を必要としていました。

最後に私たちの目はロイヤルファミリーに向けられました。フランシスの母親の提案で、王室の一員であり、その洗礼名がレディ・ヘレン・ウィンザー（Lady Helen Windsor）であることを理由に、ケント公爵の一人娘の名前があげられました。王室のメンバーは特定の階級——大きな特権のある唯一の階級——であり、とても具体的で（いくらか不可解な！）「公共資産」であることがはっきりしています。イギリスではあらゆる階層の人々が、王室は自分たちのものでもあると考えているのです。

私たちは、レディ・ヘレン・ウィンザーにヘレンハウスの後援者となって、1982年の秋にホスピスを開所できるか打診することにしました。儀礼についての助言を得て、フランシスはケント公爵夫人の女官に、1981年1月、招待状とともにレディ・ヘレン・ウィンザーに交渉する可能性を探る手紙を送りました。手紙にはヘレンハウスのリーフレットを同封し、ケント公爵夫人がその一人娘レディ・ヘレン・ウィンザーが後援者となることを許してくれるなら、それはプロジェクトにとって大きな力になるだろうと書き添えました。

ケント公爵夫人の女官の手紙は、フランシスの依頼に謝意を示しつつ、残念ながらレディ・ヘレン・ウィンザーは、いかなる後援や契約も受けることはできないという返事でした。その理由として、ケント公爵夫妻は子どもたちの教育が終わるまで、彼らに公的な業務をもたせないという方針であることも付記されていました。そこで私たちは、開所式典を執り行うのに際し、レディ・ヘレン・ウィンザーの母親であるケント公爵夫人に後援者となってもらうことに大きく方向転換しました。1982年の6月の終わりには、招待状を送り、日程調整をすることになりました。

ホスピス開所の公式訪問後に、公爵夫人は後援者になることは自分の願いだったとそっと教えてくれました。今では彼女以上に献身的な後援者はいないと思います。彼女はヘレンハウスと頻繁に連絡をとり、全面的に協力してくれました。1982年に開所してから彼女は定期的にホスピスを訪問しています。子どもたちとその家族は、彼女のあたたかい心と支援に感謝しています。もし彼女に問題があるとすれば、おそらく、グローリア・スタイナムが提唱した〝感情移入病〟でしょう。公爵夫人はヘレンハウスの理念を深く理解し、会ったすべての病気の子どもたちとその家族のために心を痛めていました。さらに堅苦しいことを嫌い、驚くことに公式訪問より非公式訪問の方がはるかに多いのです！

ケント公爵夫人のヘレンハウスへの最初の訪問は、やや公的な意味合いの強い開所の日で、女官とアシュリー・ポンソンリー卿、その夫人マーサを伴って訪れました。彼女は入り口のホール（そこには、「この建物はケント公爵夫人によって1982年11月30日に開所されました」と彫られています）で短いスピーチを行いました。キャサリン（当時3歳）は公爵夫人に花束を贈り、その後に彼女は建物の中を見学し、その日ホスピスにいた8人の病気の子どもたちと家族を見舞いました。

その日は参加者全員へ昼食が供されました。食堂にすっかり馴染んだ円形テーブルの周りには、ケント公爵夫人と彼女の女官、フランシス、私たち、ジョン・ビックネルと彼の妻、アシュリー卿とマーサ夫人、トニーウィリアムソン牧師そしてヘンリーガーネット少佐（癌緩和学会の会長）が座りました。その日以降、ケント公爵夫人の訪問する際の昼食は、徐々に簡素な食事になり、今ではビュッフェ形式になっています。

オックスフォードメールの夕刊には、ケント公爵夫人とキャサリンの写真が掲載され、記事の見出しには「公爵夫人が素晴らしいホスピスを開所した」と華々しく書かれていました。記事には公爵夫人がヘレンハウスに魅せられたこと、そして、さらに私たちが大切にしている想いについても紹介されていました。それは「ここでは誰もが幸せな気持ちになれるでしょう。とてもあたたかく心地良い雰囲気があり、彩りにあふれ、太陽の光が降り注ぐ活気に満ちた家です」

（翻訳担当　石上志保）

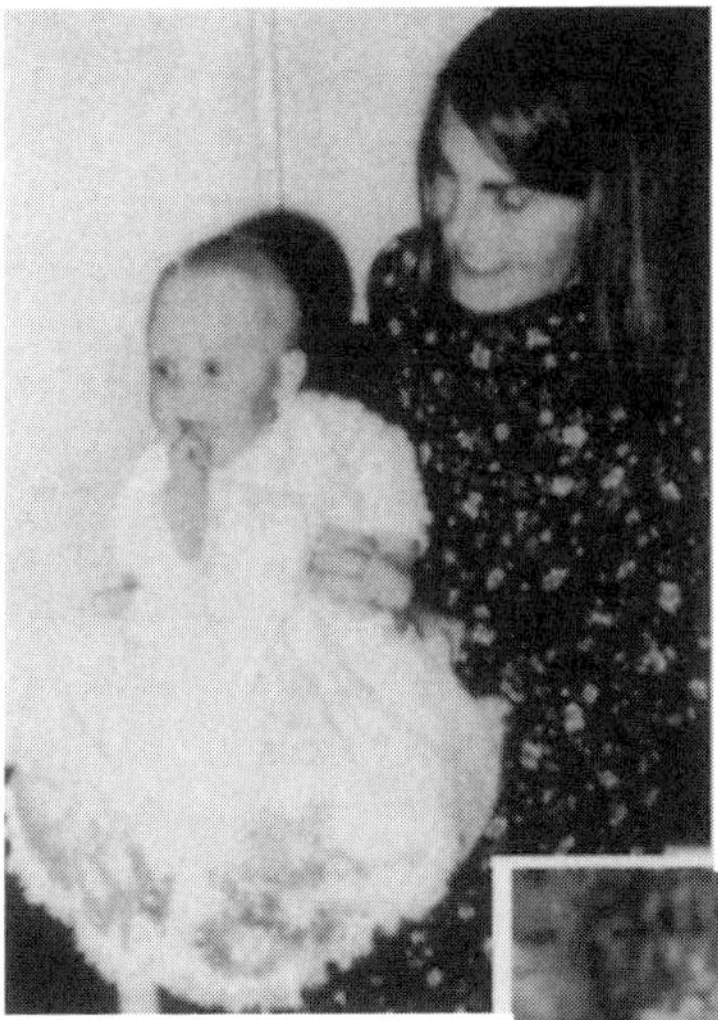

1976年4月25日　生後4か月、
洗礼式の日のヘレン。

脳腫瘍と診断されるちょうど6週間前、
野菜の皮を持って肥料の貯蔵所に向かう
途中のヘレン。

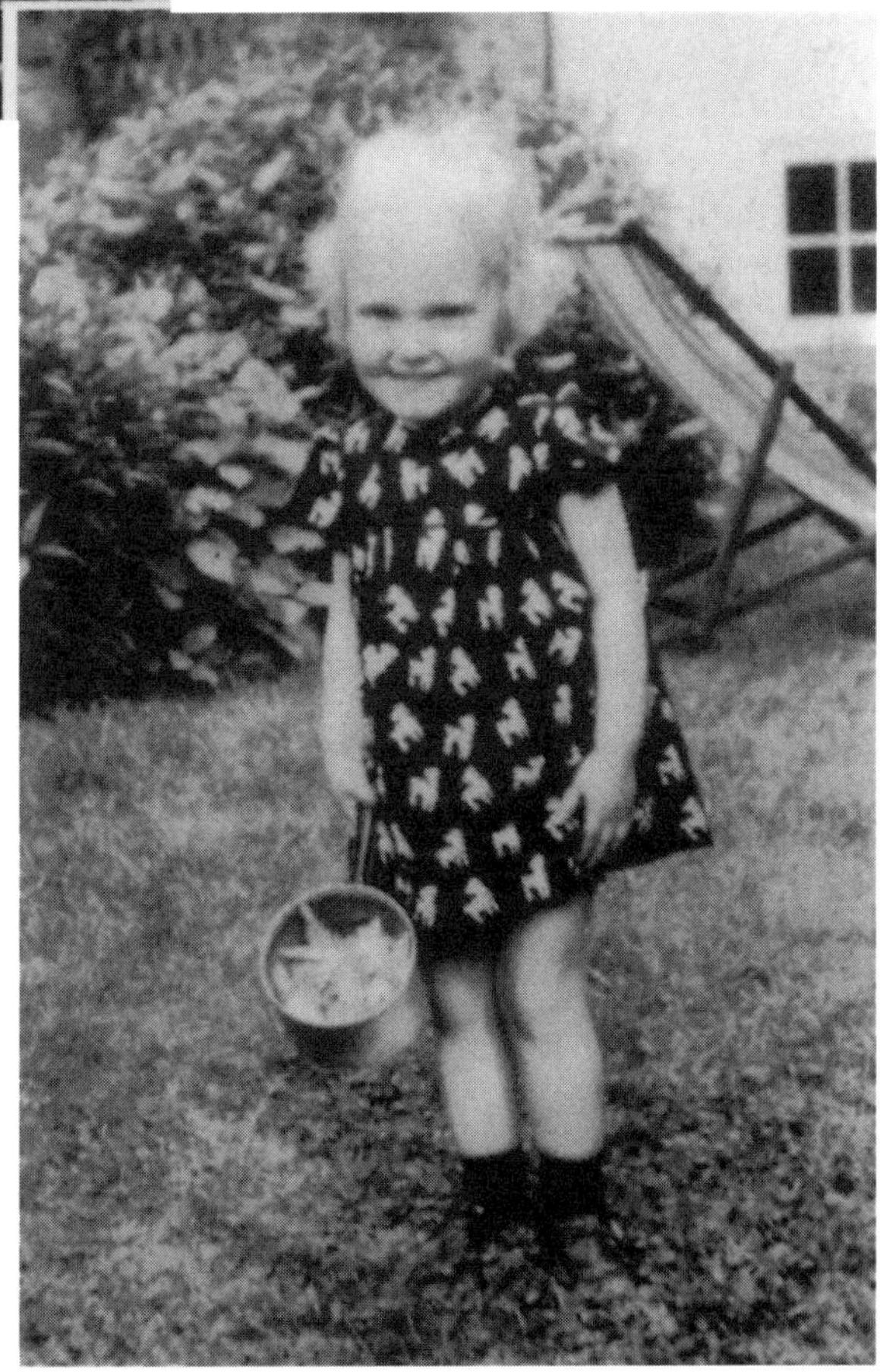

ヘレンとマザー・フランシス。修道院のフランシスの部屋でショートステイ中のある日。

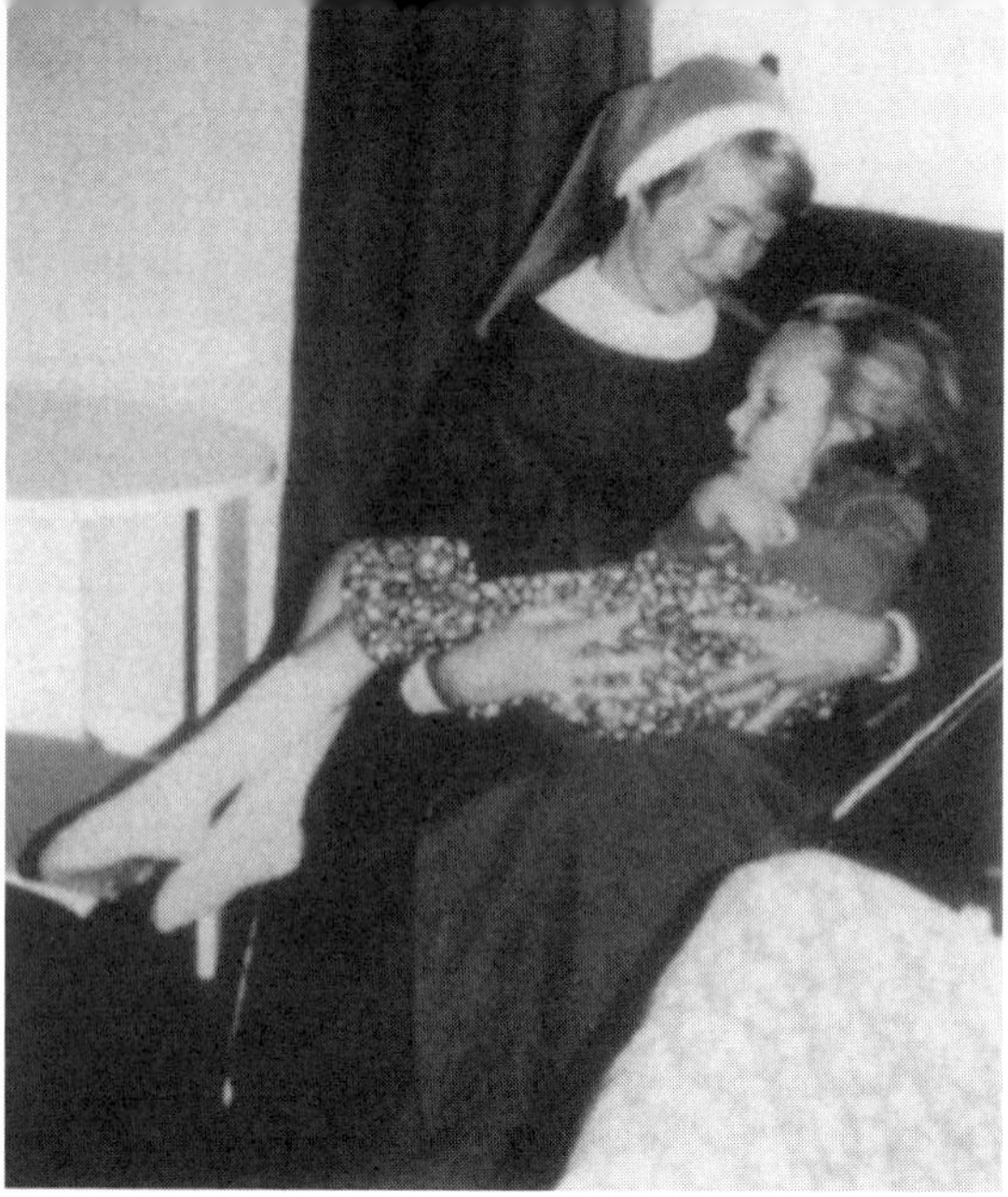

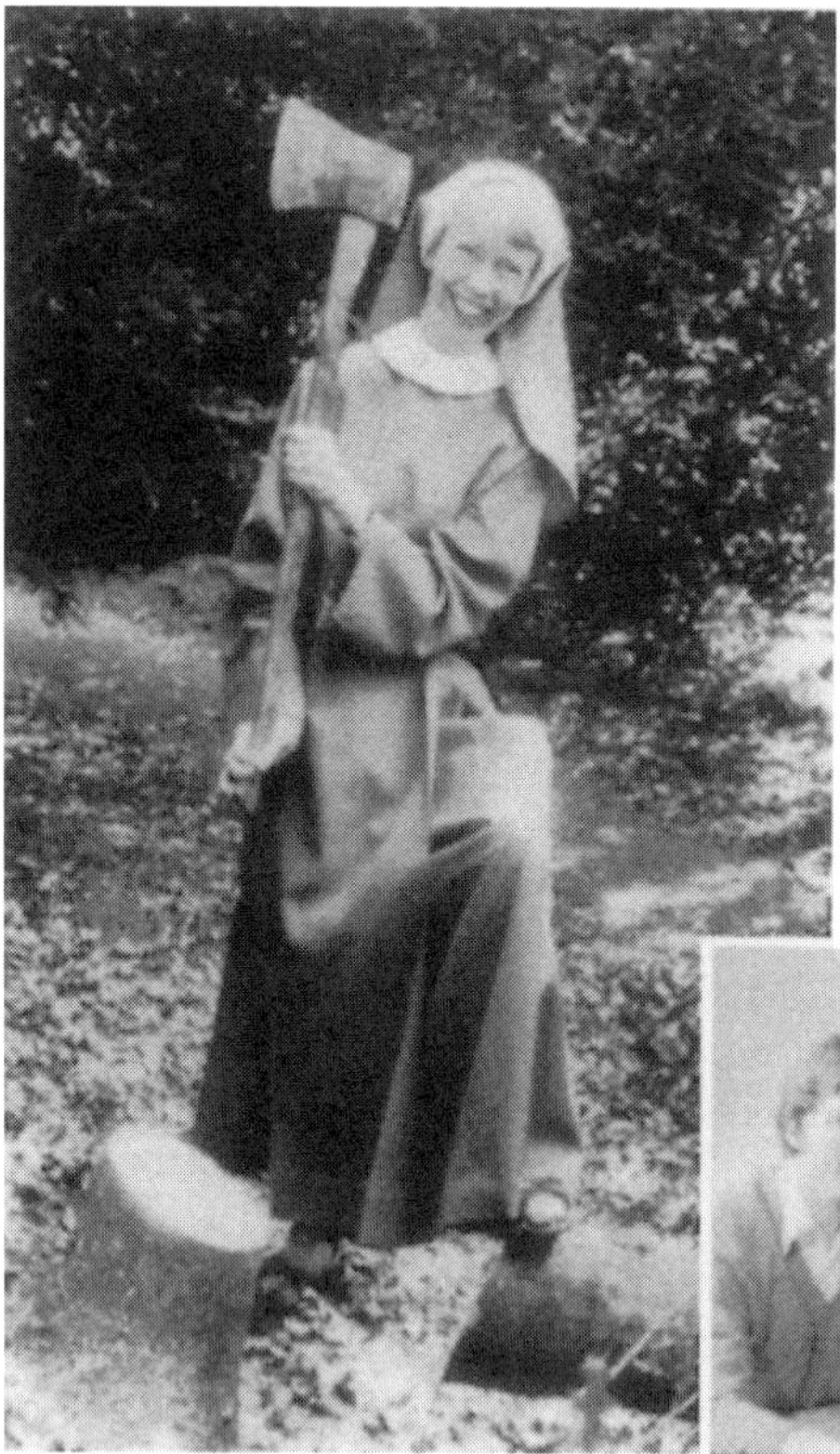

1981年夏、整地のため建築作業員がヘレンハウス建設用地に入った初日、手伝いをするマザー・フランシス。
*(Oxford & County Newspapers AEA Technology)*

ハーウェル建築設計事務所のスタッフが業務時間外に作ってくれたヘレンハウスの模型。
*(Julia Baker)*

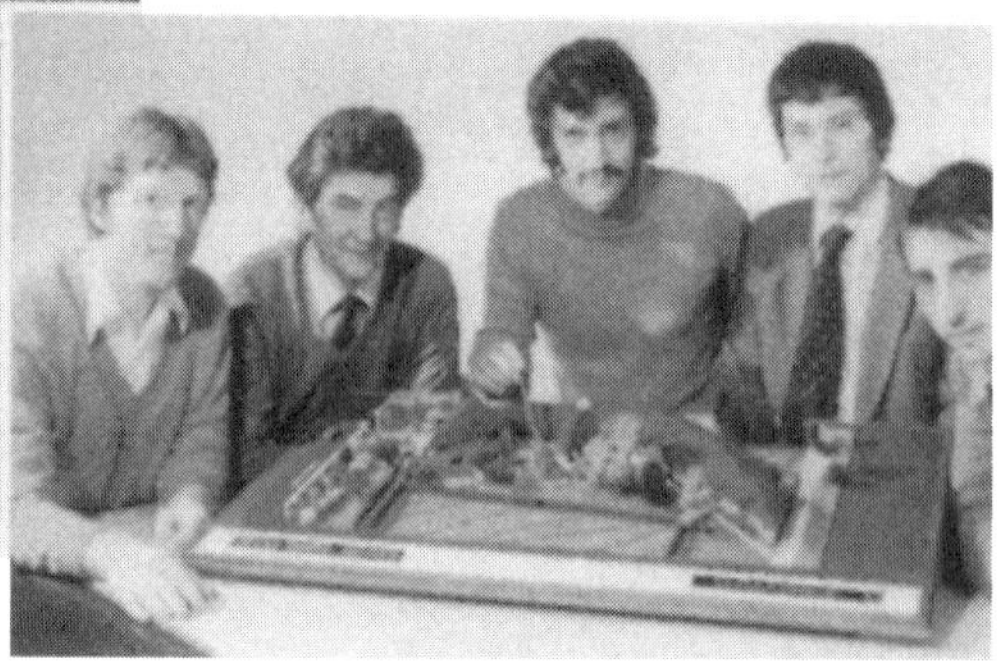

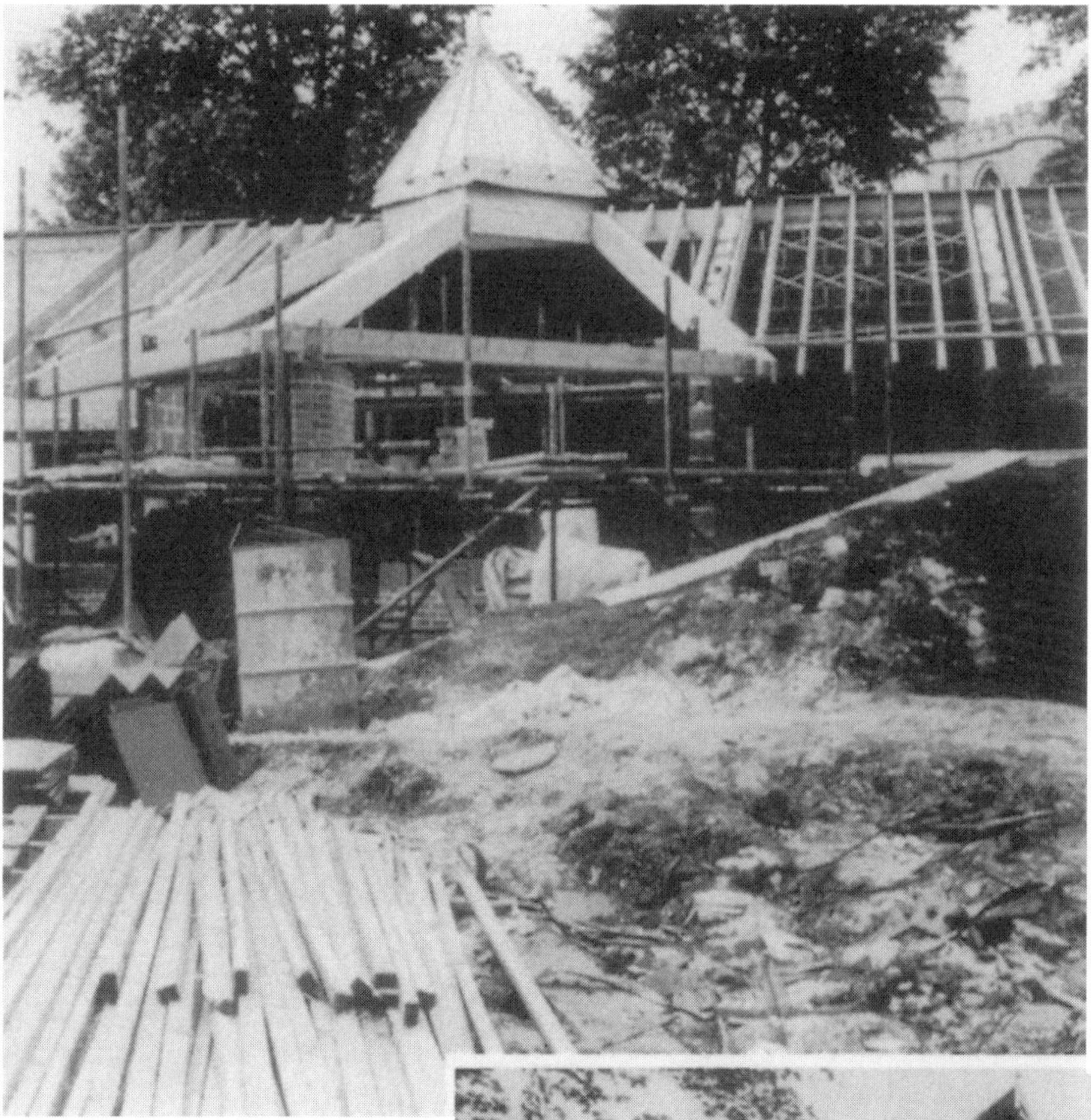

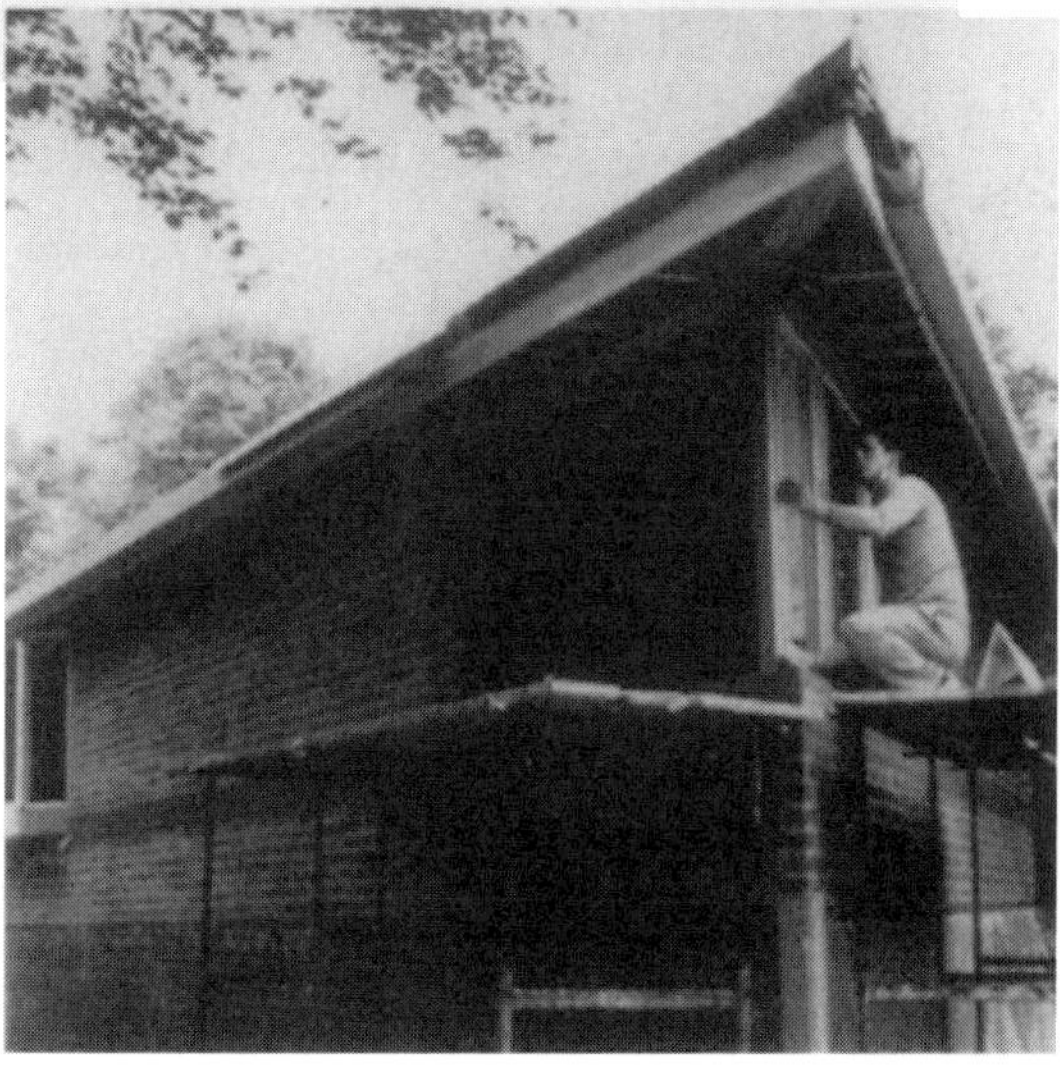

進行中の建築工事。創造的な三角形のデザインが、くつろぎのバランスを保った建築的にも興味を引く建物を作り出しました。1983年、この建物は、オックスフォード公益信託によって最高賞を勝ち取りました。
*(Julia Baker)*

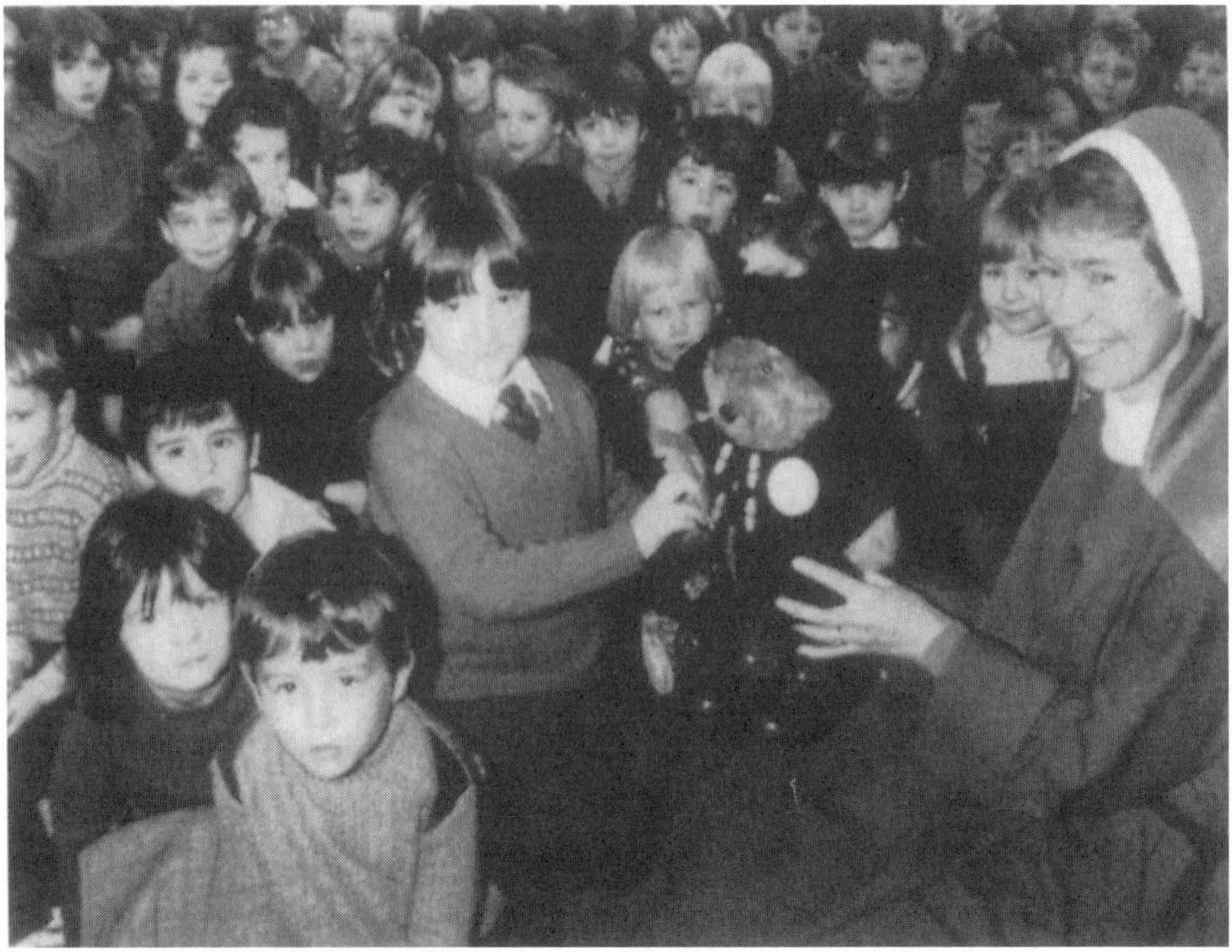

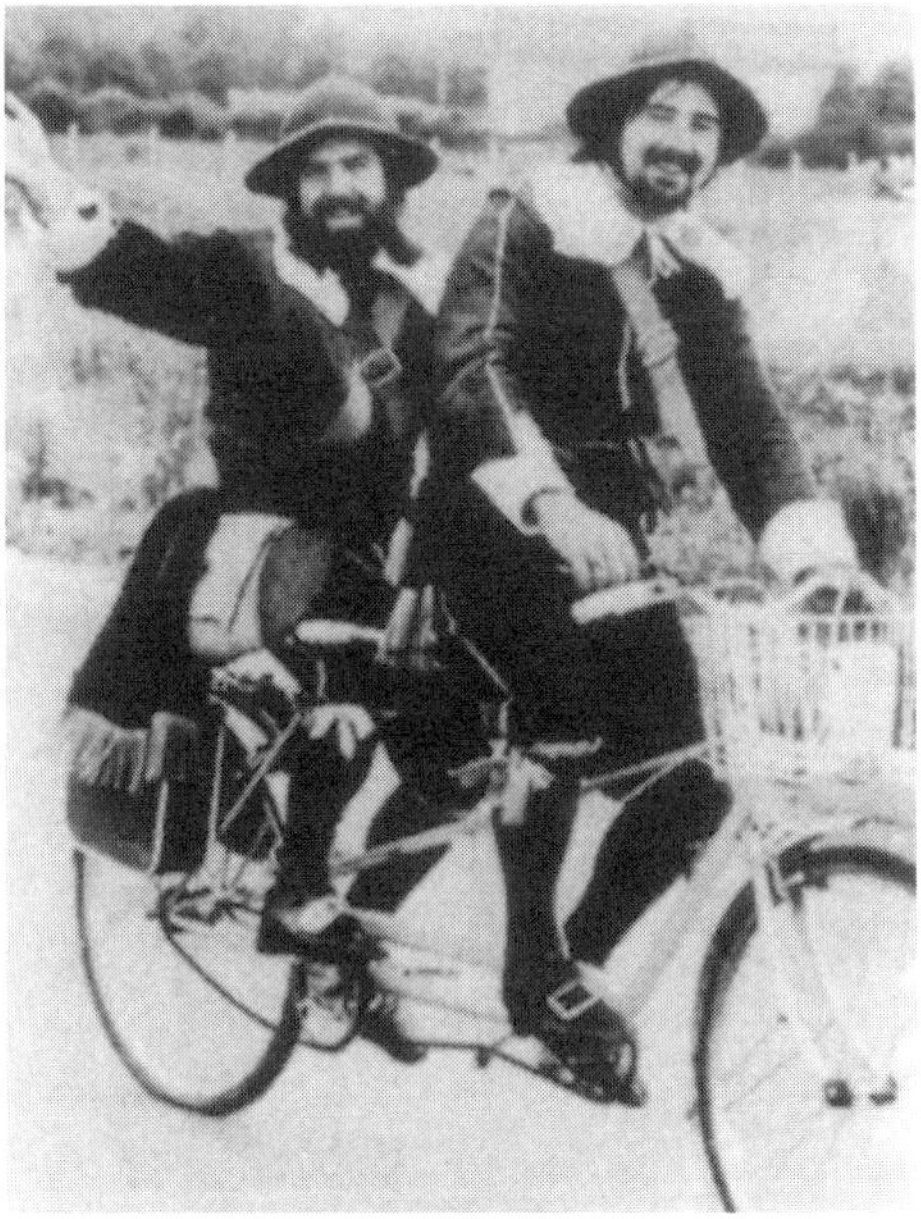

学校訪問しているマザー・フランシス。この写真は、ダンモア幼稚園、アビンドンの生徒が、パディントンベアのポケットにヘレンハウスあて小切手を滑り込ませているところです。

*(Oxford & County Newspapers)*

右：シールドノット協会（歴史的事件を再現する団体）の会員二人が自転車に乗り、ヘレンハウスへの寄付を集めながら戦場まで105マイルを走破した。

*(Oxford & County Newspapers)*

ブライズノートン空軍基地の消防士が、酸素マスクをつけて空軍基地からヘレンハウスまでのチャリティウォークを終えたところ。
*(RAF Brize Norton)*

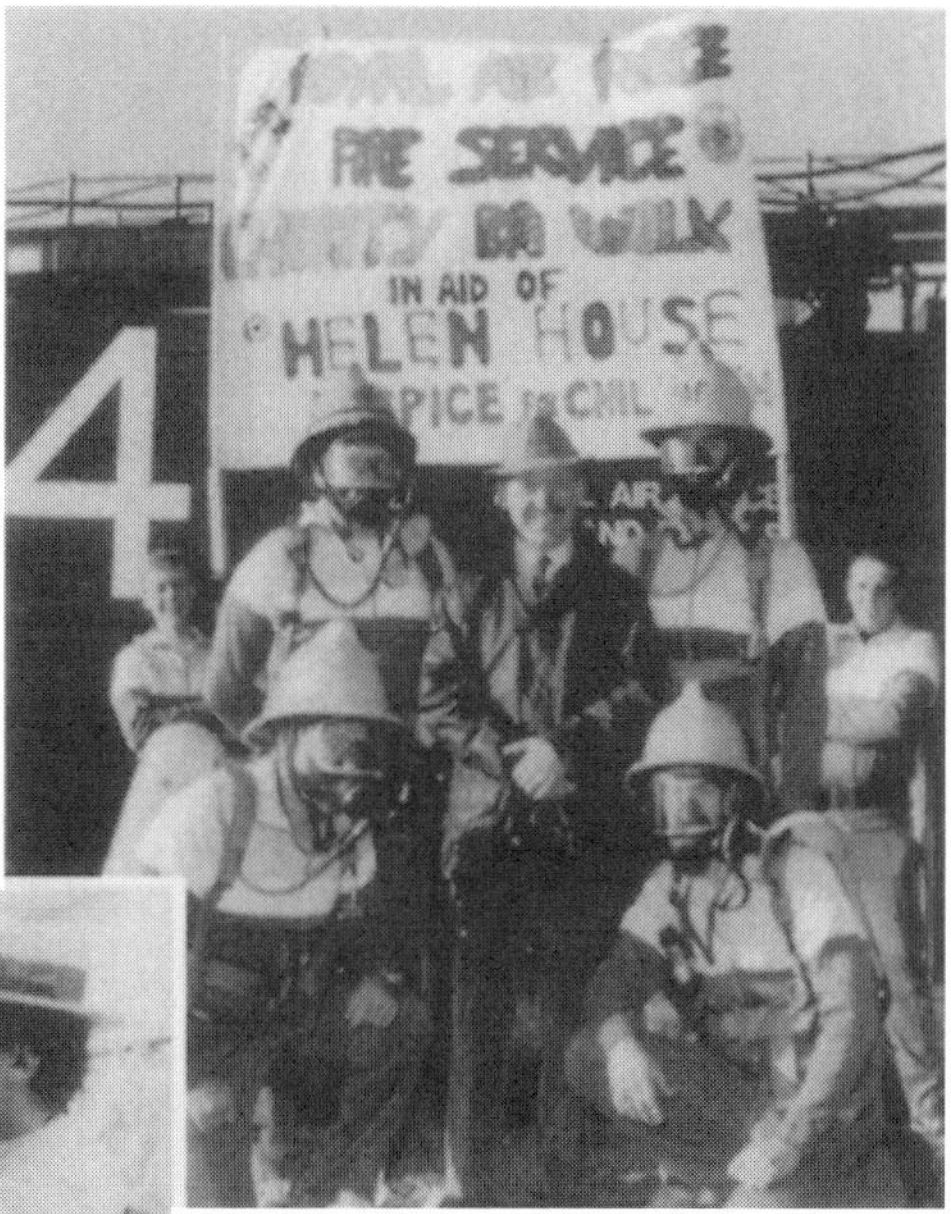


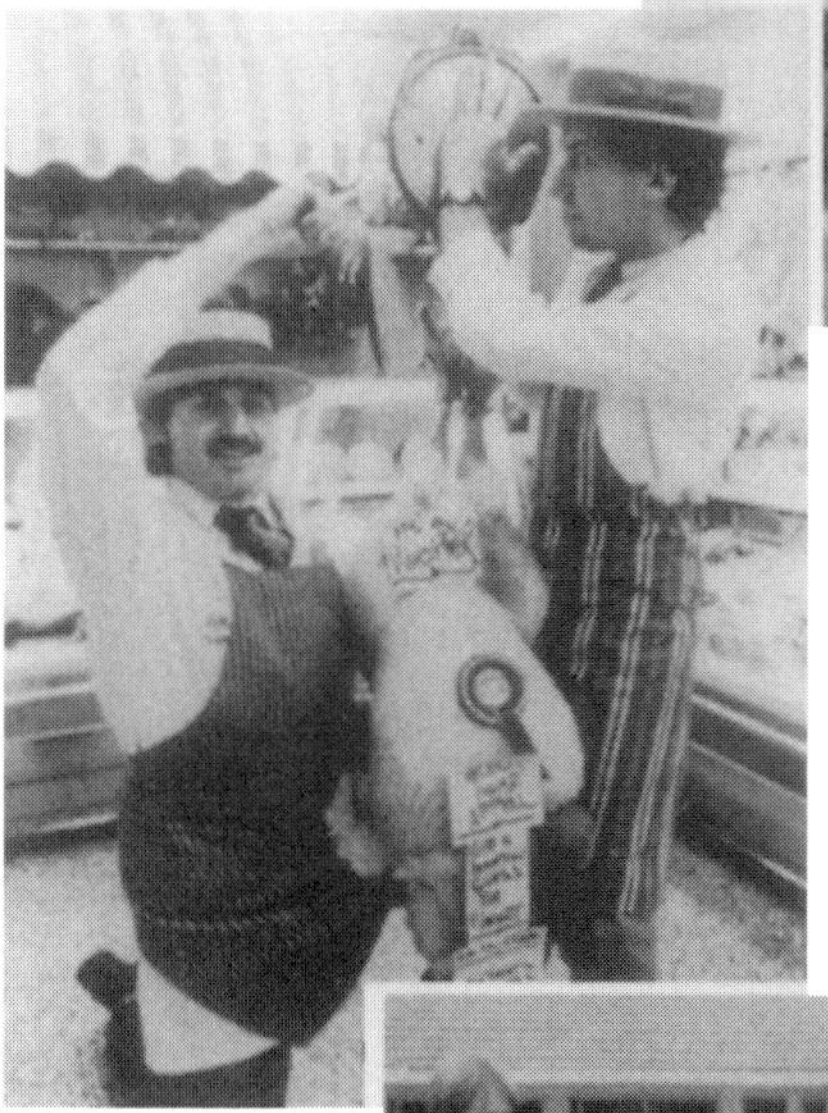

左：地域の精肉店で「重量当て」コンテストを企画し、資金を集めてくれた。
*(Oxford & County Newspapers)*

下：地域のブラウニーパック（ガールスカウト団体）から小切手を受け取る看護師長代理のピップレイチ。
*(Oxford & County Newspapers)*

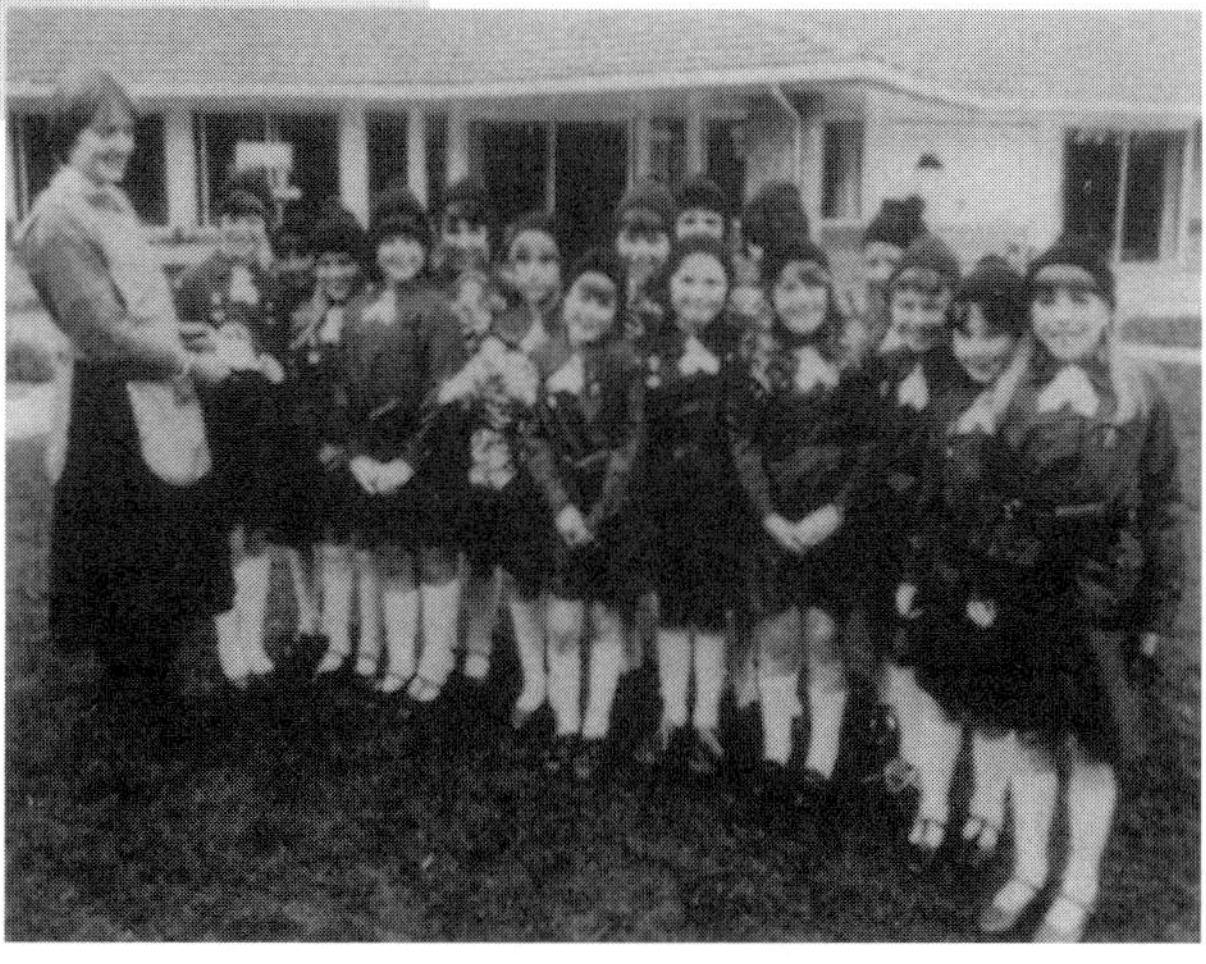

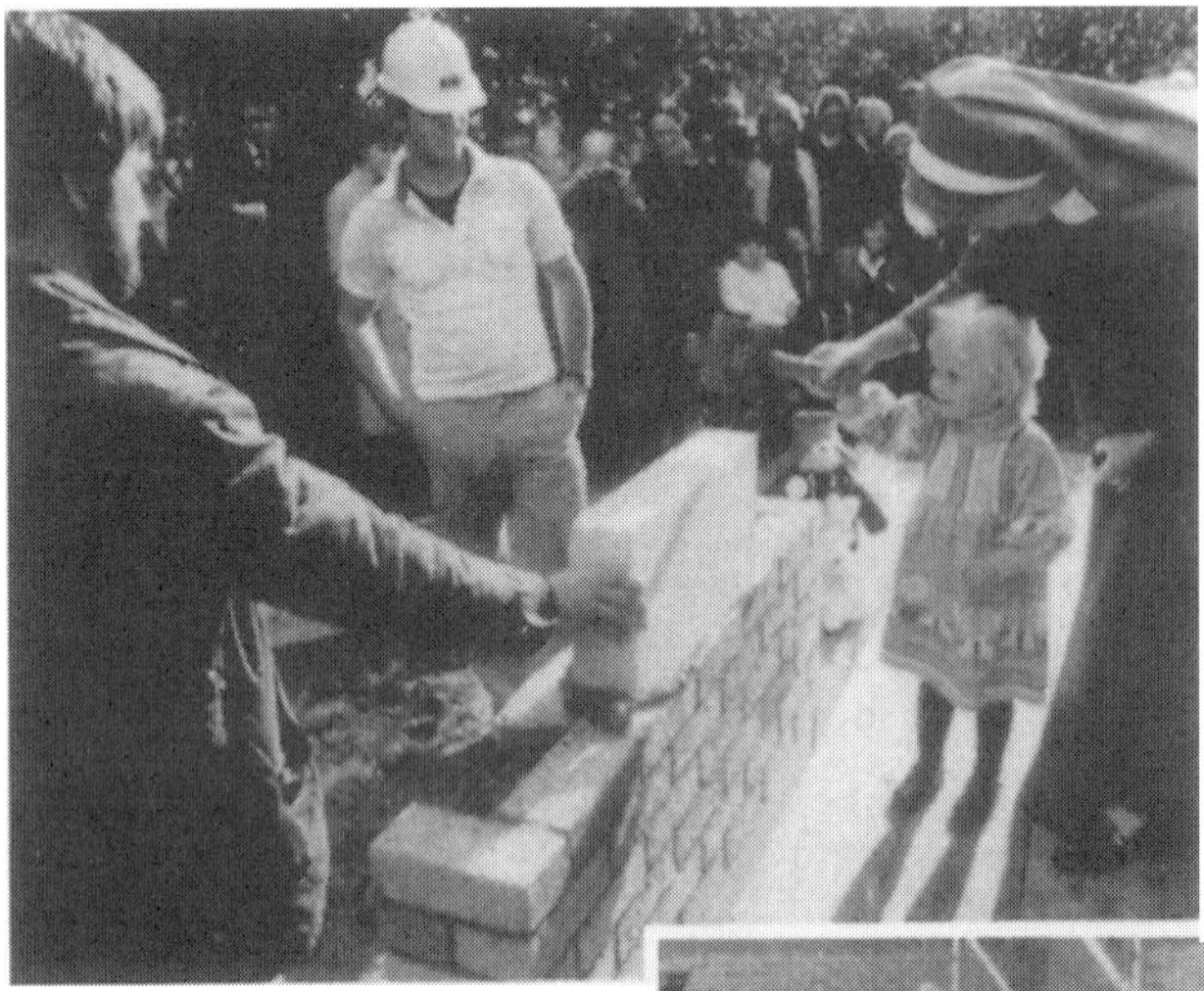

1981年10月27日
マザー・フランシス・ドミニカに手助けしてもらいながら礎石を置くヘレンの妹キャサリン。（オックスフォード&カントリー新聞）
*(Oxford & County Newspapers)*

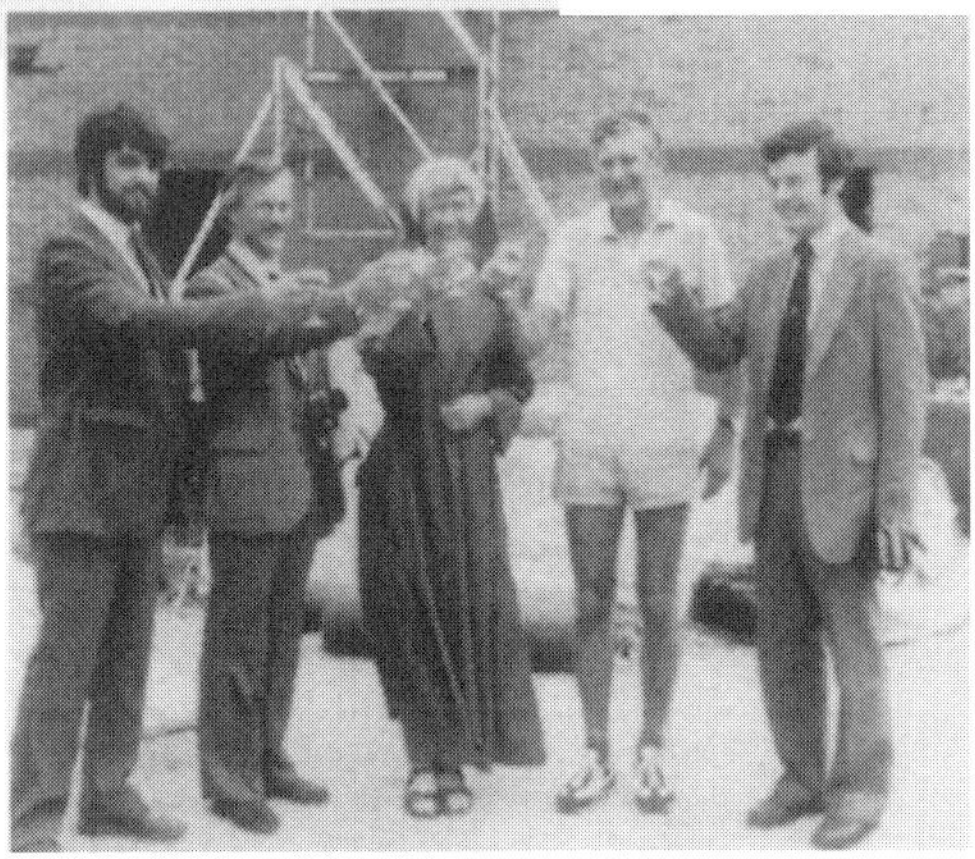

右:1982年8月　棟上げ式。ヘレンハウスの建築士ジョン・ビックネルは右から二番目。（オックスフォード&カントリー新聞）
*(Oxford & County Newspapers)*

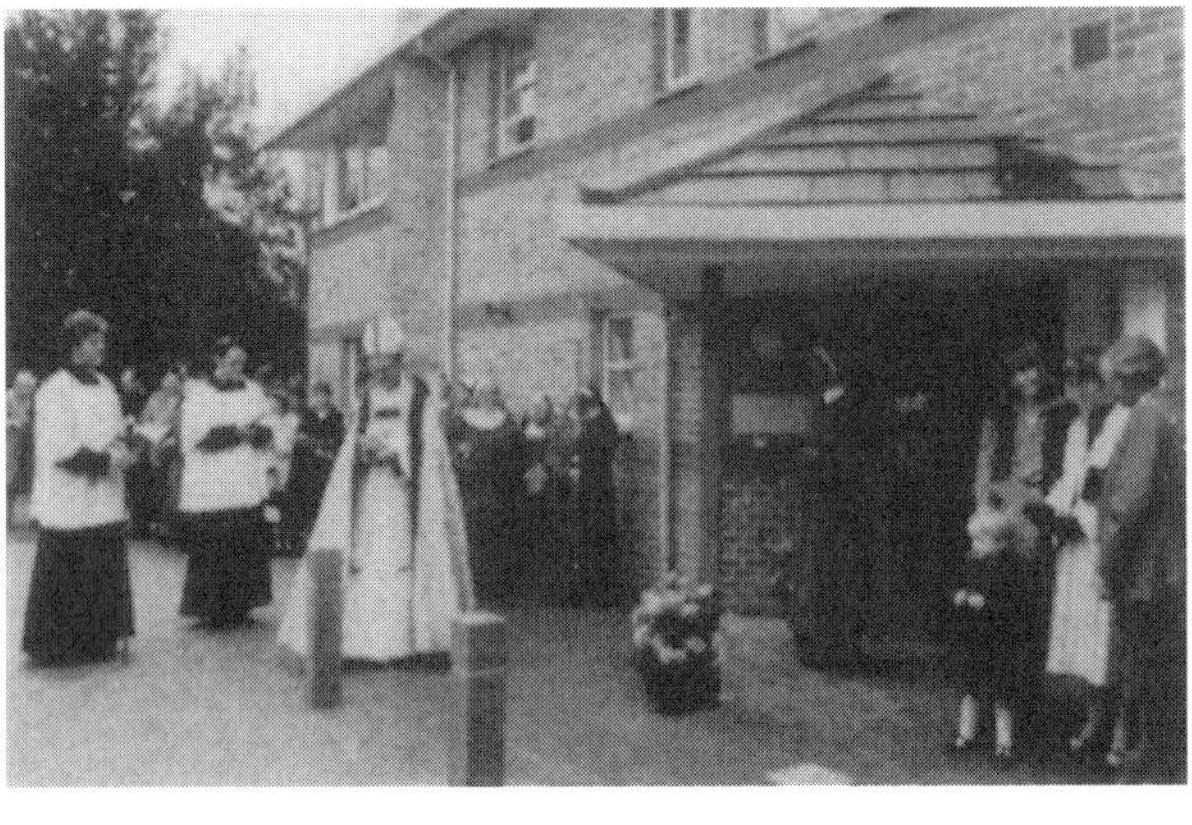

1982年11月4日　パトリック・ロジャーオクスフォード司教による竣工の祝福。（オックスフォード&カントリー新聞）
*(Oxford & County Newspapers)*

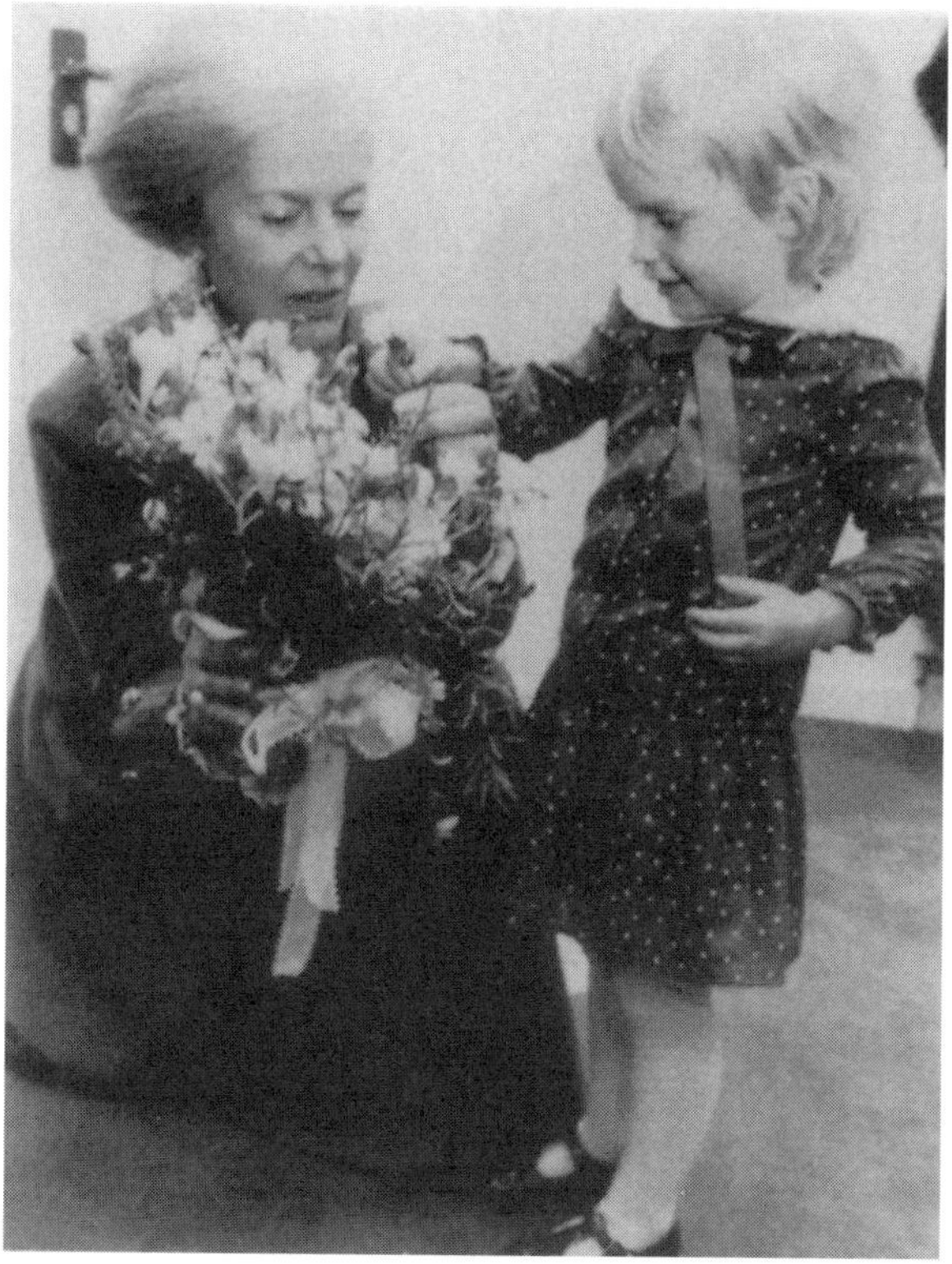

1982年11月30日　開所式でケント公爵夫人にプレゼントした花束の中から花を選ぶヘレンの妹キャサリン。（オックスフォード&カントリー新聞）
*(Oxford & County Newspapers)*

下:レオポルド通りから見たヘレンハウス。玄関ホールと事務所の上には、親のための宿泊施設がある。（ナイジェル・バークリー）
*(Nigel R. Barklie)*

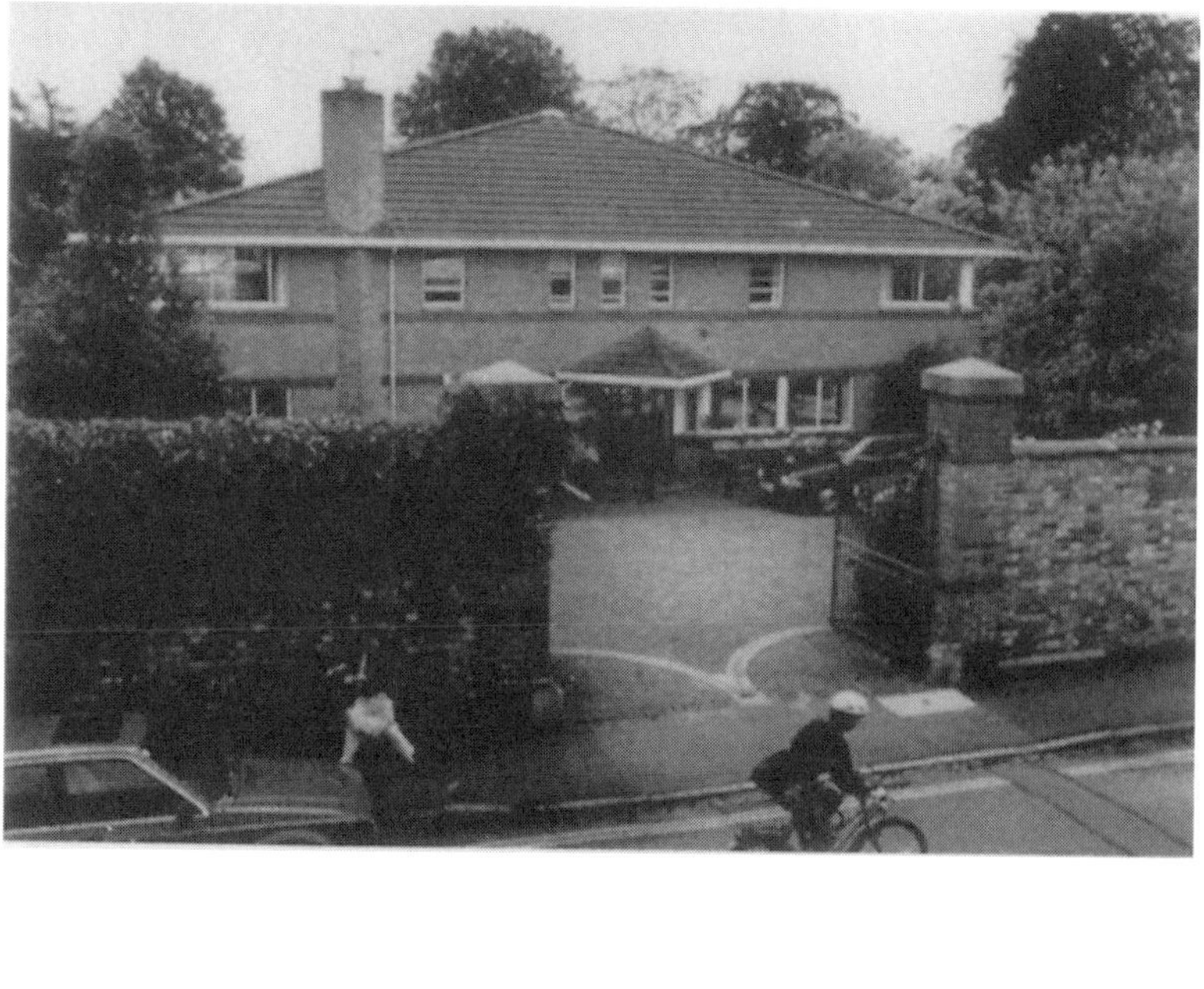

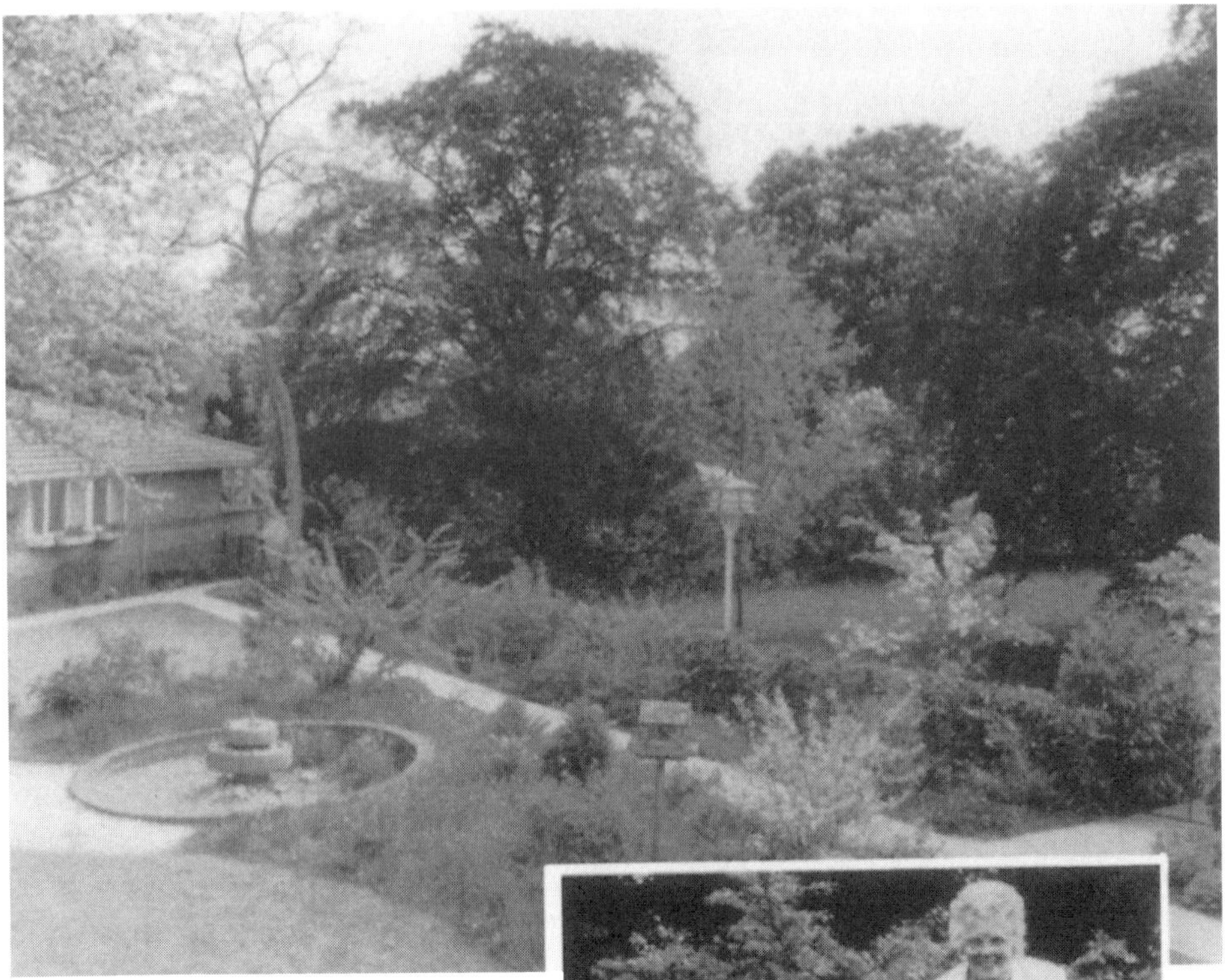

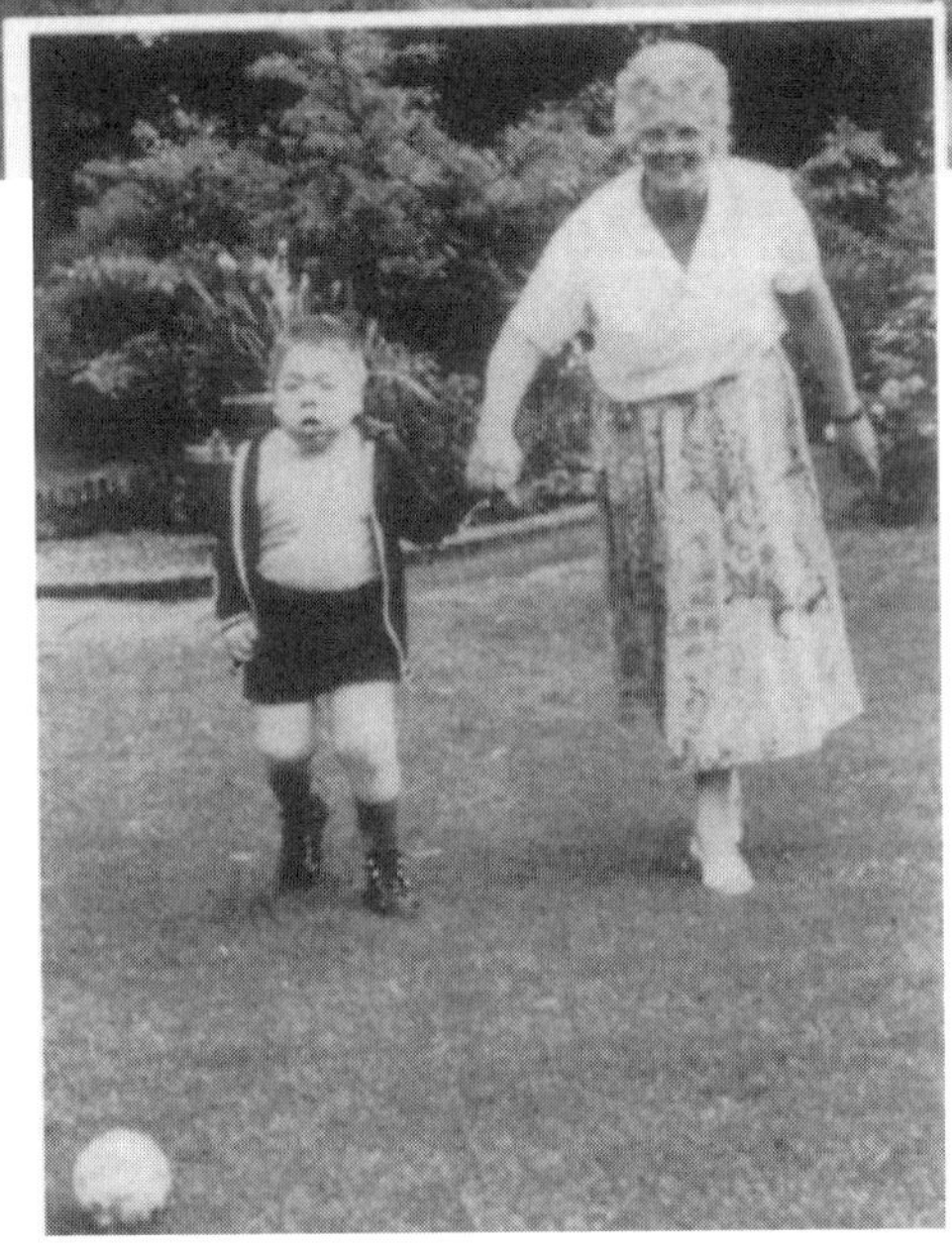

親の宿泊スペースのバルコニーからの眺め。ヘレンハウスの庭を越えて修道院の庭の先まで。（ナイジェル・バークリー）

*(Nigel R. Barklie)*

右：コーリンとともに庭の散歩を楽しむ看護師長イーディス・アンセム。（ナイジェル・バークリー）

*(Nigel R. Barklie)*

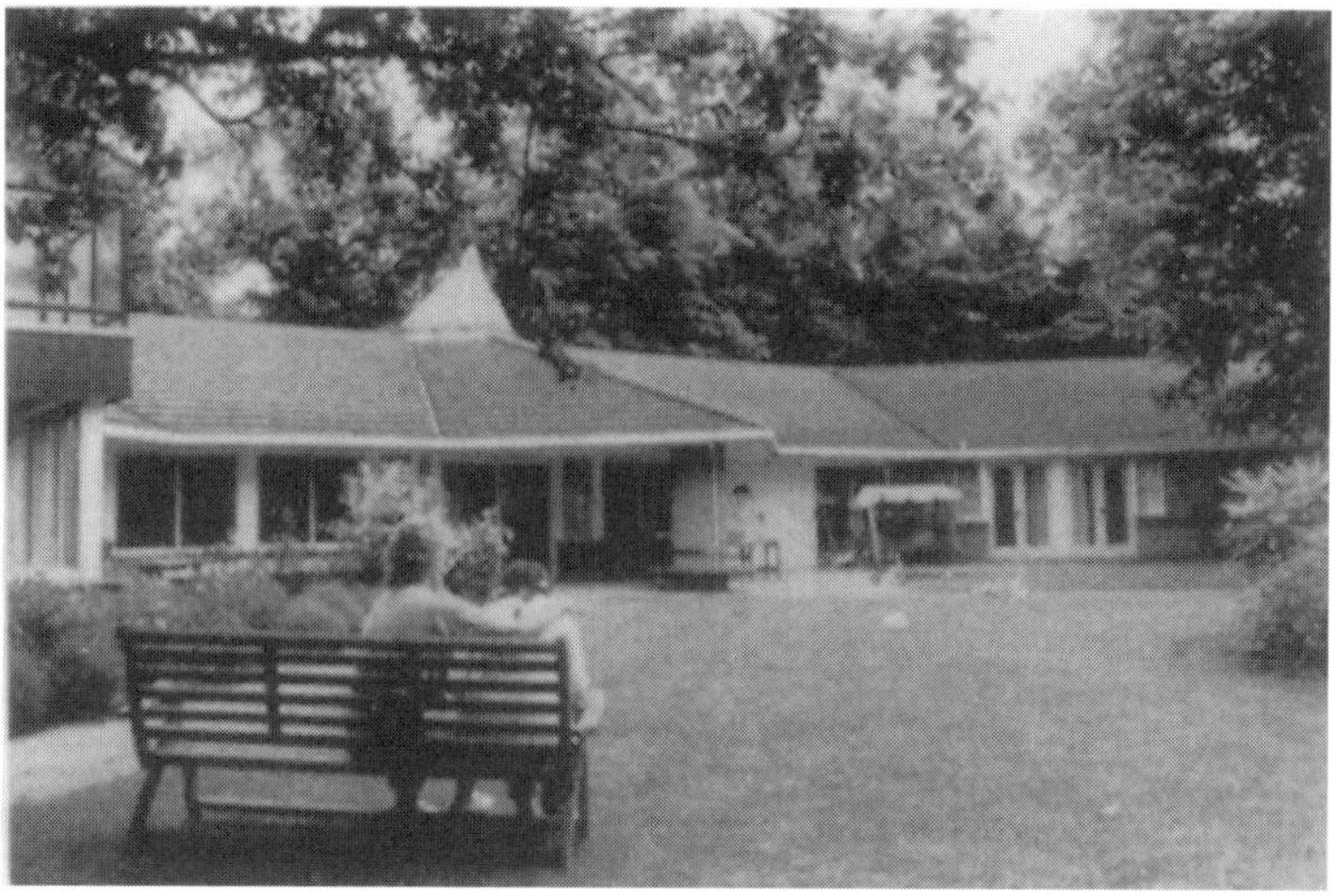

上：サマンサが、スタッフの一人ドリーンと庭で幸せなひと時を過ごしているところ。夏には、庭でピクニックやバーベキューをする姿がよく見られます。（ナイジェル・バークリー）
*(Nigel R. Barklie)*

右：居室で、娘ナタリーにミルクをあげるケイト。（ナイジェル・バークリー）
*(Nigel R. Barklie)*

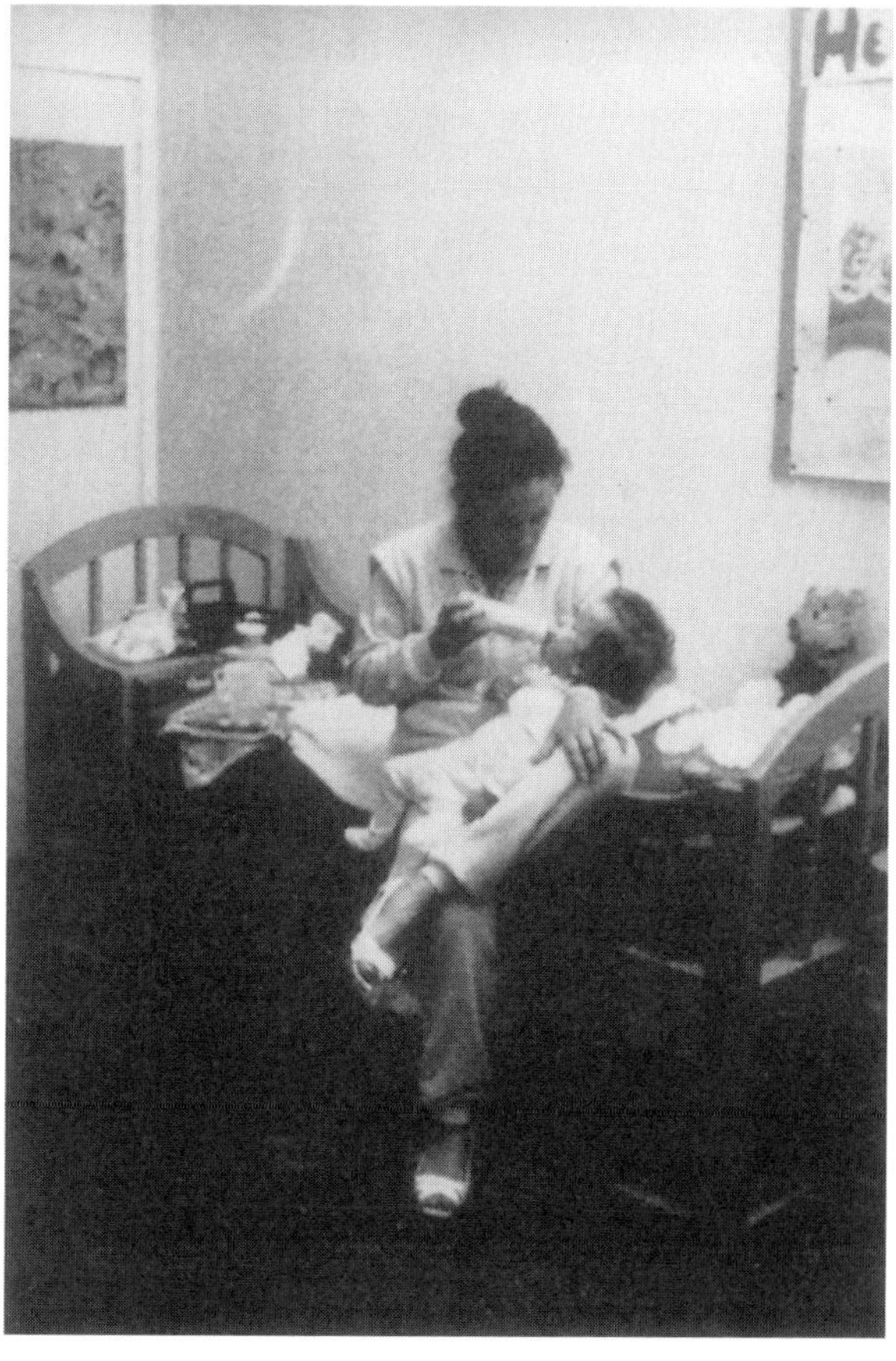

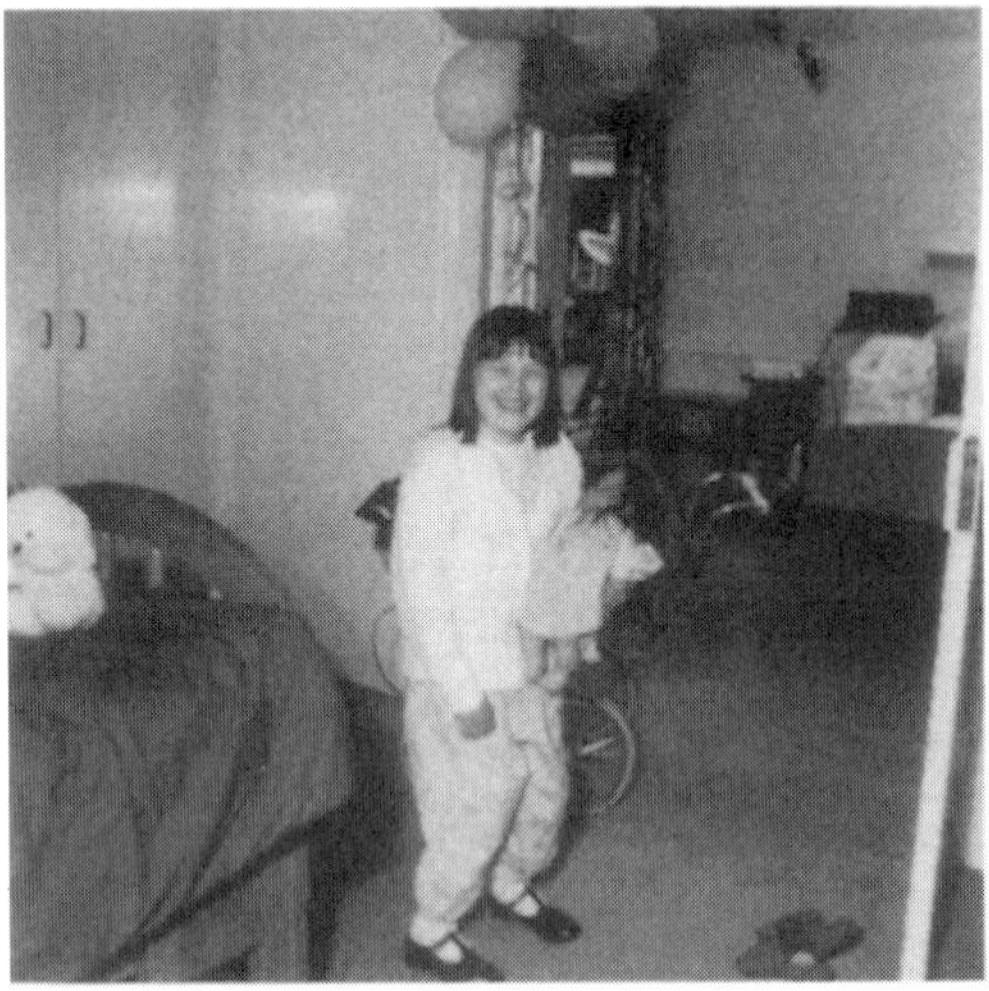

陽気な性格のベッキー。部屋同士をつなぐ両開きのドアは、子どもたちが開けておきたければ常に開けておくことができます。(ナイジェル・バークリー)
*(Nigel R. Barklie)*

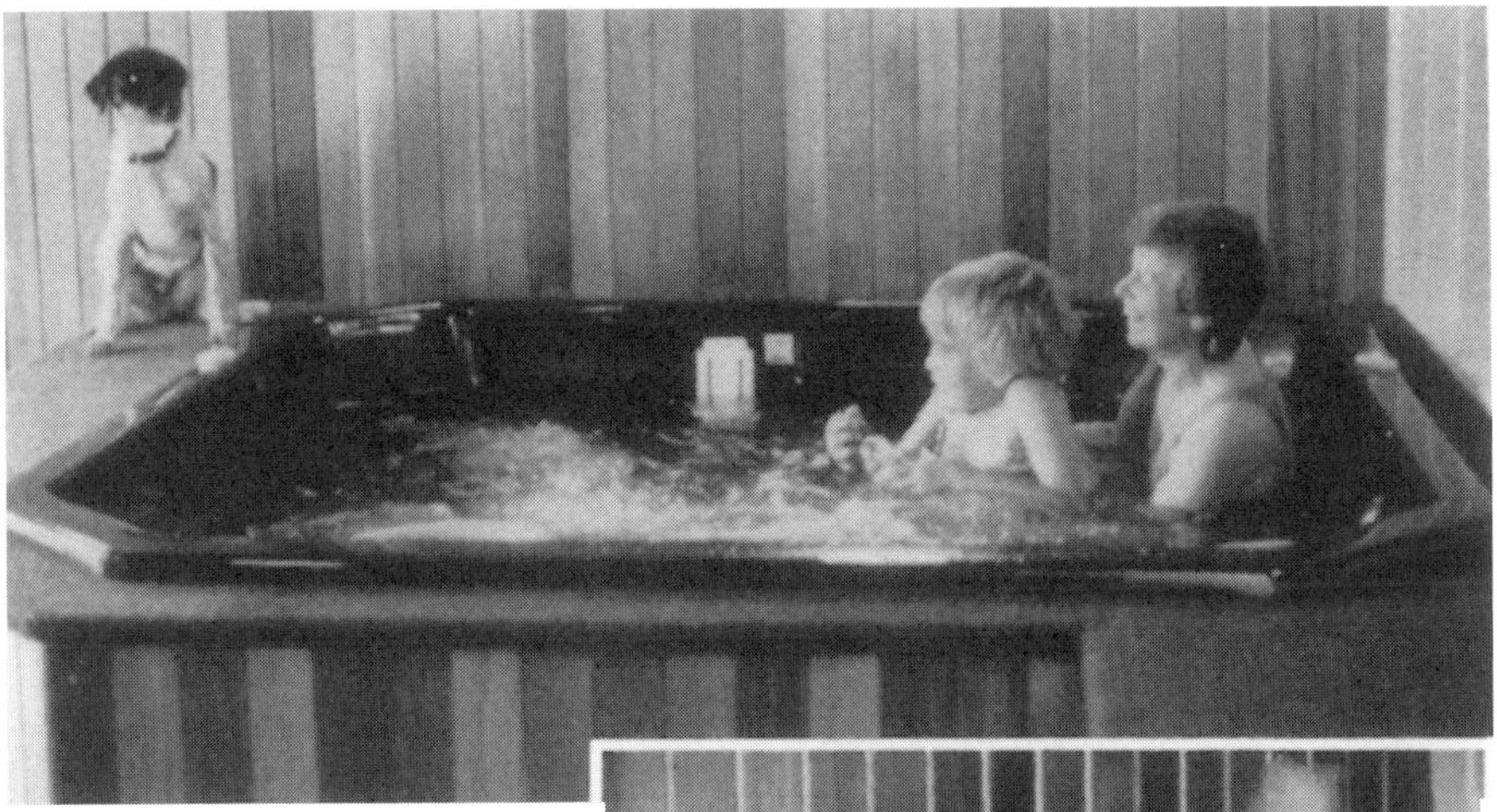

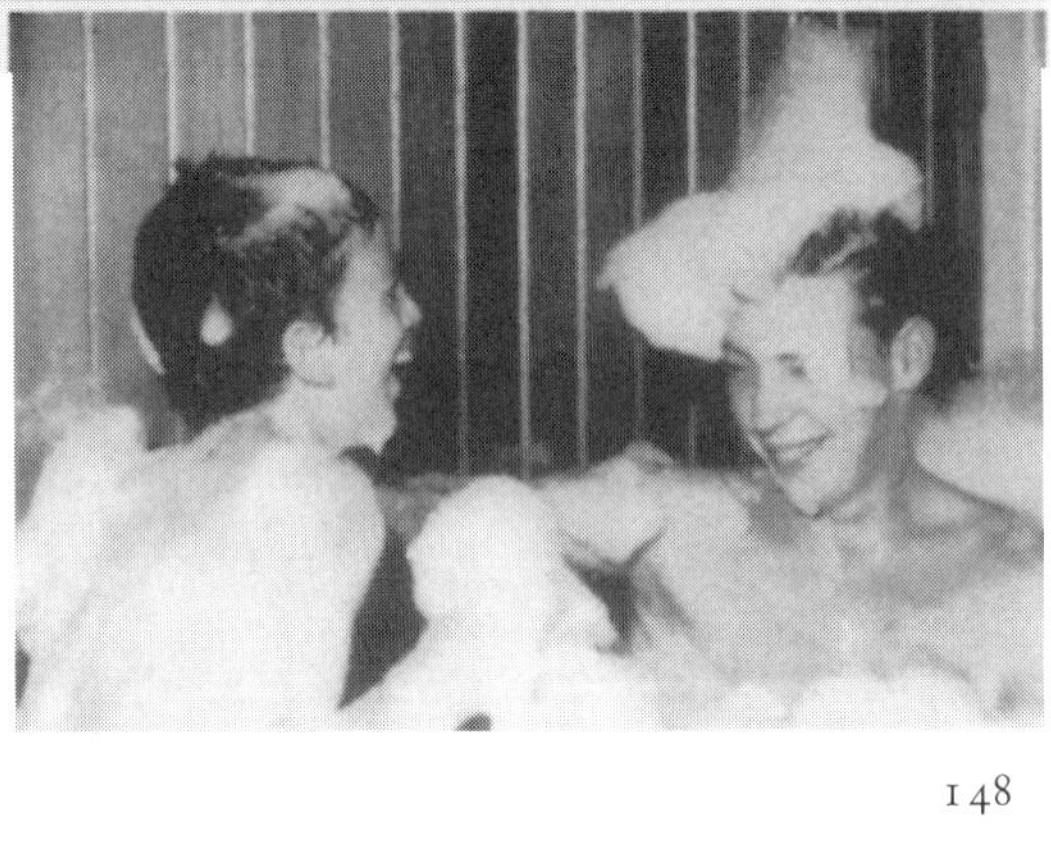

ブライズノートン空軍基地から贈られたジャグジーで、いつでも楽しめます。
上:ティッシュに見つめられながら、スタッフのヴロンと一緒に沐浴するジャミー。(ニック・フォルデン)
*(Nick Foden)*

右:スタッフのケニーを泡だらけにするウェイン。(ナイジェル・バークリー)
*(Nigel R. Barklie)*

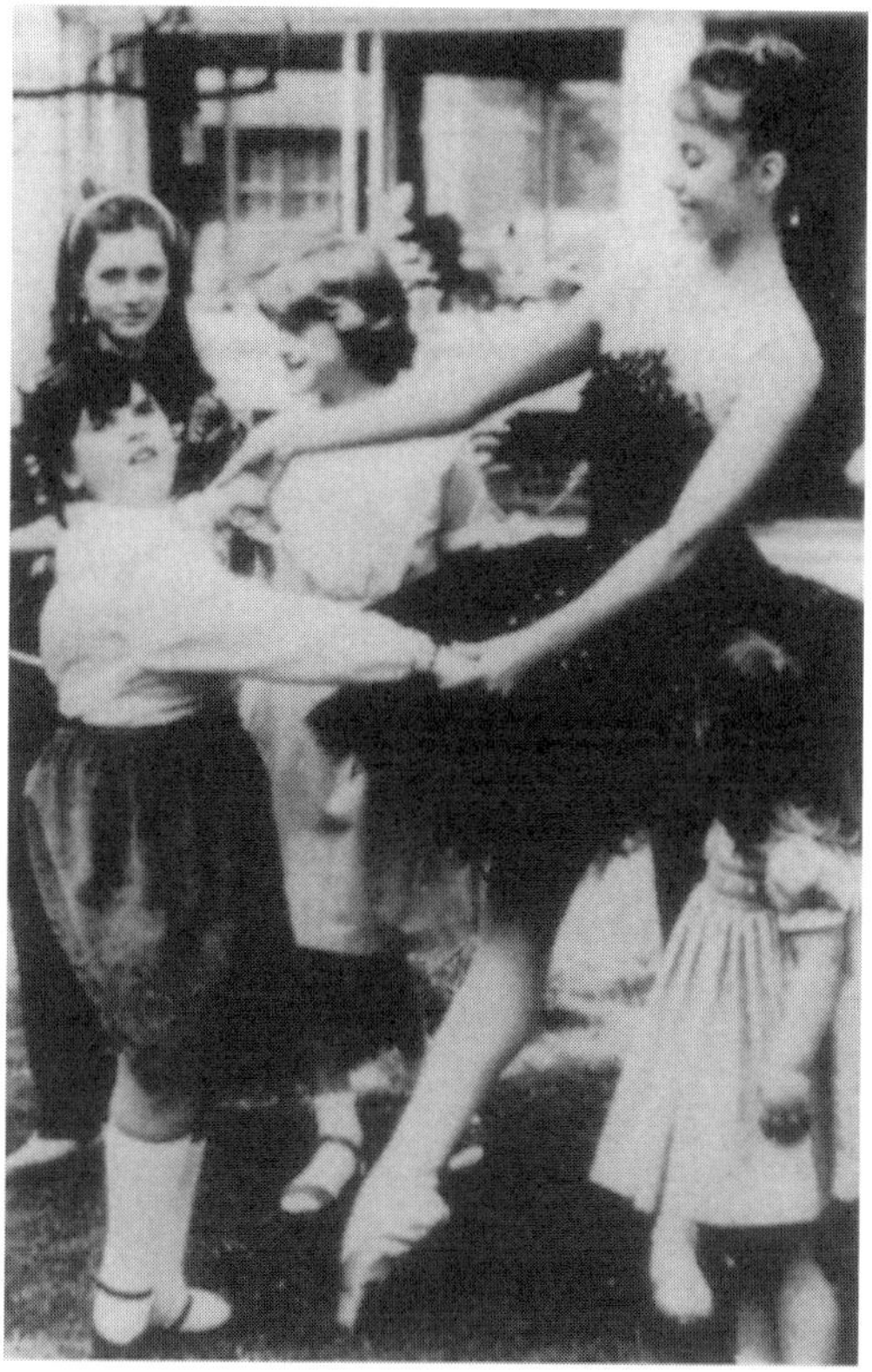

ツアーの一環でヘレンハウスを訪れたサドラーズウェルズ・ロイヤルバレエ団のメンバーによる、スーザンのためのバレエの特別レッスン。（オックスフォード＆カントリー新聞）
*(Oxford & County Newspapers)*

下：ヘレンハウス滞在中、娘のビクトリアを抱くヘレンとステファン。

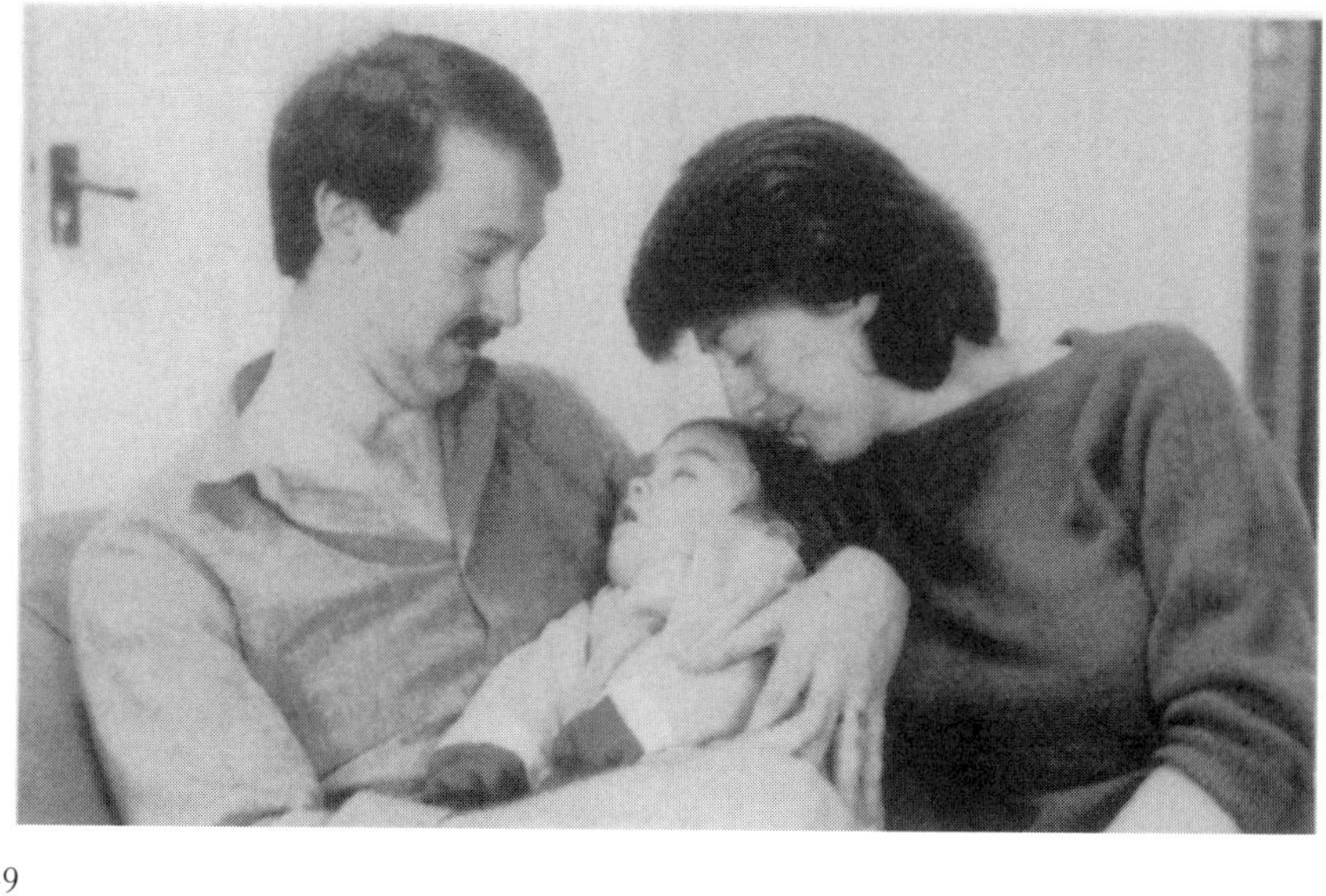

重要な私たちの仲間ティッシュ。地域の動物保護センターから引き取ってきた。現在、ティッシュは副長のイブ・ハードの家に住み、イブがホスピスに出勤する時に一緒にやってくる。（ニック・フォルデン）
*(Oxford & County Newspapers)*

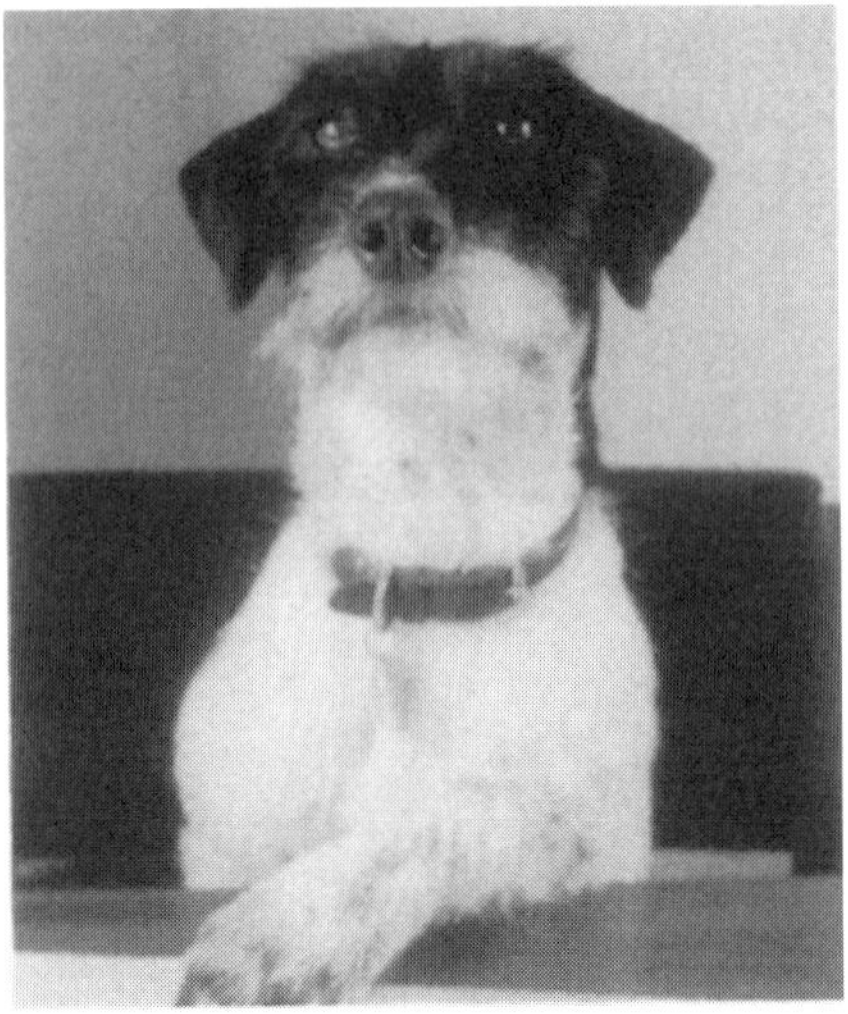

下：ヘレンハウスの中心にあるプレイルーム。本館にはまったく段差がなく、クレイグや他の車椅子の人たちにとって庭にも出やすくなっている。（ナイジェル・バークリー）
*(Nigel R. Barklie)*

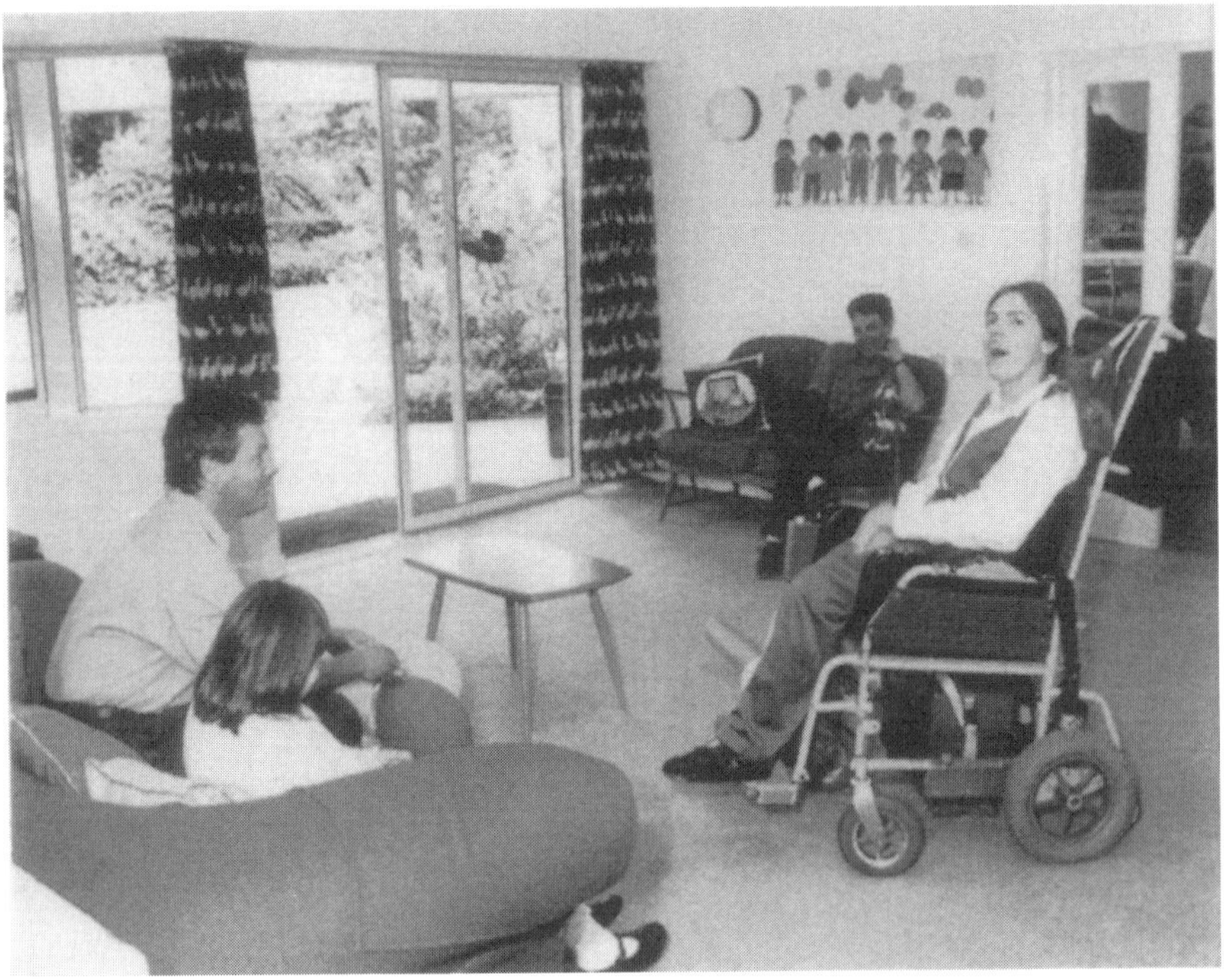

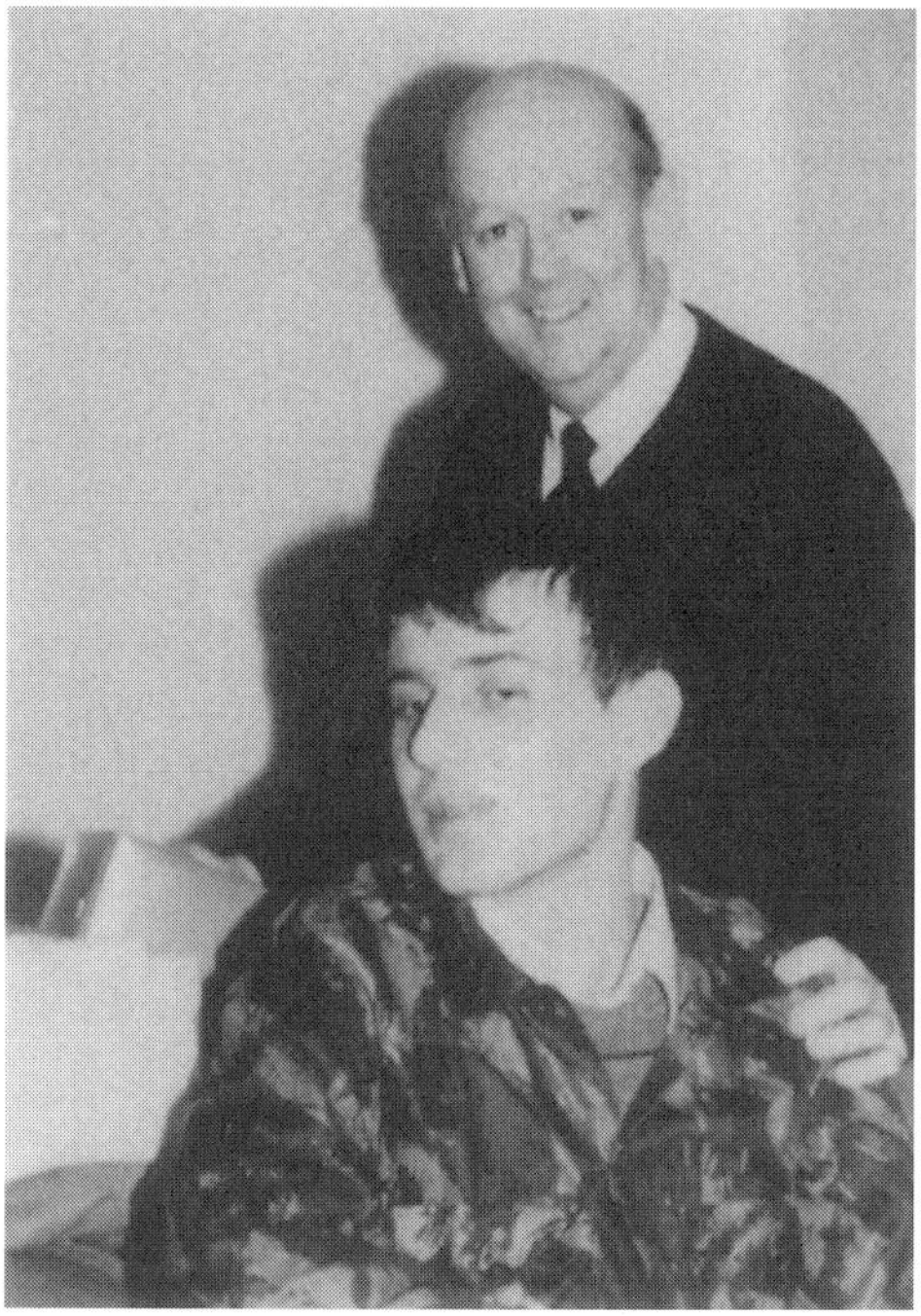

ダグラスと施設長のマイク・ガーサイド。ダグラスは、姉のペニーと同様に、定期的にヘレンハウスのレスパイトを利用していた。

下：プレイルームでグレンホドル（有名なサッカー選手）に抱かれて上機嫌のマチュー。（オックスフォード＆カントリー新聞）
*(Oxford & County Newspapers)*

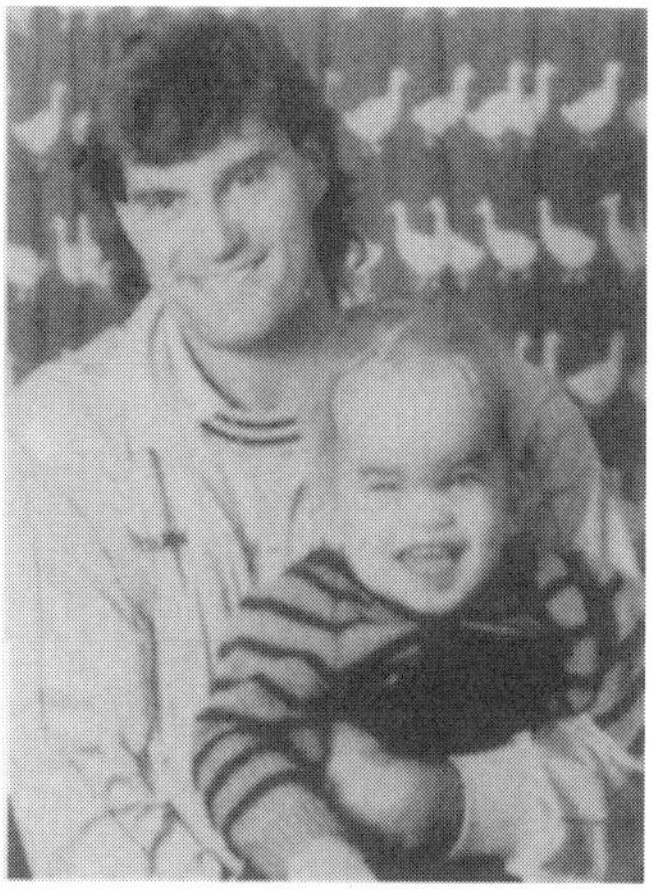

下：庭にて。イアンとウェイン兄弟。（ナイジェル・バークリー）
*(Nigel R. Barklie)*

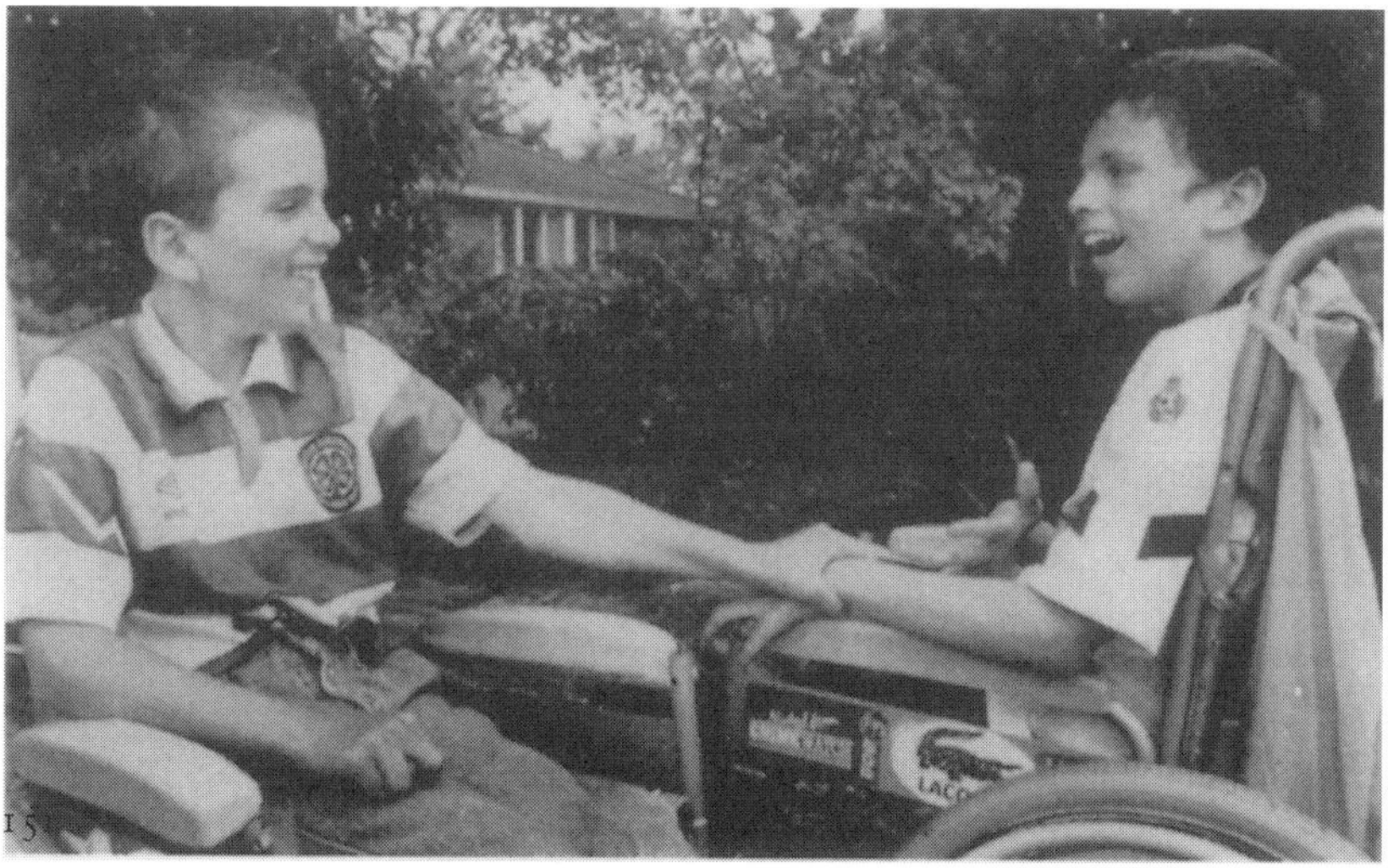

右：レアーネ。
ホスピスでの４回目の誕生日。

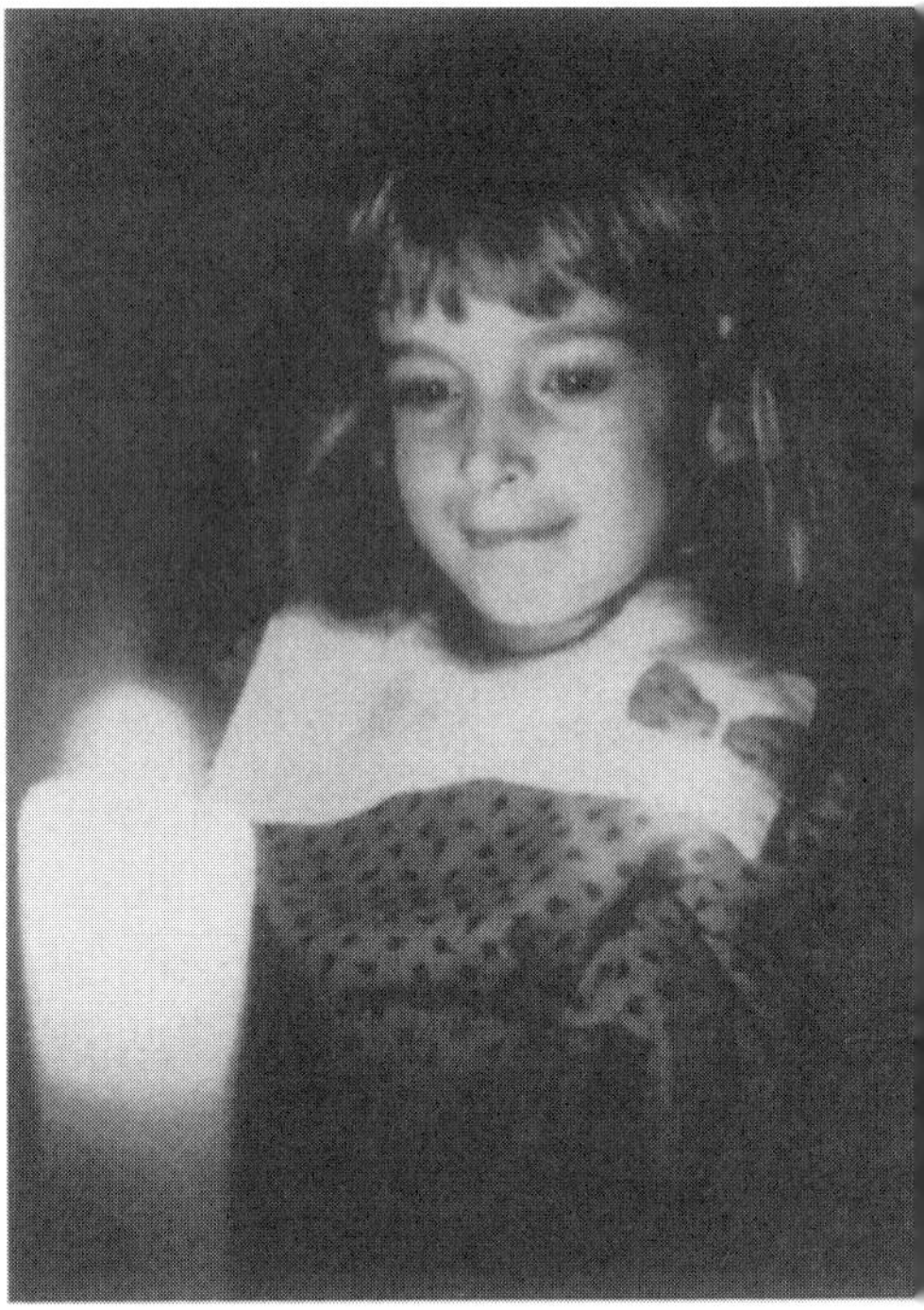

下：資産家のジョンテンプルトン（右）からテンプルトン英国プロジェクト賞を授与されたマザー・フランシス 。リチャード とイソベル、そして キャサリンが誕生日ケーキのろうそくを吹き消した。（オックスフォード＆カントリー新聞）
*(Oxford & County Newspapers)*

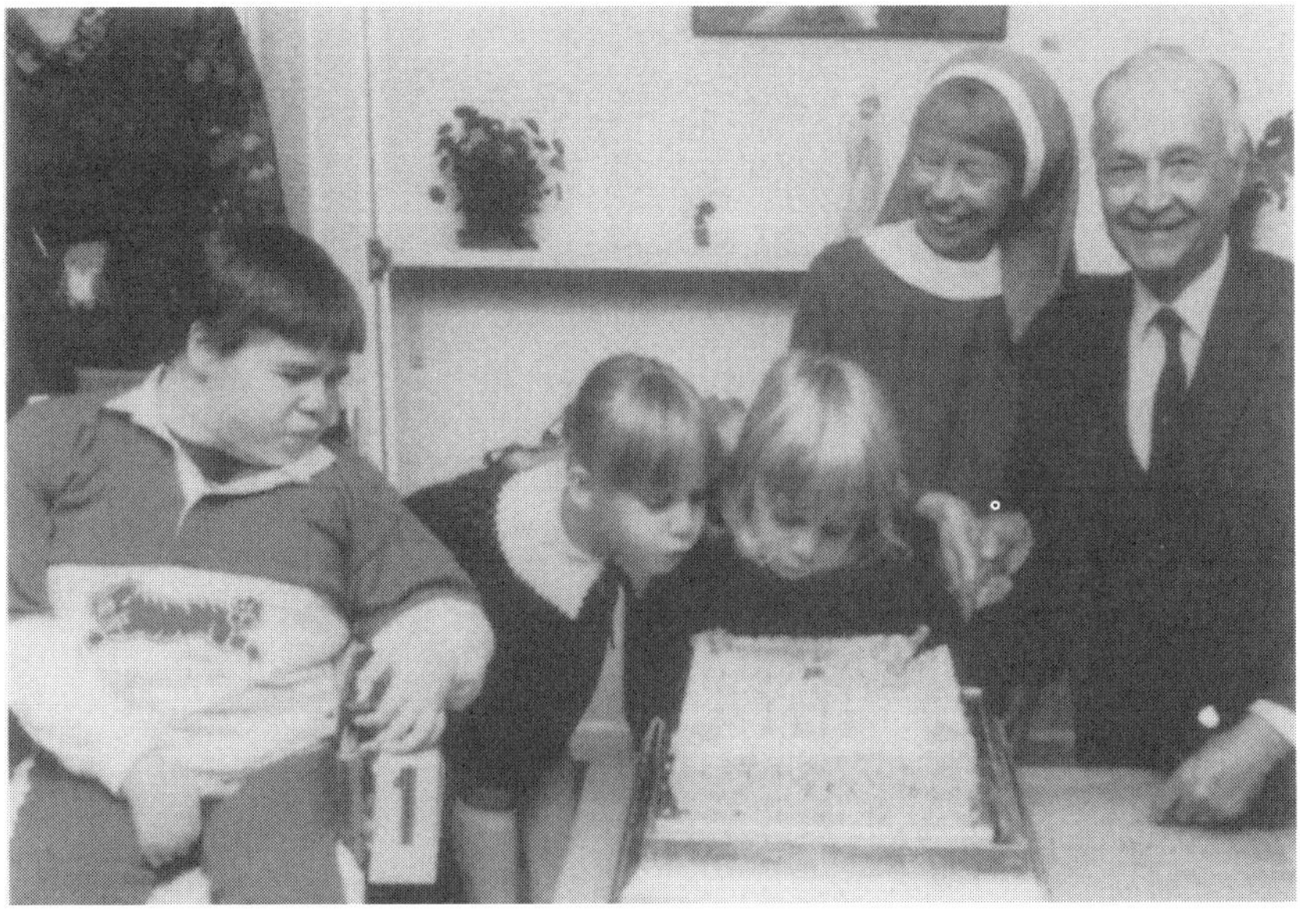

開設後10年経ちましたが、学校の子どもたちはまだヘレンハウスに熱中しています。キャサリンとヘレンハウスの秘書が、グレートハースリー小学校の生徒たちから10歳の誕生祝いを受け取っています。（オックスフォード＆カントリー新聞社）
*(Oxford & County Newspapers)*

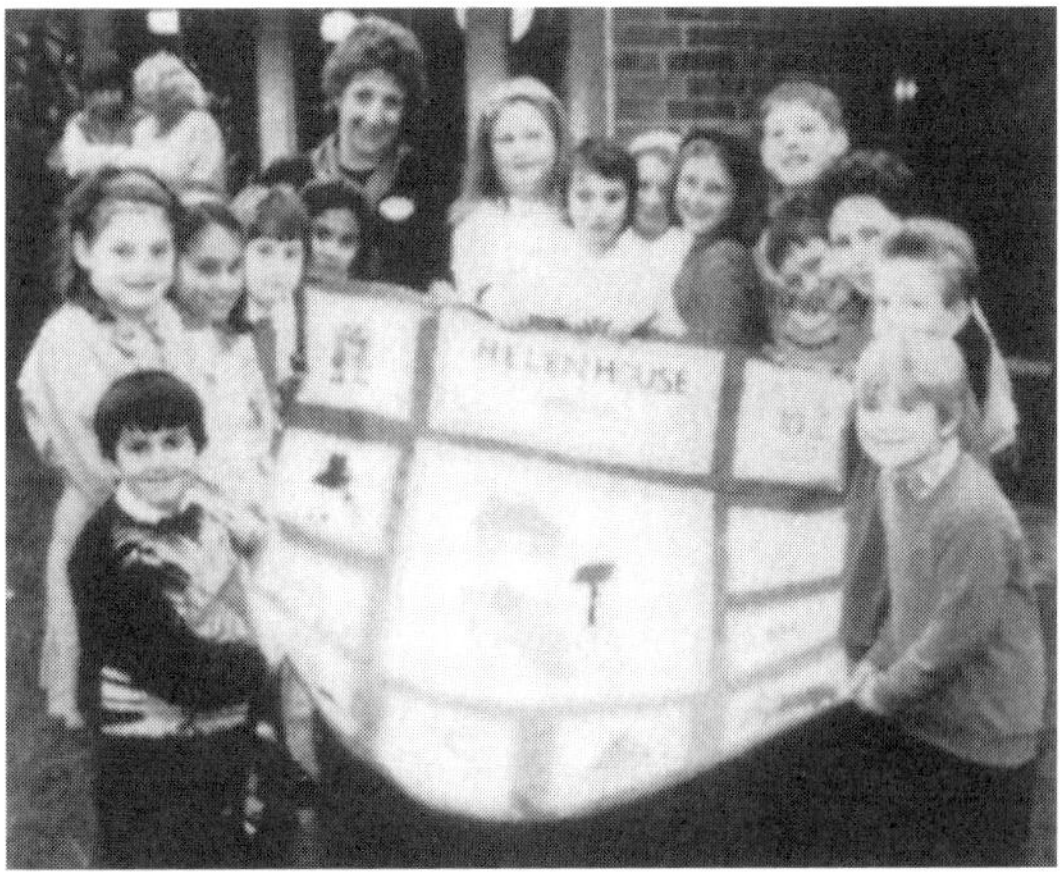


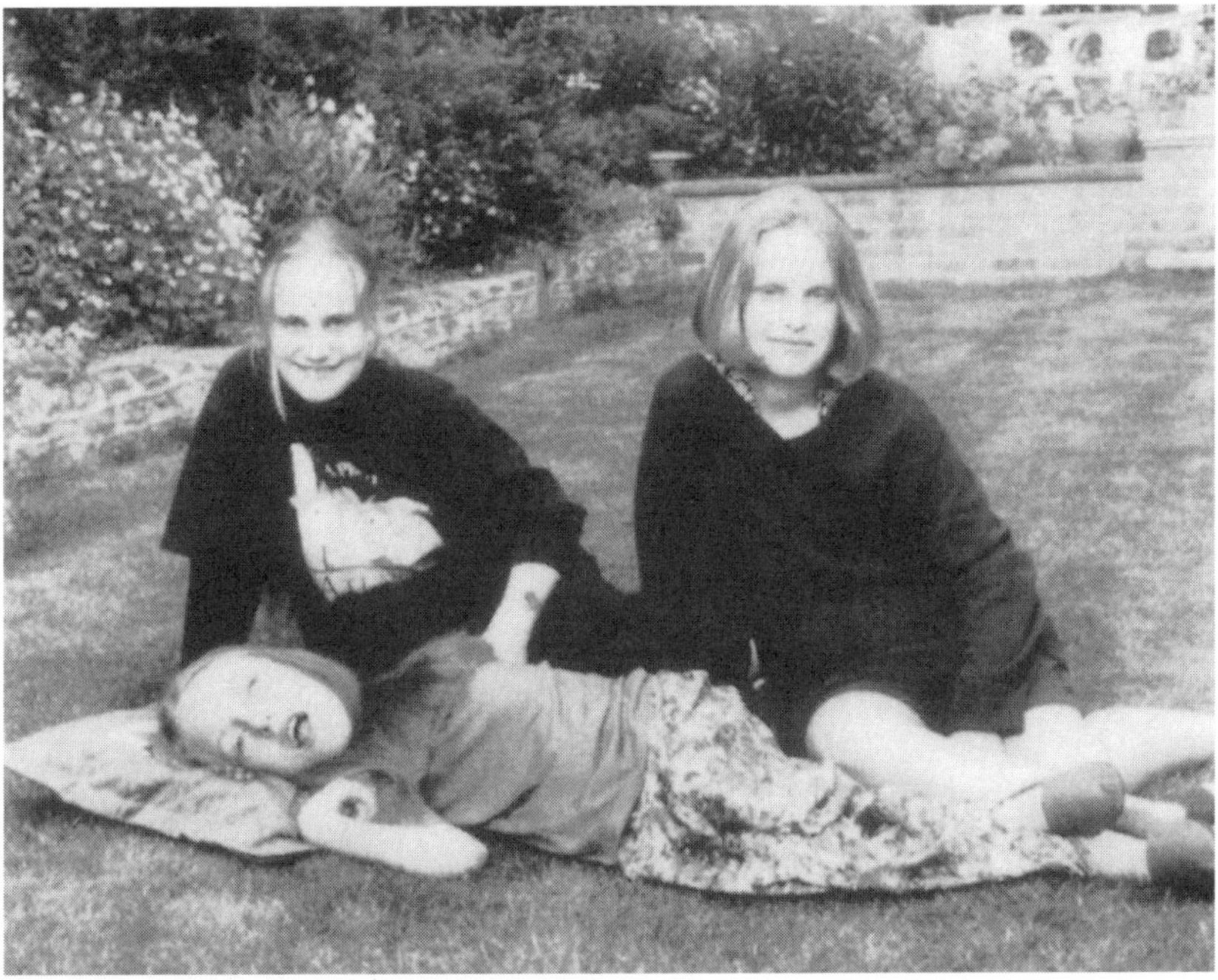

ヘレン、キャサリン（右側）そしてイゾベル（家の庭で3人姉妹、1993年6月）。
（ナイジェル・バークリー）*(Nigel R. Barklie)*

Helen House

When you get to Helen House.

You go to which ever room you go to.

The one I'm in at the moment is Willow.

And then you can go through the door.

And on the Wall is Hellow Susan in fancy Writing.

There is 8 bedrooms all together 2 toylets. and two baths.

But there is jacuzzi

You put water up to the top. and there is two buttons one Which Shooters come into your back. and the other which bubbles on top.

There is a room with hundreds of books all diffrent orthers.

Also lots of Story tapes and song tapes

We have a Video and we can have any Vidiow you want.

You have a tv and a tape recorder Which you can have have. Songs and storys.

When the children are bord you can sow you can draw play games make things.

If you want to you can have breakfast in bed

Also you might have a bit of choclat cake for tea.

There is these beem bags

If you really go there you will you would like it

It is like a hotel

Susan Peterson

After Susan wrote this at school, her school friends asked when *they* could come and stay at Helen House!

## ヘレンハウス

ヘレンハウスに着いたら、どの部屋にも入れます。今、私がいるのは「やなぎ」と名前のついた部屋です。そして、ドアを出ていくのも自由です。さらに、壁には可愛い文字でハロー　スーザンと書いてあります。

ヘレンハウスには８つの居室があり、トイレが２つ、そしてお風呂が２つあります。それに、ジャグジーも。背中にお湯が降り注ぐボタン、そして、上に泡が出るボタンの２つボタンがあります。

また、さまざまな何百という本が揃う部屋もあります。

さらに、たくさんの物語や音楽のテープも。ビデオも揃えています。あなたのほしいものを用意することもできます。好きな歌や物語を見たり聞いたりするためのテレビやレコーダーもあります。

退屈した時には、縫い物をしたり、絵を描いたり、ゲームをしたりすることもできます。ベッドの上で朝食をとることができ、さらに、お茶の時間にチョコレートケーキを食べることだってできます。ビーズクッションもあります。

行きたければ、本当に行っていいのです。ホテルのようなものなのです。

スーザン・パターソン

スーザンがこう書くと、学生たちは自分たちもヘレンハウスに行って泊まることはできるのか？と尋ねました！

（翻訳担当　石上志保）

# 6

# 開設後

1982年11月15日に初めて二人の子ども（2歳の男児、12歳の女児）を受け入れ、その日のラジオ番組で看護師長のピップ・レイチは、ヘレンハウスの役割について、そして二人の子どもを受け入れたことを伝えました。男児は家族と一緒にヘレンハウスの近くに住んでおり、女児はアングルシーから来ていました。当初からずっとこのように男女問わず、近隣の子も遠方の子も受け入れてきました。

人々の熱意によってヘレンハウスは開設にこぎつけました。計画の初期から立ち上げに関わったすべての人が、さまざまな団体や企業に協力を依頼してきました。ヘレンハウスの意義、そして余命の限られた子どもと家族に対して提供できる支援について説明してきました。これからは素晴らしいミッションを実行に移す義務が生じたわけです。

## 開設当初の期待と不安が交錯した時期

ヘレンハウス開設後の数か月間は、まさに適応していく期間でした。スタッフは仕事に慣れていきながら、開設前に掲げた理想とずれないよう気を配りながら、自らの実践を積み上げていく必要がありました。ヘレンハウスは未知の領域に挑戦していると言われてきましたが、〝初めてのことなので……〟という言葉はプライドもあり、口に出せませんでした。おそらくスタッフは、日々の介護のすべてをヘレンハウスの目的や哲学に結び付けなければと苦闘していたでしょう。

〝愛情〟〝友情〟そして〝支援〟という言葉は、すべてを包括した言葉ですが、それらは日々の生活の中で繰り返されているありふれた介護にあるのです。しかし、何人かのスタッフは答えを見いだせないようでした。つまり、子どもや家族のために彼らが地道に行っている看護が、目標達成に必要であるという確信を持ちたかったのです。もちろんみんな、目標の実現をめざしていました。抽象的な理念は、毎日の細かな実践の積み重ねの中で意味づけられ、守られ、培われていくものだということが、今は忘れられがちです。

リチャードは、開設当時のヘレンハウスの雰囲気を、新規開店した店が、お客様第一号を待っているかのようだったと回想しています。明らかに張りつめた緊張感が漂っていました。スタッフは、店員がよく使う"Can I help you?"（何にいたしましょう？）という常套句を言ってみたかったのです。ヘレンハウスを利用しようか迷っている人に声をかけ、私たちはこんな支援をしていますと説明したかったのです。"Can I help you?"という短い言葉のもつ本来の意味こそ、ヘレンハウスの存在意義そのものです。スタッフ全員が〝あなた〟の力になれると実践したかったのです。

しかし、予想どおり、開設直後から家族が押しかけてくることはなく、多忙を極めるようになるには時間が必要でした。すべてが初めての試みでした。支援対象となる家族の数は予想より多かったのですが、幸いにもニーズは限られていたのです。言い換えると、ヘレンハウスの対象となる子どもと家族のすべてが利用するとは限らないのです。家族は治療のために子どもを救急病院には連れていきますが、ヘレンハウスに連れてくるわけではありません。

利用者が来るのをひたすら待ち続ける日々は、忍耐と内に秘めた自信が必要でした。しかし、早く自分の技量を試したいと思っていたスタッフにはつらい時期でした。もともと自信のない人や多忙な病院からヘレンハウスに来たスタッフにとっては、そのような気持ちは理解できなかったかもしれません。当初は仕事がなかったので、支援を求めてくる家族を待ち望んでいる雰囲気がありました。このことに対して、罪の意識を口にするスタッフもいました。

ヘレンハウスが対象とするのは、生命に関わる病気をもち、治癒への積極的な治療は残念ながら適切でない子どもたちです。ホスピス利用に関する説明には死が近い子どもと書かれています（ドラマチックな表現であると同時に、そう表現することは戸惑いがありました）。当時あるスタッフは、ヘレンハウスで子どもが死を迎える日が来るまでは、ホスピスとして社会から認知されないのではと心配していました。またホスピスで働くことそのものに不安を抱くスタッフもいましたが、その多くは医療的な経歴をもたない人でした。彼らは子どもの死に向き合い、うまく対処できるか不安で、ホスピスでの崇高な仕事に自分がふさわしいかと自問していました。

## 看護師長イーディス

すべてが未経験という不安の中で、待つだけの日々が続いた開設当初、直前に着任した看護師長のイーディス・アンサムは不安や苛立ちにひたすら耐えていました。彼女はたくさんの子どもと家族が訪れるようになるのも時間の問題だと思っていました。この未知の領域でスタッフは少しずつ方向性を探り、それぞれの役割に慣れ、ゆったりとした環境の中で経験や想いを共有し始めていました。基礎を固めるには暇でゆとりがある数か月はむしろ好都合でした。イーディスの静かな自信は、スタッフの士気を維持する上で役立ちました。

イーディスをヘレンハウスの看護師長に抜擢したのはベネディクタでした。チャーチル病院で人生最後の数週間を、彼女はイーディスの看護を受けたのです。イーディスはランカシャーで育ち、とても幸せな子ども時代を送っていました。イーディスが4歳の時に生まれた妹は、重い乳児湿疹を患っていました。妹の包帯を替えるために訪問看護師が日常的に訪問していました。彼女の妹は喘息も患っており、細やかなケアが必要でした。4歳の時にイーディスはすでに将来は子どもの世話をする仕事、しかし、看護師以外の仕事を希望していました。

イーディスを看護職へと導いたのは彼女の父親ですが、地方紙に載っていたオルダーヘイ子ども病院の看護師募集広告を彼女に見せたのがきっかけでした。イーディスはそれに応募し、看護見習生として採用されました。彼女は仕事に熱中し、そのことに彼女自身が誰よりも驚いたそうです。彼女の叔母は厳しい看護の世界で彼女がやっていけるはずはないと「1年頑張れたら10シリングあげるわ」とからかいました。彼女はどんな些細な仕事も率先してこなしました。オルダーヘイ子ども病院で3年間学び、その後1955年に聖ヘレン総合病院に移動しました。そこで総合的な訓練を受けた後、オルダーヘイ子ども病院に戻り、1956年には正看護師に、そして1957年には小児正看護師になりました。

ロンドンにあるクイーン・シャーロット病院の助産師コースで学んでいたイーディスは、母親の病気介護のためにランカシャーに呼び戻されました。子ども時代を通じ、常に母親は体調不良でした。母親は重いリウマチを患い、心臓も弱く、子どもである彼女や妹が、母親の手を必要としたのと同じ程度に、介護を必要としていました。幼いながらも彼女は、どうすれば母親の苛立ちや不快感が和らぐのか本能的に知っており、また、ケアする楽しみも見いだしていました。何年も経ってから母親の病状が悪化した際に、母親がイーディスを必要としたのも、また彼女が看護したいと望んだのも当然でした。

それからの4~5年間、イーディスは母親の介護に専念しました。病気や障害のある身内を毎日介護する難しさを彼女は経験しました。ロンドンから戻った後、彼女は6か月間、母親を介護しました。イーディスは母親の看護に取り組み、1962年のある日、彼女の目の前で母親が大きな発作を起こしてからは、よりいっそう介護に力を注ぎました。イーディスの自宅は実家から15マイルも離れており、また生後8か月の赤ちゃんがいたにも関わらず、彼女は母親の看護に全力を注ぎました。そのおかげで母親は在宅生活を送り、手厚いリハビリテーションも受けることができました。

イーディスは仕事を終えるとバスで実家に行き、母親を介護しました。入院している身内を見舞う際、多くの人が直面する問題があります。イーディス自身も、母親の病状が悪化したつらい数年間にそのような経験をしており、彼女の看護力は育ったのです。ヘレンハウスを利用する家族はさまざまな課題を抱えています。たとえば、病気の家族と健康な家族のためにどのように時間と労力を配分するかを常に考えています。さらに介護による身体的疲労はもとより、心の中に深い悲しみを抱えているのです。自身の経験から、イーディスはヘレンハウスの家族の様子が手に取るようにわかりました。

１９６３年に母親が亡くなると、イーディスはボランティア活動に精力を注ぎ始めました。次男が3歳になると地元の病院小児科で夜勤看護師として働き始めました。その後の数年間は、非常勤看護師として働くのが彼女の生活スタイルでした。それが可能だったのは、友人の巡回保健師と助け合って、お互いの子どもの世話ができたからでした。最終的に彼女は学校看護師の仕事を選んで、週二日勤務しました。その頃の学校看護師の役目は、問題を未然に防ぐことを目的とした健康教育ではなく、問題が生じた際の表面的な対処がほとんどでした。子どもも一人ひとりを見るのではなく、問題が起きた際の対応が中心だったのです。学校巡回ではほんの短い時間しか子どもたちに会えないため、イーディスは一人ひとりの子どもの全人的なケアをしたいと思っていました。

１９７０年、夫のジョンは勤めていた会社からオックスフォードへの転勤を言い渡されました。イーディスにとって南部は未知の地域で、そこに転居すると知った時は不安になりました。彼女がこの地を訪れたのは、結婚する以前にロンドンで助産師初期課程を終了した時でした。この教育課程を好きになれず、そして南部地域に好印象をもてず、冷たい雰囲気をいっそう強く感じるようになりました。彼女は重い気持ちを引きずりながら、その後ずっと住むことになる地へと引っ越しました。

オックスフォードに引っ越し、イーディスはチャーチル病院で週2日程度の夜勤看護師に申し込みました。しかし、面接でこの地域では小児看護に携わるチャンスはないと知り、失望と同時に怒りすら覚えました。オックスフォードでは多くの小児専門看護師が養成されていたからです。考えた末、彼女はナースバンクに登録し、基本的には週一回、夜間看護の仕事をすることにしました。その後11年間にわたり、週2日、婦人科病棟で勤務を続けました。その間、何度も日中の仕事を紹介されましたが、子どもを家に残したくなかったので断わりました。夜間のシスター職に応募したらと勧められた際も断りました。

彼女がやりたかったのは看護の仕事であり、バインダー（看護記録用紙等を挟むもの）を片手に巡回する仕事ではなかったからです。イーディスは昔も今も実践者なのです。自分がしていることをじっくり考えるのが別に嫌なわけでなく、むしろ実践と理論は相互に補完し合っていることをよく理解していました。ヘレンハウスの看護師長として彼女がとった介護の姿勢は、寄り添うスタイルでした。彼女はそれまで、上に立つ者は、賢明で実践経験が豊富である必要はなく、いつでも交代可能な、取るに足らないくらいの職務と考えていました。

夜勤看護師としてイーディスが11年間勤務したチャーチル病院の婦人科は、極めて多忙で、緊急の受け入れや手術を必要とする患者との闘いの日々でした。子宮がんの治療のため入院してきたベネディクタとイーディスが出会ったのはこの病院でした。イーディスはそこでベネディクタと2度ほどゆっくり話をする機会があり、これが彼女の人生を大きく変えるきっかけになりました。ベネディクタはイーディスがオルダー・ヘイ子ども病院のバッチを付けているのに気がつきました。それがきっかけでヘレンハウスについて話したのです。

ベネディクタがイーディスにヘレンハウスの看護師長に応募するよう勧めた時、イーディスはオックスフォードの看護師の半数以上が応募するだろうし、いずれにしても年を取りすぎていると断りました。しかし、ベネディクタは「何を言ってるの！」と一喝し、フランシスに面会を求める手紙を書くよう説得しました。イーディスが行動を起こしたのは1982年3月のことでした。

初めての面接時イーディスは、そろそろ常勤として働ける時期に来ていることやヘレンハウスで働けるとしても、夫が定年を迎えるまでの5～7年間であると話しました。彼女がやりたかったのは看護の実践であり、看護師長職には興味はありませんでした。おそらくイーディスは経験から、看護師長の仕事は看護業務そのものより管理することにあると思っていました。

フランシスは、イーディスに看護師長が決まったら連絡すると伝えました。イーディスはナーシングタイム紙に看護師長の募集広告が予定どおり掲載されたのを見て、新しく就任する看護師長の面接が決まるのを心待ちにしていました。ところがフランシスから再び電話があり、看護師長のポストへの応募書類を送るからと告げられたのです。イーディスが書類を提出すると、フランシス、ヘザー・デ・フレイタスそしてロジャー・バーンとの面接を受けに来てほしいと連絡がありました。この頃には看護師長の仕事も悪くはないと考えていましたが、本当に就けるとは思っていませんでした。そのような思いがあったので、面接では質問に対し、率直で打算のない、自己防衛的な様子が微塵も感じられない回答ができたのでしょう。

開設のわずか2か月前にイーディスは看護師長に就任しました。これは時期を得ていました。なぜなら初秋の頃、彼女と共に副看護師長としてピップ・レイッチが就任したのですが、この頃は、ヘレンハウスは準備の最終段階にあり、看護師としての彼女たちの意見が必要だったからです。

## こどもホスピスのスタッフに必要な資質

オープン前からイーディスが着任したおかげで、フランシスは余裕をもってスタッフ面接を行うことができ、採用もスムーズに進みました。彼女は必要があれば何度でも面接をしました。時間をかけて話すことでお互いをよく理解することができました。チームメンバーとして、一緒に気持ちよく働ける人やプロとして、人としても優れた能力をバランスよく発揮できる人を見分けることができたのです。ヘレンハウスで働く人材を探すのに宣伝する必要はありませんでした。ヘレンハウスの構想が初めて新聞やラジオで紹介されると、就職を希望する手紙や電話がフランシスの元に届くようになり、テレビで放映されてからは、手紙がひっきりなしに届きました。フランシスは手紙や問い合わせをすべて整理保存していましたが、その中から最初のスタッフ15名が選ばれたのです。

世間の見方とは違い、ヘレンハウスは修道女や訓練された看護師だけを雇ったわけではなく、また常勤医師もいません。ヘレンハウスについて誤った情報を掲載していた新聞社がありました。情報を誇張し、都合よく書いていました。読者にとって、よりセンセーショナルな、感傷をそそるような話題に仕立てたかったのでしょう。もしヘレンハウスを訪れることがあっても、妃殿下に会えると期待しないでください。ケント公爵夫人は後援者ですが、ヘレンハウスの日常業務には関わってはいません。

ヘレンハウスは多様な技能や才能をもつ人でチームを構成しています。パンフレットには冒頭に「ヘレンで働く人ってどんな人?」とあり、それに続いて、「ヘレンハウスは、子どもへの愛情と関心をもっている人々によって運営されています」と書かれています。開設5年後に施設案内を改訂するにあたり、チーム力の素晴らしさを知ってもらいたいと、上記に示した一文を最初に載せました。多様な技能と個性をもったスタッフが提供しているものすべてを知ってもらいたかったのです。

フランシスがスタッフに求めるのは「人間性」であり、人間性や共感性は専門性を超えるものです。もちろん専門的技能を軽視するつもりはありません。スタッフを採用する際、専門性と同じぐらい、人間としての質に心動かされるのです。訓練された看護師以外でも専門性を有する人として、現副施設長は経験豊かな教師であり、チームには理学療法士やソーシャルワーカー、保育士もいます。

ここで強調したいのは、看護師でさえも、専門性だけで勤務するわけではありません。高度で卓越した看護の専門性はもちろん必要ですが、子どもたちそして家族も人のあたたかみを必要としています。ヘレンハウスの原点は、医療ではなく人間的なところにあり、ホスピスを支えているのは人間性です。

ヘレンハウスのスタッフは制服を着用しません。家で介護をしている親や友だち、そして、病気の子どもを取り巻く人々の替わりを一時的に担っているにすぎないからです。スタッフは仕事が楽しいのは、家族や子どもも含め、ケアチームのメンバーであると実感できるからだと言います。制服がないということは、バッチや資格を隠れ蓑にはできませんし、スタッフはそのことをよく理解しています。取得した資格の上にあぐらをかいてはいられないのです。

彼らの仕事や支援の技量は、実践を通して向上していきます。彼らが働き続けられるかどうかは、どのように子どもや家族に向き合い、支援するかにかかっています。オックスフォードユナイテッドのマネージャーは〝日々、全試合が闘いである〟と述べていますが、私たちスタッフもサッカー選手以上に過去の成功の上に安穏としてはいられません。

## ヘレンハウスの日常とスタッフの働き方

開設当初から日常業務の役割をスタッフみんなで分担してきました。このやり方は、家庭的な雰囲気をもたらしてくれます。スタッフは全員チームごとにシフト制で働いています。調理や清掃、食器の片づけ、窓の清掃もします。子どもと遊び、ジャグジーに浸り、散歩や外出に連れ出し、家族と話をします。これらすべてを全員が行います。スタッフはいつでも大切な支援ができるよう備えている必要があります。看護師長といえども他のメンバーと同じです。イーディスは決して机に縛られているタイプではなく、掃除機をかけているのをよく見かけます。役割分担の方式は、職位に関係なく（ここで職位という表現を用いることすら不適切に思える）、スタッフ全員に適用されています。ヘレンハウスの組織は、民主的であり、階層的ではありません。

「ジョンズさん、起きてください。睡眠薬を飲む時間ですよ」という入院生活に関するジョークを知っている方も多いでしょう。病院のような大きな組織では、限られたスタッフで大勢の患者に対応しなければなりません。そのような中でスムーズな運営を図るには、おそらく規則や厳密な時間割が必要となります。時には個々の患者の快適さよりもシステムを円滑に動かすことの方が優先されることもあり、ヘレンが6か月間入院していた時に何度もつらい経験をしました。

ヘレンハウスは病院ではありませんから、当初からルールを作らないことがルールでした。もちろん、基本的な安全に関するルールはありましたが、生活の中で責任ある態度をとりましょうといったレベルのどこにでもあるルールにすぎません。小規模であれば柔軟な対応を取りやすいのは当然ですが、小規模であればできるわけではなく、要はそうしようとする姿勢なのです。

ヘレンハウスのルールの中には、子どもや家族が知っている必要すらないものもあります。シフトごとに看護師を最低一人置くことになっています。看護師は、薬剤管理棚の鍵を持ち、薬の服用を管理しています。その他のルールも、常識的なものがほとんどで、上からの命令によってしたがうものはありません。ボランティアスタッフは電話に出ないこともルールの一つです。これはもっともなことで、ボランティアの勤務時間は短く、細かいことはわからないので、電話による問い合わせに応じることができないからです。チームのスタッフが散歩や買い物に出かける際は、シフトの責任者に報告するというルールもあります。それはシフトのスタッフ全員が知っておく必要があるからです。他にも安全面での人的配慮に関するルールもあります。

わかりきっていることをあえて明文化する必要はありません。例を一つあげると、食事は社交の要であるので、スタッフも子どもたちと一緒に食事をするといったことです。他にも基本的なことですが、子どもからの質問には直接、嘘偽りなく、簡潔に答えるといったことがあげられます。ヘレンハウス独自のルールは何かと聞かれたら、おそらくそれは病気の子どもたちと家族、そしてケアに携わるすべての人が〝より良い状態をめざすこと〟と答えるでしょう。

チーム全員で分担している日常業務に加え、時々ですが特別な仕事があります。食品の買い出しや洗濯、ボランティア希望者との面接、あるいはボランティア当番表の更新や管理などです。子どもたち用のテープやビデオの整理と分類、管理も仕事です。これらの仕事は、チームごとにメンバーの好みや得意分野を踏まえて分担しています。もちろん希望があれば仕事の担当は変更も可能です。

ヘレンハウスの1日は、午前7時半から午後3時、午後1時半から午後9時半、午後9時から午前8時の3交代制になっています。午前7時半と午後1時半、午後9時に申し送りを行っています。その際、シフトの責任者は、次のシフトのスタッフへ、子どもたちに関する必要事項をすべて伝えます。口頭での伝達事項に加え、子どもたちがたくさん食べたか、よく眠れたか、てんかん発作がなかったか、元気があったか、どんな遊びをしたかなど、引き継ぐ担当者のために子どもの様子を記録しておきます。シフトの責任者は、正看護師です。シフトに看護師が二人いる場合は、最近シフトに入ったばかりの者が責任者になっています。これで決まらなかった際は、二人で相談して決めます。

日中業務は通常6、7人のチームで行います。夜間は、二人のスタッフで担当しますが、必要があれば二人がもう一人を指名します。民主制を重んじているので、スタッフにはかなりの自由が与えられています。もし勤務者を増やす必要がある場合は、電話で依頼できます。たとえば、通常以上に介護を要する子どもや特定のスタッフを必要とする体調不良な子どもがいる時、あるいは困難な状況が急に起きた時など、事前に人員を手配することも可能です。夜勤スタッフのほとんどは夜間のみの勤務で、日勤スタッフとは異なります。彼らはスタッフとして長期間勤務しているので、親も子どもたちも彼らのことはよく知っています。

勤務者を増やす場合は、スタッフのリストから選ぶか、日勤スタッフに依頼します。日勤スタッフでも、夜勤が日勤の仕事に支障がなければ喜んで受けてくれます。夜勤スタッフは定期的にキッチン、浴室、そして洗濯場の床の清掃を行い、タオル類の棚の整理も行います。子どもたちがいる多忙な日中には、これらの作業はできないことが多いからです。

当初スタッフを選ぶ際、イーディスは柔軟に対応し、勤務時間についても個々のチームメンバーの状況に応じることができました。たとえば、開設当初は家庭の事情でシフトではなく、午前9時から午後2時までの勤務を希望した女性がいましたが、採用していました。しかし、滞在する家族と子どもが増えてくると、柔軟性を維持しつつも、ある程度その幅が狭まるのは避けられず、今ではチームはすべてシフト制での勤務になっています。

ヘレンハウスのチームで働いているのは大半が女性ですが、なぜでしょうか。社会には、介護や養育は女性の仕事であるという見方があり、それも関連しているのでしょう。当初ヘレンハウスの勤務体制が柔軟であったのは、女性がパートタイムの仕事と子育てを両立するのに都合がよかったからです。それがスタッフメンバーに男女の不均衡をもたらした理由の一つだと思います。

キャリア構造がないこと、明確な昇進展望がないことは何よりも、素晴らしいことです。つまりここで働くには、昇進への野心は必要ないけれど、〝人間性〟においては向上心が必要なのです。また決して高収入を得られないことも受け入れなければなりません。多少情勢は改善しつつありますが、社会はまだ一般的に収入の高い男性ほど尊敬される状況にあります。

男性と女性に対する態度の差は、新聞にざっと目を通すだけでも明らかです。新聞では、女性はある人にとっての役割や立場で説明されがちですが（44歳で3人の子どもの母）、男性は経済力で評価されます（人気の郊外にある25万ポンドのビクトリア調邸宅で話す○○氏）。そんな風潮の中で、男性が金銭的報酬に恵まれない仕事に就くのは難しいことです（なぜなら伝統的にそのような仕事は女性の仕事とされてきたからです）。

スタッフは、自らを〝チームメンバー〟と呼び、「チームで働いている」という言い方をします。「もうチームの新しいメンバーには会った？」「プレイルームのカーペットを交換した方がいいとチームは思っているのですがね」と言うように。正直言って、リチャードと私は〝チーム〟という表現に当初は違和感をもっていました。それはおそらく、スポーツを連想させたからですが、今ではむしろ心あたたまる響きとなっています。チームという言葉は、最近はビジネスや仕事場で頻繁に使われていますが、目的に向かってみんなが一つになって頑張っているというイメージを人々に連想させ、彼らが共通の目的や各自が成し遂げるべきものをもっていると思わせてくれるからです。

ヘレンハウスでは、スタッフを表す言葉としてチームを用いることが受け入れられ、好んで使われています。実際、スタッフの働き方はまさにチームであり、ちょうど最強のスポーツチームのように全員が同じ目標をもち、全員が同じようにチームの勝利に貢献しているからです。大切なことは、彼ら全員が平等で価値ある存在として認められ、そう扱われていることなのです。

ヘレンハウスでチームと言う言葉を使うのはまさに妥当と言えるでしょう。この言葉を使うことで協力する重要性がわかり、チームの全員がヘレンハウスの理念に賛同しているからです。彼らの個性を脱ぎ捨てろと言う意味ではなく、むしろ、その個性を共通の目的達成のために向けるのです。新しいスタッフを採用する場合、実際にチームの一員として仕事をするまでは本採用にはなりません。つまり約6か月の見習い期間を経て、チームとして働けるようになるまでは、仮契約なのです。

チーム精神は、社会的な活動（たとえば、11月のヘレンハウスの創立記念パーティーや毎年開催する旅行など）の機会だけでなく、頻繁に定期的に開催されるミーティングを通じて確固としたものになります。看護師長もしくは副施設長の主宰で、週に1回スタッフミーティングを行っています。しかし、ホスピスが非常に忙しい時や入院中の子どもたちの状況によっては、話し合いが中止になることもあります。

ミーティングでは、ヘレンハウスの運営に関することなら何でも議題にあげることができます。イーディスは、時間厳守の重要性について議題にしました。チームのメンバーは、掃除に関する話題を取り上げることが多いようですが、全員で分担することを確認する必要があるからです。時々、些細なことから理念へと活発な議論に発展することもあります。大事なのは、毎週開かれるスタッフミーティングがチーム力の強化に向けた民主的な議論の場になっていることです。最近のミーティングでは、チームの一人が稀少疾患（ヘレンハウスに滞在する子どもの疾患の多くは稀少疾患です）について発表しています。

初めの頃、ミーティングで取り上げられたテーマは、ここでのスタッフの仕事についてであり、充実感あふれ、やりがいがある一方で、看取りのストレスに耐えられるかという不安でした。余命が限られている子どもたちの介護に携わっていると、つらい思いをしている子どもたちを目の当たりにし、家族と痛みを共有することはやはりストレスになります。このようなストレスを早い段階で共有し、お互いの想いについて語り合う機会を定期的に持つようになりました。

そこで週1回、日勤スタッフが、シフトに関係なく全員が参加できるミーティングを企画しました。ミーティングでは、家族とスタッフがどうしたら良い関係を築くことができるか話し合われています。チームの中には多くを語ろうとしない人もいます。このミーティングはヘレンハウスに関係のない個人的なこと以外は、自由に想いを語る良い機会になっています。自ら話をしなくても、同僚が何を見てどう感じているか知ることで、助けになるようです。

そのミーティングは最初の頃は、パークホスピタルの児童精神科医であるジリアン・フォレストを中心に行われていました。ブラッドウェル・グローブを訪れた際に私たちは彼女に会い、その出会いから貴重な時間をさいて参加するようになったのです。彼女の後は、子どもと家族の相談員をしているヘレン・ウーリーが担当してい

クリエイツかもがわ

# 愛読者カード

ご購読ありがとうございました。今後の出版企画の参考にさせていただきますので、お手数ですが、ご記入のうえ、ご投函くださいますようお願い申しあげます。

| 本のタイトル | 本の入手先 |
|---|---|
| | |

この本を、なにによってお知りになりましたか。

①新聞・雑誌広告（掲載紙誌　　　　　）④人にすすめられて
②書店で見て　⑤出版目録を見て
③書評・紹介記事を見て（掲載紙誌　　　　　）⑥その他（　　　　）

この本をお読みになってのご感想をお書きください。

●追加書籍注文書

| | | | |
|---|---|---|---|
| 書名 | | 冊数 | |
| 書名 | | 冊数 | |
| 書名 | | 冊数 | |
| 書名 | | 冊数 | |
| 書名 | | 冊数 | |

●出版案内・HPをごらんの上、ハガキ表の**氏名、住所、電話番号を明記**して、ご注文ください。代金は、合計定価に発送料（1回240円、合計10,000円以上は小社負担）を加え本の到着後、お近くの郵便局からお支払いいただくことになります。
http://www.creates-k.co.jp/　詳しい新刊案内。メールでもご注文いただけます。

郵便はがき

601-8790

料金受取人払郵便

京都中央局
承認
7124

差出有効期間
2020年 1月
31日まで

（切手を貼らずにお出しください。）

307

（受取人）
京都市南区吉祥院石原
上川原町21
㈱クリエイツかもがわ
行

おところ　〒□□□-□□□□

☎ ＿＿＿＿＿＿ FAX ＿＿＿＿＿＿
E-mail ＿＿＿＿＿＿＿＿＿＿

| おなまえ（フリガナ） | おとし | 男・女 |
|---|---|---|
| | | |

おしごと（勤務先）

●ご記入いただいた個人情報は、小社と関連会社が書籍情報・関連イベントの案内を送付するために使用し、責任を持って管理します。

ます。彼女はミーティングとは別に週1回スタッフの個別相談も受けています。

## スタッフの想いとたゆまぬ努力

イギリス中央環境審議会が定める看護研修に関するガイドラインでは、看護師は3年に一度、5日間の研修を受けることになっています。これは資格取得後の教育研修の一つです。資格の有無にかかわらずスタッフには、研修を受けるように奨励しています。看護の基本的技能の向上や滞在する子どもたちの疾病の特徴、経過、そして治療に関する知識を深めることができ、この研修は役立っています。

これに加え、年に一度専門家を招いて1週間の研修会を実施しています。また業務に関連したさまざまな視点でワークショップも行っており、スタッフがより深く学べる機会となっています。この研修は通常、創立記念日前後の11月に開催しています。この期間は、緊急対応を除いてレスパイトサービスは休止し、大掃除や装飾替えも含めた維持管理業務を行います。スタッフは仕事から離れ、自己を見直し、検証する機会になっています。

この1週間はスタッフからとても好評を得ています。なぜなら日々の業務に関するさまざまな懸案事項について広い視野で考えることができるだけでなく、意見を交換し、時間を忘れ議論することでリフレッシュできるからです。さらにヘレンハウスの理念を見直す機会にもなります。あるスタッフは「私たち全員、定期的に理念を思い出す必要があるように思います」と語っています。この週は夜、交流会も開催しています。ヘレンハウスの創立5周年には、全スタッフを私たちの家に招待し素敵なパーティーを開くことができました。

ヘレンハウスの仕事をどのように見ているのか、仕事で楽しいところは何か、何がストレスになるのかとスタッフに聞くと、よく耳にする答えがあります。仕事についての捉え方はそれぞれ違っていますが、仕事に対する熱い思いや考え方のような基本的なものは驚くほど変わりません。スタッフは子どもや家族とは友人のように接すると言います。また、子どもや家族が抱える怖れや、病気の子をもつ家族の大半が襲われる孤立感を軽減したいとも答えます。実際のケアや痛みの緩和のあり方についても議論します。さまざまな機会にチームメンバーは家族が抱える身体的かつ精神的負担をいかに分かち合うか議論しています。

精神的負担を分かち合うということは、その感情に自らを曝すということです。昨今、〝シェア〟と言う言葉は意味を履き違えて使われています。本来の意味のシェアに含まれる共感や自己奉仕といったものが軽視されているのです。スタッフは家族の精神的なつらさに共感していくわけですが、彼ら自身もそのつらさや痛みに向き合わなければならず、深刻な影響を受けます。スタッフが真の援助あるいは精神的安定を家族に提供しようとするなら、確かに彼ら自身も痛みを感じることは避けられないし、またそれは必然なのです。「何も影響されず痛みに鈍感になる日が来たら、ここを去るべきだ」と言ったメンバーもいました。

ヘレンハウスで働く喜びは、チームのメンバーや子どもと家族と共に家庭的雰囲気の中で働けることだとスタッフは言います。チームの同僚からもサポートしてもらえるのも良いところです。スタッフ同士はもちろんサポートはするけれど、逆にサポートされることも多く、互いに職場環境を越えて助け合う関係にあるようです。ヘレンハウスに漂う助け合いや癒しは、職場の福利厚生のようだと表現する人もいます。

ゆったりとした1日の流れがあることや、子どもたちを抱きしめ、家族と話し、冗談を言い合うなど、そういう何気ないことに費やせる時間をもつことができるのは、小規模だからで、もしもっと大きかったら、スタッフはリラックスできず、時間に押されて一人ひとりのニーズに応じられなかったでしょう。

おわかりのとおり、スタッフは仕事に意義を感じているからこそ、満足感を得ているのだと思います。彼らの満足感は、最も弱い人々の力になっているところからきています。さらに言えば、ヘレンハウスの存在意義そのものである〝人の存在価値を肯定する仕事〟に携わっていることで勇気や生きる力をもらっているのです。ヘレンハウスに漂っている生への肯定感は、重病の子どもを治すことはできなくても、支援できることはたくさんあるという信念によってもたらされているのです。家族がつらい時は、一緒にいて苦しみを共感することで、その心の痛みを和らげることができます。人のあたたかさや愛、共感といったものは、人を元気にする力があります。その力はプラスに働き、そのような支えがあることで、家族は子どもを失った後でさえも前に進むことができるのです。

興味深いことに、スタッフが仕事のストレスについて語る時、身近に死があることがストレスになるという話が出ることはほとんどありません。話題として多いのは、チーム内の個人的な人間関係に関することなど、ありふれた内容です。同僚とのちょっとした考え方の相違や不和は、子どもの看取りの後にストレスとなって現れるのです。「そのような時は全員が集まり、お互いを身近に感じることで大きなトラブルにはならない」と言うメンバーもいます。

しかしながら、子どもの症状や痛みを上手にコントロールできないと、大きなストレスを感じるようです。子どもが苦しんでいる姿を見るのは本当につらく、ストレスになります。子どもの病状が月あるいは年単位で刻々と悪化していくのを見るのは耐えがたいことです。歩き、走りまわり、声をあげて笑い、遊んでいた子が、深刻な病が原因で徐々に手の施しようのない状態に陥るのを見ているのは本当につらいものです。最もつらいのは、ヘレンハウスに家族と滞在する度に、病状が悪化している様子を目にすることです。あるメンバーは「滞在する度に、徐々に命が弱まっていく子どもとその家族の姿は、本当につらくて見ていられません」と言っています。

## 民主的なホスピスの運営理念

ヘレンハウスで働くことの満足度の高さは民主的な環境、すなわちルールのためのルールによって動く階級組織がまったくないことが理由だと思います。この民主的な環境は、スタッフの自尊心を高めています。ここでは、一人ひとりの意見が同じように尊重されていることを実感できるのです。最適な判断の多くは、直感(本能)によって下され、最高の行動は感動によって引き起こされます。第六感は、単純に測ることができないので、第六感によってもたらされた行動に疑いをもつことはできません。「私の身体は、それは正しいことだと言っている気がする」といったように、混沌とした状況ではすべて、このような第六感からくる判断が効果的で適切な行動の基盤になりうるのです。

ヘレンハウスには昇進への階段は用意されていません。しかしながら、構造化された昇進システムがなくても人材募集には問題はなく、逆に副次効果をもたらします。民主的な職場環境では、高い専門性があっても自動的に昇進が保証されていませんが、そこにいる人々は快適な雰囲気に浸ることができます。

地位、資格そして専門が何であるかによって非常に高く評価される社会では、おそらく正しく評価を受けない人が、ここでは限りなく価値があると気づかされます。昇進制度がないからこそ昇進のためではなく、自分の信念で行動することができるのです。自分自身に、また自分の判断あるいは価値観に自信をもつことができれば人間性はさらに高まり、より良い成果をあげることができます。

ヘレンハウスは、組織そのものがスタッフに自立を求めているため、たとえ確かな直感をもてるようになるのに時間がかかっても、各自の直感に対しても同程度の高い信頼性が要求されます。いつ・どんな役割が求められるのか、それを想定しておくこともスタッフにとっては負担になります。何が起きるかは、予測不能でいつ自分のどの技能が求められるかさえ、わかりません。何が起きるかわからない中でスタッフは常に準備している必要があり、適応力が求められます。彼らの役割は、個々の家族によってニーズも含め異なってくるため、まず大事なことは常に寄り添うことです。やるべきことがマニュアル化されている仕事に比べ、柔軟性のある高い能力が求められます。

あるスタッフは、ヘレンハウスで働き始めた頃、チーム全員が同じ役割を担っているとは言え、看護師の資格がないことは不利であると思っていました。子どもが求めているもの（身体面や精神面）をわかっていても、自分の直感を裏付けるプロとしての専門性がないことに引け目を感じており、直感だけで自分を裏付けるのは難しいとも話していました。しかし、ヘレンハウスは子どもたちのケアに関しては、子どもと家族のより良い状態を支えることに、その専門性を掲げていることから（精神的なつながりの必要性から）、彼女は以前よりもより自信をもって直感にしたがえるようになりました。

この社会では、あなたがどんな人間であるかではなく、何ができるかで判断されます。つまり人柄より、専門性を表す肩書きが重視されるのです。社交的な集まりの場で初対面の人に話しかける際、普通「お仕事は何をされているのですか?」と聞きます。同じように私たちは一般常識、直感、そして人間性といったものを過小評価しがちです。あるいは逆に専門家らしく振る舞い、偉ぶったりしていると（多くはわざと難しい言葉を使って）、単純に立派な人と思い込んでしまうのです。このような社会では、たとえ高い人間性をもっていても、専門的な資格をもたない人は、自尊心をもてないのです。

簡単に信用を得て、権威をもちたいなら、堂々と偉そうにしていればよく、これを「常識の形式化」と表現しています。これは嘆かわしいことに、とりわけ教育と保健の分野で広がっています。簡潔でわかりやすい言葉を使わずに、ますます多くの人々が誇張した難しい表現を使い、まわりくどい言い回しを好むようになりました。

世間では、簡単なことを説明するために難しく、また抽象的な表現をする傾向があります。そのような言い回しの方が強い印象を与え、また内容そのものも意味深いものになると思っているからです。100年以上前に作家のチャールス・ディケンズは、すでにこのような社会的風潮を指摘していました。本来は、簡単な表現で十分なのに、人はあえて難しい言葉を使い、大げさな表現をします。王室や高貴な位にいる人たちが重要な行事に際し、立派な服を身に纏うのと同じように、人々は、難しい言葉で自分の言葉を飾り立てると、ディケンズは指摘しました。

## こどもホスピスは死にゆく場所ではなく、人生を前向きにとらえる場所

ヘレンは手の施しようのない状態でした。何年も前に行った脳外科の手術の影響で全身状態が悪化し、あらゆる手立てを試しながら在宅ケアをしていました。二人の妹を育てながら、楽しく、豊かに心満たされた生活ができるよう努力していました。ヘレンに対してはもっともっとできることがあるはずと、あきらめることなく、少しでも良い状態を保つように試みていました。普段、私たちは、「ヘレンは、さまざまな問題を抱え、手の施しよ

うのない状況ですが、家で看ています」と説明しています。しかし、ある時、「ヘレンは家庭を中心とした介護サービスを受けています」と報道されたのです。このような表現からは、ヘレンや私たちが困難に直面しながら、どんな思いで在宅生活をしているのか、まったく伝わりません。

ヘレンハウスの運営について、説明の難しいことの一つが、家族や介護者が休めるように病状の重い子どもを短期間預かるショートステイについてです。必要とされている支援を確実に提供しているからこそ成功しているわけですが、大半の人はそれがよく理解できないようです。その元にある発想が、あまりに単純なので信じてくれません！　私たちは、不必要なほど飾りたてたアイデアや事実に加え、理解しがたいほどに複雑で抽象的表現に慣れてしまっているのです。

生命が脅かされている子どもたちの在宅生活支援（レスパイト）の場であると同時にホスピスでもあるため、施設内には常に死がもたらす重苦しい雰囲気が漂っているかのように思われがちです。滞在している子どもたちが、未来を描くことができないことをわかっているので、スタッフはその限られた人生の質を高めるよう力を注ぐのです。たとえ死に直面していたとしても、人生を肯定的なものにするのがヘレンハウスの取り組みです。

イーディスが採用面接する際、ここは8人（8部屋）の子どもたちの死に行く場所ではないと伝えています。命の危険がある子どもの多くは長く病気と闘っていますが、その間ずっと危篤状態にあるわけではなく、寝たきりの生活を強いられているのでもありません。ホスピスと聞くと滞在する子どもがみんな、終末期にあると思いがちですが、子どもたちの多くは繰り返しレスパイトサービスを受けに短期間滞在するのです。重い病気が長期化していても、スタッフは痛みを緩和し、子どもの不安を取り除くだけでなく、たくさん楽しい経験を積めるように取り組んでいます。たとえ短い人生であっても、子どもたちに充実した日々を過ごしてもらいたいからです。

ヘレンハウスには暗い雰囲気はまったくありませんが、その雰囲気は日々変わり、子どもたちが滞在しているかどうかで大きく異なります。室内は静かな時もありますが、活発で賑やかな子がいると騒々しくなります。さまざまな活動や催し物などもありますし、子どもや家族が楽しむ中で雰囲気は変わります。

環境の質だけは変わりませんし、定期的に設備点検が行われています。開設してから年数を経ているので、建物の所々に傷みが出てきました。そのため装飾には力を入れていますし、気になりはじめた箇所はすぐ修理するようにしています。環境はスタッフにも、利用する子どもたちや家族にとり重要なので、その維持には努力しています。そこまでしなくてもと思われるかもしれませんが、最高の環境を整えて子どもたちや家族を迎える姿勢には、〝私たちにとって皆様は大切な存在である〟というメッセージが込められているのです。

スタッフも価値ある存在と認められていると感じるので、仕事を続ける人がほとんどです。ヘレンハウスを開設してから何年も経過しましたが、スタッフの入れ替えはほとんどありませんでした。10年目の時点でも主要メンバーは同じで、唯一変更があったのは、副施設長でした。1987年にピップ・レイチが退職する際、それまでヘレンハウスの事務所で秘書をしていたイブ・ハードが引き継ぐことになりました。

スタッフの退職理由は、家族の引っ越しや結婚による転居など、個人的な理由によるものがほとんどです。短期間で退職する人は、訪問保健師養成コースでの研修の一環として1年間勤務する人やオックスフォードでの聖職者の奥様のような人たちです。基本的にみんな、スタッフとして仕事を続けたいと思っています。ヘレンハウスでの勤務は2年が限界で、その理由として精神的消耗のため長くは続けられないと言われますが、実際は違います。

チームメンバー同士がサポートしていること、小規模であること、そしてレスパイトと終末期介護のバランスが良いことなどが影響しているると思います。終末期介護を中心としているホスピスでは、週に数回は看取りが行われますが、ヘレンハウスでは稀です。死の間に十分に時間があると自分自身をリセットでき、スタッフ間で感情を共感する時間がもてるのでしょう。

開設当初は、施設の運営に関わるほとんどの人が資金調達、施設紹介そして講演などに追われていました。開設前には、施設内での業務のあり方や独自性を確立する必要があり、それには時間を要しました。同時にマイク・ガーサイドの下で、事務所が渉外を担う窓口となりました。マイクは、事務全般（スタッフの給与や支払い、物品調達等）を担うだけにとどまらず、外部からの電話や問い合わせにもすべて対応していました。事務所は建物の中心にあり、その窓から横に広がる庭や門へと続く通路が見渡せるようになっています。さまざまな物品を寄付しようと来てくださる方々はみんな、マイクに会うことになりますし、また彼は、報道関係からの問い合わせにも応じていました。

寄付をしてくださる方の中には、施設見学を希望される方もいましたが、子どもたちや家族のプライベートな場所なので、訪問者が自由に見学できる場所ではないと上手に断っていました。新聞社やテレビ局の撮影依頼も同様です。仕事で施設訪問する人には、事務所での対応で済みました。長くなる場合は、会議室や玄関ホールで面接しました。ヘレンハウスのプライベート領域は玄関ホールの後ろにあるドアの向こうにあり、一般もしくは仕事の訪問者は、それ以上は中に入ることはできません。

## 開設後のヘレンハウスと私たち家族

病気の子どもや家族への支援をする機会が増えてくるにつれ、フランシスの役割は対外的なものが増え、対応する相手が一般の人より専門領域の人に変わってきました。医療関係の会議やセミナー、宗教的会合、官庁での研修などへの講演依頼が増えてきました。講演の対象も医師や看護師、社会福祉士、保健師など専門職の人々が増えてきました。

ヘレンハウスは当初から医療主体ではなく、人間性を基本とし、専門的な判断のみではなく人としての経験や感性を大事にしてきました。そのようなニーズがあったからこそ、そのかたちを追求してきたのです。そして、提供してきたサービスが、ケアの現場にある専門職間の壁を取り払ってきたと医療や介護の専門家は気がついたのです。

ヘレンハウスは国内のみならず世界で最初のこどもホスピスであり、次に続く施設のモデルになるように、その理念や運営について正しく発信してきました。フランシスがさまざまな専門家と話をするためにかなりの時間を費やしたのは、懐疑的見方や不信感を一掃し、専門家たちのヘレンハウスに対する信頼を高める必要があったからでした。

開設後の数か月間は、リチャードと私はとても孤独でした。2年以上も準備に費やし、すべての能力を捧げてきたので、目標が達成されると虚無感に襲われました。当初の理想どおりに運営が軌道に乗ると、その運営を円滑に進めていくことが新たな目標となりました。それなのに私たちは、フランシスやチームのことがよく見えていませんでした。その理由は、スタッフの自由にしばらく任せた方が良いと思っていたからです。さらに彼らとの関係も曖昧だったし、気まずくならないようにとの遠慮もありました。

ヘレンはというと、彼女の存在こそがヘレンハウスそのもので、彼女がいたからこそヘレンハウスは誕生し、彼女のニーズが規範となり支援内容も練られたのです。病気の子をもつ親として、私たちはヘレンハウスが支援対象者として関心を注ぐ典型的な家族でした。同時に私たちはフランシスの友人でもあり、ヘレンハウスの管理部門スタッフとして、彼女と共に企画に携わったのです。

スタッフに特別な援助を私たち家族にしてほしいとは思っていませんでした。ヘレンはヘレンであり、私たちは私たちなのですから。そのため、なるべくでしゃばらずに、ヘレンハウスには近づきませんでした。スタッフも私たちに近づいては来ませんでした。おそらく私たちが上手く対処できていて、支援を必要としていないと思っていたのでしょう（これがいかに私たちにとって困難なことだったか）。潜在的に支援を必要とする側と提供する側の両方の立場にあることは、当初、私たちにとってはつらい状況でした。どちらにも関われず、とても孤独でした。

今ではそういった気まずさはまったくなくなりました。またヘレンハウスは、確固たる基盤を築き、利用者からは大変感謝されるようになり、以前よりも自分自身と職務について、スタッフは自信をもつようになりました。そしてリチャードと私が、両方の立場に身を置くことの価値がはっきりしてきました。私たちは、自らが関わって作り出した支援の利用者なのです。なぜこのような支援を準備する必要があるのか、必要なことがすべてわかっていたので、頻繁にフランシスや看護師、管理者と議論を重ねることができたのです。また子どもを連れてくる親たちと一緒になってチームに支援を求め、その雰囲気に慰められてもいたのです。

他の親と同様に私たちもヘレンハウスのチームを信頼して、大切なわが子ヘレンを託してきました。託したくなる雰囲気がそこにはあるのです。他の両親とも親しくなり、お互いの思いを語り合いました。私たちが特殊な立場にいるからこそ、ヘレンハウスを誰よりもユニークで広い視点から見ることができたのです。両方の立場に身を置くということにより、情報、発想そして助言なども二つの視点から提供できるのです。

私たちがこのような特殊な立場にいる理由の一つは、もちろん、ヘレンが人生を生き続けているからです。ヘレンは弱ってきていますが、生への執着は強固です。ヘレンハウスの設立準備をしていた頃、私たちは実際にヘレンハウスを利用できるとは思っていませんでしたし、私たちのような家族を支援したいという願いだけでした。ヘレンハウスが完成するまでは、ヘレンの命はもたないだろうと私たちは思っていました。そして完成し、願いが叶ったら、ヘレンは逝ってしまうと怖れていました。

（翻訳担当　小林保子）

# *7*

# ヘレンハウスの理念

ヘレンの命を通して生まれたヘレンハウスの理念が生気を放ち、さまざまな活動が湧き出ているのに、ヘレンの容体に好転の兆しは見られませんでした。開設して間もなく、深刻な病気を抱えている子どもとその家族を支援する活動は注目されました。さらに、子どもや若者へホスピスケアを提供する道筋を示しました。けれども活動的で幸せだった日々が遠い昔になってしまったヘレンの姿は、痛ましいものでした。

## ホスピスに滞在した子どもたちと、その病気

〝ヘレンハウスの家族〟の中で最初に亡くなったのは、ハーラー症候群を患う地元の10歳の少女レイチェルでした。レイチェルは1983年1月にヘレンハウスで亡くなりました。レイチェルの死後、1992年までの統計によると、10年間でヘレンハウスに滞在した286人のうち172人が亡くなりました。そのうち73人（およそ40％）は自宅で亡くなり、51人（およそ30％）はヘレンハウスで、39人（およそ25％）は病院で、10人（およそ5％）はその他の場所（たとえば学校など）で亡くなりました。

子どもが自宅で亡くなる時に、ヘレンハウスのスタッフが一緒にいることもあります。子どもがヘレンハウスで亡くなる時は、たいてい家族の誰かがそばにいますし、家族全員がいる場合も多いのです。家族の願いによって、重病の子どもが病院からヘレンハウスに移送されてくることがあります。このように、家族の希望に応え、最善を尽くそうと常に心がけてきました。

滞在する子どもたちの疾患は多岐にわたり、その中には、実のところ医師や看護師もその病名すら聞いたことがない希少疾患が見受けられます。ヘレンハウスの子どもがその疾患に罹っている世界中でたった数人のうちの

一人ということもあります。滞在した286人の子どものうち、およそ3人に一人（30％）は、進行性の神経疾患（バッテン病や副腎白質ジストロフィー、異染性大脳白質萎縮症、ハンチントン病など）に罹っていました。およそ5人に一人（21％）は、ハーラー病、サンフィリッポ病あるいはローウェ症候群、嚢胞性線維症などの先天性代謝疾患を抱えていました。

およそ6人に一人（16％）は腫瘍に侵され、そのうち半数は脳腫瘍であり、また残りの半数は白血病を含む小児癌でした。さらに少数の11％は、デュシェンヌ型筋ジストロフィーや脊髄性筋萎縮症などの神経筋疾患に罹っており、その一方で13％は進行性ではない脳性麻痺のような神経疾患に罹っていました。わずか8％は、先天性心疾患や、二分脊椎、染色体異常でした。一人は自己免疫性疾患に罹っていました。

このように多様な疾患をもつ子どもたちの症状や病状は非常に異なるので、それぞれの子どものニーズは決まりきったパターンに当てはまりません。滞在するほとんどの子どもたち（95％）は、身体機能が損なわれているか、動けない状態です。4人のうち3人（74％）はうまく話せないか、まったく話せない状態であり、3分の1（29％）は視覚障害を認めます。摂食障害も共通した問題であり（58％）、消化機能の問題にもたびたび直面します。きわめて特殊な食事が必要なこともあります。そのうえ、失禁（75％）や便秘（40％）などの問題も抱えています。半数近くの子どもたち（42％）は、てんかん発作があり、4分の1以上（32％）は痛みのコントロールが必要です。

子どもたちはイギリス全土から訪れてきます。滞在する子どもたちの6分の1が、半径10マイル（16キロメートル）以内に、それとほぼ同数の子どもたちが、100マイル以上離れたところに居住しています。およそ3分の1の子どもたちが、51マイルから100マイルに、それとだいたい同数の子どもたちが、11マイルから50マイル離れた場所に居住しています。きわめて遠い地域からやって来た家族の中には、タイン・アンド・ウィアからの3家族とコーンウォールからの1家族が含まれています。

## 滞在する家族が受ける支援

きわめて重度の疾患や障害を抱えている子どもを連れて、長い距離を移動するのは大変なことです。ですから、遠くから多くの家族は必死の思いでヘレンハウスをめざして来ます。私たちが提供している支援に価値があるのか、一般的な支援や介護施設の不足からか、それとも自宅周辺の地域介護が手薄なのか、またはそれらが組み合わさっているのかよくわかりません。来所の理由は、それぞれの家族と話すことによって浮かび上がってきます。

開設当初から支援を求める家族に柔軟な対応、あるいは支援が最も重要だと考えていました。そのためレスパイトケアに決まったパターンはなく、利用資格や、滞在日数などの厳密な規定はありません。家族は長期介護の重荷を負っていますし、そして在宅介護を継続するために援助を求めてきます。構想が生まれた初期から、ホスピスの役割と目的を説明してきました。在宅介護支援、そしてセイフティネット（定期的に利用されなくても）があるという事実を知るだけで、より多くの家族が長期介護をさらに続けることができるという自信をもち、そして精神的な危機を乗り越えられると思います。

厳しい状況に置かれた家族が、必ずしも定期的あるいは頻繁にヘレンハウスを利用するわけではありません。しかしヘレンハウスが存在し、いつでも必要な時に助けを求め、利用できるという状況は、病院や施設に入院しなくても、重病の子どもの在宅介護が可能であるという安心感を与え、その選択をする助けとなっています。

ある家族にとっては、セイフティネットが存在するというだけで、在宅介護を継続するのに十分な支援となります。またセイフティネットを試したいという思いから、お試し利用する場合もあります。ですから、支援を求めるさまざまな家族をヘレンハウスが受け入れて、真の支えとなるならば、家族のニーズが利用方法を決めるでしょう。ヘレンハウスの価値は、単に家族がホスピスを利用する頻度だけでは評価できませんし、統計は誤解を招きやすいものです。友情という実体のない方法で多くの家族を支えてきました。「友情が私たちを支えてくれるのは、友人が与えてくれる援助はもちろんであるが、友人からの援助をいつでも受けることができるという安心感である（エピキュロス）」

1990年の統計では、その年にのべ348人の病気を抱えた子どもたちが滞在しています（年間を通して多くの同じ子どもたちが何度も訪れています）。滞在期間の多くは1週間以内で、年間平均利用回数は4回、年間平均滞在日数は21日です。多くの家族は、年に一度の親の年次休暇に合わせて、毎年、長期滞在をします。2週間以上の滞在はレスパイトというよりは、子どもの具合がきわめて悪い時です。少数派ですが、毎月定期的に6、7日間滞在する子どもたちもいます。

4家族のうち1家族は子どもと一緒にヘレンハウスに滞在します。訪れるたびにいつも一緒に過ごす家族もいれば、一度も一緒に過ごさない家族もいます。子どもがスタッフに世話をされている間は、常に背負っている心の負担や、身体的に大変な労力を強いられ、疲れ果てる日々の介護から解放される家族にとっては、本当に休める機会なのでしょう。ヘレンハウスを休暇や休息の拠点として利用する家族もいます。彼らは建物の前方にある保護者用の宿泊棟に滞在して、自由に子どもの部屋を行き来します。病気の子どもたちのきょうだいは、ヘレンハウスでの休暇をとてもにぎやかに楽しく過ごします。彼らの生きいきとした明るい姿は、ヘレンハウスを家族的雰囲気にしてくれます。

家族がこのような目的でホスピスを利用するという事実は、子どもがひどく衰弱して、死に直面している時でさえも、ヘレンハウスが生命を肯定的に捉えていることの証左です。しかし、家族がヘレンハウスに滞在するのは、子どもの具合がきわめて悪い時だけではありません。

ヘレンハウスに滞在する子どもたちの状況を見ると、すべてが当初の計画段階で予想していた通りではないことがわかります。初期には、ホスピスを利用するほとんどの家族は、おそらくオックスフォードとその周辺からやって来ると予想していました。予想に反して多くの子どもたちがかなり遠くから来ており、医療管理者であるロジャー・バーン医師の役割は想定していたものとは異なってきました。ヘレンハウスで過ごす間、かかりつけ医がそのまま担当を続けることはほとんどなく、過去10年以上の間でかかりつけ医がそのまま診療を担当したのはせいぜい10人程度でした。

## 医療管理者ロジャーの想いと医師の役割

一般的に、家庭医はヘレンハウスの医師に治療を委ねます。1987年にロジャーは、東オックスフォード健康センター勤務医の仕事を離れて、6か月の休暇の一部をヘレンハウスのチームの一員として働くことにしました。その結果、初めに想定していた以上に、ロジャーはヘレンハウスの日常生活により深く関わることになりました。彼はこの経験を何事にも代えがたい貴重な経験だと回想しています。

日常介護の中で、彼は重病の子どもたちの介護に関わることによって、子どもたちを単に医療の対象としてではなく、一人の人間として、個人としてふれあい、深い洞察を得ることになりました。1年前には歩いたり走ったりしており、そして、ほんの半年前には自分の足で学校に通っていた脳腫瘍に侵された12歳の少年ポールを介護した時の想いをロジャーは書き残しています。

ロジャーはポールの人生の最後の2か月間の介護に関わりました。ヘレンハウスでの勤務の間、ロジャーはポールの身体を洗い、食事を食べさせ、着替えさせ、抱きしめ、あらゆる介護をしました。初日の仕事が終わった夕方、ロジャーは「たった半日、彼を世話しただけで、私の通常業務とはまったく異なる、むき出しで無防備な感情が湧き上がってくるのを感じた」と書いています。ポールが亡くなったとき、ロジャーは、「ポールのことをよく知っていたわけではないが、最後の数日間、私は彼の身体を洗い、着替えをして、世話をした」と茫然としました。

ロジャーの喪失感と計り知れない悲しみは、ポールと数週間過ごした「医者としてではなく友達としての」親密な関わりによって、さらに深いものとなりました。介護チームの一員として過ごした経験を「今回の仕事は身体的に極度に疲労したが、同時に今までの医師としてのいかなる仕事よりも感情を動かされた」と語っています。すべての人々、子どもたち、家族、スタッフ、そして彼自身にとって、医療管理者であるロジャーが、チームメンバーの受けている重圧を真に理解していることは本当に素晴らしいと思います。ロジャーは個人的な経験から、この仕事が大変な労力を要し、極度に疲労し、繰り返し襲ってくる無力感、そして自分が介護している子どもに抱く愛着が、矛盾するようですが、彼らの仕事を難しくも容易にもすることを知りました。

時が経つにつれて、ロジャーは医療管理者の仕事を通して、一般の医師が滅多に出合わない希少疾患の経験を積んだので、これらの稀な疾患の専門家と見なされるようになりました。こうしてロジャーは滞在する多くの子どもたちの医療介護に深く関わっていきました。ロジャーが積み重ねてきた経験を知った親とかかりつけ医は、自然に彼の助言と緩和ケアを求めるようになりました。

しかしながら、当初からロジャーがヘレンハウスで行ってきた医療的支援は、基本的には家庭医の仕事です。ホスピスでの仕事はロジャーの主な医療業務ではなく、彼は近くのセント・バーソロミュー・メディカルセンターの勤務医であり、ヘレンハウスの仕事は非常勤です。子どもたちがヘレンハウスに滞在する時、特に要望がなければ一時的にロジャーの患者として登録されます。子どもたちがホスピスに滞在している子どもの診察が必要な場合、かかりつけ医に連絡するのと同様に、ロジャーに電話をします。ヘレンハウスに滞在している子どもたちの病状を知った上で、チームと連携を取るために、また実際に子どもと親がロジャー医師を知る機会を設けるために、ロジャーはヘレンハウスで、親たちとの話し合いや単にお喋りする時間を設けています。

ヘレンハウスを利用する子どもたちが増えるにつれ、開設からおよそ4年が経った頃、ロジャーはホスピスでの業務を支えてくれる医師がもう一人必要と考えていました。1986年に、アビンドンの家庭医ヒラリーは、彼女の患者であった二人の子どもたち（ヘレンハウスを利用しています）の看取りを経験したことから医療管理者を引き受けました。現在はテンプル・カウリー医療センターに勤めているルース・ウィルソン医師が、1991年に加わりました。

現在はこの三人がヘレンハウスの医療に携わっており、この業務を単なる待機業務とは考えていません。このような理由から、ロジャーと同様に、ヒラリーとルースはそれぞれヘレンハウスで毎週、定期的な勤務時間を設けています。この三人全員が医療管理者として1週間の業務を分担しています。それぞれが3回の待機業務のうち1回は週末を担当しています。ロジャーはヘレンハウスで平日業務に就いています。オックスフォードを離れる場合は、ヒラリーあるいはルースが業務を交代し、ロジャーの業務をサポートしています。

滞在する子どもたちは、生命を脅かされる病気をもっているので、緊急事態が頻繁に起こり、医師は常にホスピス内を駆け回っていると思われがちですが、実際は違います。ヘレンハウスの子どもたちは、普段は自宅で家族が介護しており、普通の子どもと同様に家庭医が診療し、見守っています。もちろん、医学的緊急事態は時々起こり、終末期の子どもが滞在中には医師はとても忙しくなることはあります。しかしながら、たいてい医師が呼ばれるのは、中耳炎、下痢あるいは喘息などの比較的軽症な病気です。ヘレンハウスに滞在する子どもたちは、ただ単に普通の子どもたちが必要とする医療的ケアを受けているのです。

意外に思われるでしょうが、ヘレンハウスでは、死は緊急事態ではありません。ロジャーが述べているように「チームで対処できます」。彼は冷淡ではなく、無神経でもなく、家族や友人の死の衝撃を軽視しているわけではありません。彼が述べているように、死は医療というよりは、より人間的な出来事であるという事実にしたがっているだけです。死が近づいている子どもの両親、親戚そして友人は、臨終の際、チームメンバーにそばにいてくれるよう希望することはありますが、単に医師という理由で医師の陪席を希望することは少ないのです（もちろん、どちらも望まない場合もあります）。

ロジャー、ヒラリー、そしてルースは、定期的に週1回ランチタイムに顔を合わせ、さまざまな事例についてじっくり話し合う時間を設けています。彼らはそれぞれ三つの異なる病院で働いており、お互いに連絡が取りにくいため、この「予定された」集まりを大切にしています。ミーティングでは互いの経験を共有し、その週に起こった出来事に耳を傾けます。決まった議題はありませんが、多くの場合、子どもの治療や、より広く病状や対処方法について話し合っています。彼らの役割は、緊急事態への対応よりも、むしろ緩和ケアが中心なのです。

滞在する子どもたちの医療介護を見守ると同様に、医師は第一に子どもを受け入れるか、ヘレンハウスが、その子どもと家族に適合しているか、そして、その子どもの状態が支援できる範囲かどうかを判断しなければなりません。開設前に決められた利用基準は今でも守られていますが、今ではこれらの基準はより柔軟に適用されています。常識に基づいてヘレンハウスは家族を受け入れています。

## ホスピスの受け入れ基準の実際的な運用

たとえば、開設当初の利用案内にヘレンハウスは、16歳以下の子どもを対象としていると明記されていますが、ヘレンハウスを訪れてきた子どもが16歳の誕生日を迎えたからといって、突然レスパイト利用を断わるわけではありません。同様に16歳以上で初めてヘレンハウスを訪れた場合、通常は受け入れられませんが、個々のニーズを配慮し、特例として終末期介護やレスパイトとして受け入れています。年月を経て変化したことは、ヘレンハウスに滞在する子どもたちが、開設当初に比べてより重症化していることです。しかしながら、終末期介護とレスパイトの受け入れバランスは、常に同じで変わりません（たとえば6床はレスパイトのために、2床はあらゆるタイプの緊急受け入れのために用意されています）。

家族からではなく、その子どもへ専門的な立場で関わっている人（たとえばかかりつけ医、顧問医、社会福祉士、教師など）から、時々ヘレンハウスの利用について問い合わせがあります。紹介や問い合わせに対応する際、このような「善良な第三者」に気をつける必要があります。ヘレンハウスは、決して伝聞を元に家族に直接連絡を取ることはありません。「専門家ではない」第三者が子どもや家族に代わって問い合わせてきた場合、ヘレンハウスは冊子と情報を送ります。もしヘレンハウスが適切だと思うならば、家族が直接連絡してくるように返事をしています。多くの場合、ヘレンハウスへの電話は人々が単に可能性を探っているだけであり、冊子を送った後、ほとんどの場合、それ以上連絡はありません。

家族、または子どもに関わっている専門家がヘレンハウスに介護支援を希望してきた場合、子どもの病状やニーズについて、かかりつけ医からの詳しい紹介状を提出するよう求めます。ヘレンハウスの医師が、紹介状を受け取った後に、担当医に手紙を書くこともあります。医師の紹介状が家族経由で送られてくる場合、初めから医師が密接に関わっているので、家族はとても積極的です。家族と医師の手紙から家族の求めに応じることができると判断される場合、ロジャーは家族を面接に招きます。しかし、面接への誘いが必ずしも受け入れの確約とはなりません。

めったにないことですが、面接の後、医師は残念ながら、その家族を受け入れられないと伝える場合があります。また、家族が面接に来て、子どもへのレスパイトができると伝えたにもかかわらず、帰宅後にそれ以上連絡がない場合もあります。その後、数年間連絡がなく、終末期になって再び連絡をしてくる家族もいます。少数ではありますが、「セイフティネット」の存在を知るだけで満足する家族もいるのです。

数年前、ロジャーはジョン・ラドクリフ病院の医師から、入院中の終末期の子どもについて相談を受けました。その家族は、当然のことながら取り乱していました。担当医師は家族のニーズに病院では対応が難しく、さらに子どもの在宅介護は大変で現実的ではないとも考えていました。ロジャーはジョン・ラドクリフ病院を訪れて、家族と話し合い、すぐにでも受け入れられると医師に回答しました。ロジャーの言葉に大いに勇気づけられた家族は、すぐに少年を家に連れて帰り、彼は自宅で穏やかに亡くなりました。自宅介護が難しくなった時には、ヘレンハウスが受け入れてくれることを知り、家族は少年を自宅に連れ帰ることにしたのです。家族は少年が自宅で亡くなったことに満足していました。

初めて家族がヘレンハウス利用のために面接に臨む時、医療管理者と介護チームのメンバーが家族に会います。初回の面接に介護チームの一員である〝医療関係者ではない人〟が参加することで、家族は安心します。またロジャーが記録する医学的項目とは別に、彼らは「人間的な側面」を記録することができます。家族はホスピスを見学して、滞在中の家族や子どもたちと話すこともできます。初回の訪問後、家族と医師の両方が、ヘレンハウスが子どもに適していると思えば、初めて滞在日程が調整されます。

初めて滞在する場合、週末には家族全員で過ごすよう促します。顧問医や医師、その他の専門家からの紹介状からヘレンハウス滞在が有用だと思われても、それだけではレスパイトを提供すると決めることはできません。家族がホスピスを本当に利用したいと思うことが重要なのです。家族と話すことによって、ロジャーとチームメンバーは、その家族がヘレンハウスに滞在して本当に幸せかどうか、外部からの援助を受け入れようとしているかを判断します。

## コンタクトパーソンの役割

チームメンバーは各勤務シフトの中で、受け持ちの子どもを担当し、一緒に食事や洗濯、お喋り、遊び、散歩や買い物などをしています。すべてのチームは勤務を通して多くの家族に出会います。チームの勤務体制によって、その時たまたま滞在している子どもたちを介護します。家族と子どもたちは、さまざまなスタッフに出会い、いつも同じ人に介護されているのではないとわかります。すべての子どもと家族には、他のチームメンバーよりもわずかながら家族の状況や抱えている問題、ニーズ、希望、不安についてよく知っている〝コンタクトパーソン（家族との連絡係）〟がチーム内に一人います。

コンタクトパーソン制度の背後にあるのは、〝連絡がつかなくなることを防ぐ〟ためにチームメンバーの誰かが家族のことを常に心に留めるという考えです。コンタクトパーソンは、家族と子どもに〝ヘレンハウスはいつでも迎えることができますよ〟と伝えるために電話や手紙で定期的に連絡を取り続けます。このようなコンタクトパーソン制度により、家族は連絡を取りやすくなります。

コンタクトパーソンの家族との連絡方法には、厳格なルールはありません。初回面接に同席したチームメンバーが、その後、コンタクトパーソンになることがありますが、いつもそうとは限りません。チームメンバーの一人に負担がかかりすぎて、ゆとりがなくなるのを避けるために、個々の子どもと家族への責任を平均化するような体制が組まれています。子どもと家族はある特定のチームメンバーに心が惹かれることがあり、チームもそれを容認しています。新しい家族がヘレンハウスにやって来た時、その時点で他のチームメンバーよりも受け持ち家族が少ないメンバーに、看護師長がその家族のコンタクトパーソンになるよう勧めます。もし相互に信頼でき相性が合えば、そのメンバーがコンタクトパーソンになります。

しかし、何らかの理由でその組み合わせのどちらかに不満が生じる時には、コンタクトパーソンを代えることもあります。このことは、私たちはみんな、友達を選ぶのと同じで理解できます。家族にコンタクトパーソンがいると知ってもらう必要はないので、その体制については説明していません。家族が知っているのは、ヘレンハウスのチームには、特別に彼らに対応する人がいるということだけです。

## ホスピスのボランティア

ヘレンハウスの介護チームは、常勤とパートで働く27人で構成されています。管理職、秘書、医療管理を担う医師とその業務を手伝う二人の医師、名誉牧師たちがヘレンハウスを構成する主なスタッフです。ヘレンハウスは、多くのボランティアを受け入れています。ボランティアを募集する広告は必要ありません。ホスピスの計画段階から、多くの人々が支援を申し出てくれて、このような流れはずっと続いています。ヘレンハウスが世間の話題に上る時や、シスター・フランシスがテレビやラジオに出演すると、ボランティアの申し出は急に多くなります。

ボランティアのシステムを円滑に進めるために、一つのチームがボランティア係となり、追加のボランティアが必要になった時、適任者を選考し、名簿の管理をしています。ボランティアはみんな、同じ仕事や責任を負っているわけではありません。実のところ、ボランティアを希望する人たちから、ボランティアが子どもと直に関わることができないのは心外だと言われることがあります。現在、使用しているボランティアの申込説明書には、「子どもの世話は、継続性が必要なので常勤スタッフが行っています」と書いてあります。ボランティアの役割と活動はヘレンハウスの開設以来ずっと発展しています。

ボランティアを希望する人は、まず仕事のリストの中から、できる項目や希望する項目にチェックします。その仕事の種類は、掃除、料理、庭仕事、洗濯、アイロンがけ、窓掃除などです。仕事内容は多少変わりますが（たとえば、今のところ窓掃除は契約で行われていて、夜勤のスタッフがアイロンがけをしています）、ボランティアは、食事介助、調理、配膳、食事の片づけ、台所の清掃など、基本的に同じ仕事を担当しています。

ボランティア希望者が電話や手紙で連絡してくると、ボランティア担当チームのマリリン・アイルスが、申込書を送り本人の意志を確かめます。申込書が返信されてくると、訪問日が設定され、マリリンはボランティアの役割を説明してヘレンハウスの中を案内します。彼女はこの「ツアー」を大切と考えています。ツアーの中でボランティア希望者がヘレンハウスで起きていることをどう思うか、見聞きしたことにどう反応するかを観察することは重要です。

ボランティア希望者の中には、子どもたちと深く関われないと知り、希望を取り下げる人たちもいます。彼らは明らかに〝絵に描いたような〟場面を想像しています。子どもたちをベッドサイドで慰めるのがおそらく自分の役割であり、そういったロマンチックな想いを抱いています。残念ながら、彼らが「支援」と考えていることは、ヘレンハウスが実際に必要とする支援とは必ずしも一致しません。ボランティア希望者には、週に一度、基本的には食事の時間に定期的に来てもらいたいと説明しています。

ボランティアには二種類あり、その一つは毎週水曜日の夕方に数時間、夕食を調理して冷凍庫に保存する仕事です。もう一つは、食事の用意と配膳を行う仕事です。ボランティアのこうした実際的な援助によって、スタッフは日常業務から離れて、子どもたちや家族の傍らに座って話を聞く時間をもつことができます。食事の時間は両親と子どもたちが自由に話せる時間です。ボランティアは、コーヒーを出したり、皿洗い機をかけたり、時にはスタッフや子どもたちに誘われて会話に参加します。

ボランティアは無報酬ですが、彼らの役割が取るに足らないというわけではありません。彼らに仕事を任せることによって、スタッフはゆとりをもって仕事に臨むことができます。有給の仕事と同様に、適材適所が重要です。あるチームメンバーが言うように、「適材適所にボランティアが配置されなければ、支援につながりません」。ボランティアを申し込んでくる人々の想いを大切にしなければなりません。もし単なる興味で申し込むのであれば、（またはケント公爵夫人のような著名人に会いたいのであれば）ボランティアに値する人ではありません。何らかの理由で自責の念を鎮めるために、ボランティアを希望しているのなら、その人たちもボランティアに値する人ではありません。

最近、ボランティア希望者の一人が「自分にとって良いこと」なので、「援助しなくてはならない」と思い、そういった考えに取り憑かれていたと語っていました。幸いにもヘレンハウスは、援助したい、役立つことを何でもしたいという、明るく、慎み深く、親切な人々に支えられています。

ボランティアの多くは、25歳から65歳までの人たちです。特に根拠はありませんが、25歳は分別のつく年齢と思います。ボランティアとして働くために、とても遠くから通って来る人がいます。隔週日曜日に定期的にレディングから通ってきた人もいれば、近くに引っ越すまで、毎週金曜日にロンドン中心部から通った人もいました。

## ホスピス・スタッフの一員としての牧師

「核になるスタッフ」の中で重要な人は、名誉牧師です。初めはヘレンハウスに牧師を置くことは考えていませんでしたが、滞在中に牧師と話し、礼拝への参加を希望する家族がいることは予測していました。そのような求めに応じてくれる近隣の牧師がいると思っていましたが、ホスピスで家族やスタッフが礼拝を必要とするときに、牧師として礼拝を行うことの利点はすぐに明確になりました。１９８３年に初代の名誉牧師、ジャック・ウィッテカー師が着任し、彼の退職後には、後継者としてマイケル・スミス師が就きました。

前任者のジャックと同様に、マイケルのような牧師の存在は、差し迫った死の影を落とす聖職者の姿ではありません。牧師の存在はホスピスで営まれている生活の一部であり、周囲にいて一緒に食事をし、知り合いになります。大切なのは人々が彼と知り合うことです。彼は子どもたち、家族、そしてスタッフに、友達あるいは仲間として寄り添っています。同時に必要ならば、聖職者としての役割を担う牧師に救いを求めることができるとみんながわかっています。

何年もの間、牧師はさまざまな活動と同様に、家族や子どもたちと共に祈りをささげ、略式の礼拝や葬式を執り行ってきました。そして家族に寄り添い、宗教上の必要を満たす活動を行っています。牧師はまた年に一度プレイルームで行われるクリスマス会や、子どもを失った家族の集いなど、「ヘレンハウスの式典」に深く関わっています。１９９2年9月、オックスフォードのクライストチャーチ大聖堂で開設10周年を祝いました。感謝祭の礼拝を行ったのは、マイケル・スミスであり、前任者のジャックは祈りを導きました。その後間もなく、マイケルはヘレンハウスのチームメンバーの女性と、別のチームメンバーの息子（彼はヘレンハウスで働いていたこともあります）との結婚式を執り行いました。

二人とも聖職者としての立場とは別に個人的な理由があり、ヘレンハウスの牧師に就任しました。マイケルは、幼い息子が重病だったので、ヘレンハウスの家族たちと同様に、支援を求めて連絡を取ってきました。そのためヘレンハウスの家族に特別な共感を抱いています。彼の愛する息子ジャックは、わずか4か月の命をホスピスで閉じました。

当初から明示されヘレンハウスのパンフレットに記載されているように、人種、信仰、宗教にかかわらずすべての家族を歓迎しています。家族のニーズが実際的あるいは精神的なものか、前もって想定せずに受け入れています。ヘレンハウスは支援を求める家族の家です。キリスト教を信仰していない家族もいれば、単に無宗教の家族もいます。牧師がヘレンハウスにいるからといって宗教的行事が定期的に行われ、信仰を強要するわけではありません。

ちなみに、マイケルはいつでもヘレンハウスにいるわけではありません。彼は必要な時に呼ばれてやって来ますが、地元教会の忙しい主任司祭としての仕事に加えて、ヘレンハウスでの仕事を引き受けているのです。ホスピスに救いを求める子どもたちと家族、また似たような状況にある人々への社会的配慮が広がっていくことが必要です。そのため、理事でありヘレンハウスのスタッフメンバーであるシスター・フランシス、リチャード、そして私は、招かれると、できる限り専門家向けでも一般向けでも講演に出向いています。このように情報を発信することは、特定の子どもや家族のプライバシーを侵すことにはなりませんし、ヘレンハウスの方針は開示性なのです。一般の方や実際に子どもと関わっていない専門家には、ヘレンハウスの見学はお断りしていますが、定期的に月1回の午後、小児医療の専門家なら誰でも予約をすれば見学可能です。ヘレンハウスが提供しているのは、生命が脅かされる重病の子どもとその家族が、必要としているさまざまな支援のほんの一部分に過ぎないのです。

## ヘレンハウスの透明性と行政の厳格な監査

ヘレンハウスが大切にしている透明性と同質のものがホスピスにも課せられており、当局により監査を受けています。ヘレンハウスは、養護施設(nursing home)としてオックスフォード州の保健局に登録されています。ベッド数に基づいて毎年補助金が支払われ、定期的に年2回監査を受けています。そのうちの一回は「通告された立入検査」ですが、もう一回は通告なしにいつでも実施されます。養護施設の登録と監査にあたる役人によって看護業務、安全性、衛生、薬の取り扱い、廃棄物処理（危険な薬や注射針など管理）、そして献立に至るまで、どれもすべて容赦ない監査を受けています。不快で時に人騒がせなほどに、過去数年間にわたり保健局によって、養護施設のあらゆる施設基準や介護内容について指導され（それらはすでに徹底的で細心だが）、検査と査察が厳しく行われています。

またヘレンハウスは、消防士からも定期的に監査を受けており、それは養護施設監査局に報告されます。さらに1984年に成立した養護施設法の管理下にあるオックスフォード州衛生局からも監査を受け、他の公的団体、たとえば安全衛生協会の役人あるいは慈善団体の理事などの視察も受けなければなりません。

組織と個人を保護するための規制を受け入れているにもかかわらず、誤解を招くことがあります。最近のヘレンハウスに関する誤解を紹介します。ヘレンハウスは重病の子どもたちのために8つのベッドを登録しています。養護施設の登録と監査にあたる役人から、ヘレンハウスには時折8人以上の子どもが滞在しているのではないかと指摘されました。

これはたとえば、次に利用する家族が早朝にヘレンハウスに到着してしまい、ベッドを引き払うはずの子どもが、帰宅する午後までベッドを使っていた場合に起こりうることです。介護のために登録された数以上の子どもが時々滞在すること（ほんの数時間のことですが）があるからと言って、ヘレンハウスを法律、そして保険の面から違法であると苦境に追い込むのはおかしいと思います。

この問題を解決するために、養護施設登録監査員は、重病の子どもたちのために二つの養護施設として登録すべきだと指摘してきました。ヘレンハウスが二つの養護施設の所有に同意したと地方紙に掲載されると、多くの人々はヘレンハウスが拡張され、もともとの方針（ベッド数を限定する）を放棄したと解釈しました。たいてい、このような誤解を解くのは難しいことです。

さらに、増加する膨大で厳格な安全規則の遵守は、施設に多額の財政負担を強いることになります。ありがたいことにヘレンハウスは、支援し続けてくれる寛大な人々に支えられています。そのような熱心な人々からの寄付金から、安全規則のために大きな出口サインの照明灯にお金を使うのは心苦しいことです。家庭的で居心地の良い部分を生かして、可能な限り自宅に近い雰囲気を守ろうとしているヘレンハウスに対して、安全性と消防規制を一律に適用してしまうと、その努力が水泡に帰してしまいます。

## ヘレンハウスが実践している支援の本質

ホスピスでは、カウンセリングをしているかとよく聞かれますが、カウンセリングは私たちの領域ではありません。ヘレンハウスは家と同じ家族的な環境を提供し、そして友情を育む場所として計画されました。チームメンバーは、子どもや家族の痛みや悲しみに寄り添うことで、友情を育んでいます。

ヘレンハウスではカウンセリングを行っていませんし、最近のカウンセリングという専門用語の氾濫には違和感を覚えます。ヘレンハウスでは「会話」「お喋り」「議論」が普通に見られますが、世の中ではカウンセリングという言葉に置き換わっているのでしょうか？　優れた専門的カウンセリングを行うには、自分の専門分野での深い知識に加えて、特別な才能と厳しい訓練が必要となります。私たちの住む世界の変化はますます早くなっており、その変化に多くの人々が翻弄されています。事実、人々は生き急ぎ、社会の変化に自分を変えて適応せざるをえません。このような世相では、ますます多くの人々が仕事や個人的なことでストレスを抱え込みカウンセラーに助けを求めるのは当然であり、カウンセラーの需要はとても高くなっています。

しかし最近、カウンセリングという言葉があまりに安易に使われています。普通の会話さえ、カウンセリングと呼ばれています。現代では、私たちは人に普通に備わっているはずの人間性に自信をもてないのです。すべてに専門家のお墨付きが必要になっているようです。そのようなお墨付きがないと、あまり価値がないと思われてしまいます。二人の間に交わされる普通の会話さえカウンセリングと呼ばれてしまうのです。このような傾向は考えものです。

ヘレンハウスではカウンセリングを行っていませんが、みんなで話をする機会はたくさんあります。両親、子ども、チームメンバー、友人はあらゆることを話し合います。気楽な会話が深い話になることもあり、同様に深い議論が突然、気楽なおしゃべりに変わることもあります。議論は多くの人々を巻き込むことができますし（たとえば夕食のテーブルについている人々）、また二人でも成立します。会話は予定表に組み込まれたものでも、計画されたものでもありません。しばしば、最も深く答えの出ない議論は、たとえば洗濯や草むしりをしているときなど、日常的な場で始まります。これは、いつでもどこでも心に浮かんだことに耳を傾け、どのようなことでも話題にできるという雰囲気があるからです。ちょうど友人に囲まれている時の状況です。

ある母親は、話している最中に、瑣末《さまつ》な話題から、次の瞬間に自分の子どもの病気に関する深刻な、そして悲しい話題を持ち出す傾向がありました。しかしヘレンハウスでは、それは普通に受け入れられ、誰も彼女が奇妙で気違いじみているとは思いません。このような雰囲気の中にいる彼女は安心でき、何でも思っていることを自由に話すことができました。

ヘレンハウスがオープンして間もなく、カウンセリングを学んだとても熱心な人が家族への死別カウンセリングを試みました。週に1度、彼女は一定の時間を設けました。しかし、いくつかの予測可能な理由から、うまくいきませんでした。そのような時間を設定したカウンセリングの恩恵を受ける家族はヘレンハウスに滞在しておらず、また遠くに住んでいるため予約した時間に来るのは難しいからです。さらに死別の時が過ぎ、最も話したいと感じる時が、予約されたカウンセリングの時間にちょうど重なるわけではありません。悲嘆は予期せぬものであり、予定されて湧き起こるものではありません。

二つ目の試みとして、討論と想いを共有する場、一種のフォーラムを設け、ある程度の成果をあげました。これはヘレンハウスを開設する1年前に亡くなった少年の母親が始めました。その母親は、彼女も含めて自分と同様の経験をした人たちが出会い、それぞれの想いを話すことが非常に助けになると考え、ヘレンハウスの会議室で定期的にミーティングを開きました。このミーティングには、慰め励まし合うことを希望する親たち（主に母親たち）が集まりました。このフォーラムを主導した母親は、自身の子どもたちが成長し、手がかかるようになり（子どもが増え、しかも年齢も大きくなって！）、死別の家族会での十分な活動が難しくなり、2年くらいで自然消滅しました。

## 死別家族への訪問支援の重要性

ごく最近、きわめて成功した新たな取り組みは、子どもと死別した家族への訪問です。これはモンテッソーリ保育園の先生で、もとはボランティアとしてヘレンハウスで働いていたテサ・ウィルキンソンの提案でした。テサは当初ヘレンハウスのたった一人のボランティアでした。彼女の最初の仕事は、オープン前にもかかわらずボランティア希望者から届いた300通もの手紙を仕分け、その中からボランティアにふさわしい人々を探し出すことでした（事実、テサは4年間ボランティアを務め上げました）。

ボランティアとして半年間働いた後、テサはチームの一員として働くことになりました。チームで働き、個々の子どもや家族と深く知り合ううちにテサは、家族が重病の子どもと自宅で過ごし、その後、子どもに先立たれてしまうという繰り返されるテーマ（度重なる悲嘆）に心を打たれました。ほとんどの家族が、例外なく耐えなくてはならない心身の重荷と闘いながら、孤立感と寂しさに飲み込まれそうになると語っていました。このような感情は子どもが亡くなった途端に消えてしまうわけではなく、実際には孤独感は時間とともに研ぎ澄まされてきます。

テサは、子どもに先立たれた親への訪問者には、ヘレンハウスからの友人がふさわしく、自分たちこそ自宅を訪問し、その家族のために働く特別の役割があると確信しました（訪問者はその家族にとって第二の「コンタクトパーソン」と言えるでしょう）。テサは振り返って、「ニーズは訪問する側にもあります。子どもに先立たれた後の暗い数か月から数年間に渡って、家族を訪問し続けることで訪問者も多くのことを学びます」と言っています。子どもに先立たれた家族への訪問者の仕事は、ヘレンハウスの理念を継続して家族に届けることです。同時にヘレンハウスからの訪問者にとっては、ホスピスのあり方を考える上で学ぶことは多いのです。友人として子どもに先立たれた家族に寄り添い、彼らの孤独を軽減し、安心できるよう支援しています。

ヘレンハウスの子どもに先立たれた家族への最初の訪問者はテサでした。彼女はチームの一員として、週に一度はヘレンハウスで働き続けました。残りの時間は、子どもに先立たれた家族への訪問に費やしました。夫の仕事の都合でコベントリーに引っ越して、テサはヘレンハウスに簡単には来られなくなったので、チームスタッフとしての仕事は辞め、その代わりに、ほぼフルタイムで子どもに先立たれた家族への訪問を始めました。面白いことに、ヘレンハウスを利用したことがない家族への訪問はあまりうまくいきませんでした。テサは週に一度ヘレンハウスに定期的にやって来ましたが、ホスピスの交代制勤務の中で働いていた以前のようには、家族やケアチームと深く関わりませんでした。

彼女の訪問業務が増えるにつれて、他のチームメンバーであるセーラ・ティップターフトがテサの訪問業務に加わることになり、今も訪問は常勤と非常勤の1・5人の人員配置で続けられています。テサは夫がギルフォードの牧師としての新しい職に就いた時、ヘレンハウスを辞めることにしました。チームでおよそ7年間働いていたロッド・シャープがテサの後任となりました。セーラが出産のために1992年に辞めた時、ブロンウェンが後任となりました。私が初めて彼女に会ったのは、ヘレンが病気になった最初の年でした。保育士の彼女は家に来てヘレンの世話をしてくれました。

ロッドとブロンウェンは、訪問を続けるにはヘレンハウスの理念に触れることが必要と考えており、少なくとも週に1日はチームメンバーとして働いています。その他の時間は、訪問のために国中を回っています。彼らは、訪問についての話し合いを定期的に行い（家族のコンタクトパーソンと密に連絡を取ることが重要と考えています）、テサと同様に、彼らの訪問と活動の簡潔な記録を日誌に書き綴っています。そして彼らは、時々看護師長と話し合いをもち、加えて児童精神科医のヘレン・ウーリーとの定期的な会議をヘレンハウスで行っています。ヘレン・ウーリーは支持的な役割でしたが、子どもに先立たれた家族への訪問者たちにとって、とても良い相談役でした。

計り知れない悲嘆に加えて、子どもと死別することにより家族はあらゆる友人、さらには専門家の支援さえも失うという困難に直面します。ロッドとブロンウェンは、訪問は死別によりヘレンハウスの友情や支援を失うわけではないと家族に伝える一つの方法であると考えています（おそらく親たちは、死別した子どもが友情と支援をつなぐパスポートだったと思っています）。親たちには訪問を中止するか、連絡を取り続けるかを選択してもらいます。もし家族が訪問という形で連絡をとり続けたいと希望するなら、家族と訪問者の間でお互いの合意に至ります。訪問者はたいてい訪問の終わりに次の訪問日を決めていますが、もし家族が望めばいつでも延期や中止にすることができます。主導は家族であり、どのような支援が必要かは家族が一番わかっているのです。

二人はオックスフォードからかなり離れたところに住む家族を泊りがけで頻繁に訪問していますが、家族の家に泊まることはありません。ロッドが言うように、「時間制限のない訪問は逆効果」です。訪問者の役割は親しい友人の役割とは異なり、より明確で、決して勝手なルールや制限によって束縛されないものです。ロッドはかつて訪問について、友人のカウンセラーに話したことがあります。

彼は家族と家でお茶を飲みながらの会話について友人に話しました。友人のカウンセラーは、〝自分は一度も家族と食事をしたことがない〟と言い、一緒に食事したりすることは、カウンセラーとクライエントの間にあるべき距離を蝕んでしまうとカウンセラーの立場から批判しました。ヘレンハウスからの訪問者と家族の関係は、カウンセラーとクライエントの関係のように形式的なものではありません。それはより友情の要素が強いのです。

訪問で何をするかは、家族がその時に何を必要としているかによって変わります。家族のアルバムを見ながら回顧することもあります。家族の休暇や記念日のための特別な計画を立てる手伝いをすることもあります。家族と外出し、子どものお墓参りをする、スーパーに行くという少し高いハードルを越えることもあります。子どもを失ってから初めて公共の場に出かける手伝いをすることもあります。訪問の際、たとえば特別な困難に対処してくれる専門機関を紹介するなど、実用的な情報を提供することもあります。訪問チームは必要に応じて他の機関に家族を紹介することもあります。たとえば、〝思いやりのある友人〟あるいは小壺（Ｃｒｕｓｅ）という死別家族のための慈善団体）などを利用するよう勧めることも大切だと考えています。

何年も経って、ヘレンハウスに滞在して亡くなった子どもが増えるにつれて、必然的に訪問スタッフの仕事も増えていきました。今後、さらに多くの訪問スタッフが必要となるかは難しいところですが、それは子どもに先立たれた後、家族がヘレンハウスと連絡を取り続けるかどうか、もし彼らがそう望むのなら、どれくらいの間連絡を取り続けるのかという選択によります。

ヘレンハウスの開設記念日の11月頃に、毎年1週間の休暇に入り、その間、子どもに先立たれた家族の会が週末に催されます。この期間は子どもを亡くした家族が、ヘレンハウスを再訪して、すべてのスタッフや他の家族に再会し、亡くなった子どもを想い起こす機会となっています。家族の大半は再訪したいと思っていますが、通常の運営期間にヘレンハウスへの再訪は難しいと感じているので、この週末は再訪の機会となり、また正当な理由となります。さらに連絡することで、長い間、音信が途絶えていた家族にとっても、再び連絡を取りやすくなります。

## ヘレンハウスの成功の理由はシンプルであること

ヘレンハウスを訪れるほとんどの人が、必ず平和で美しい庭園を賞賛します。窓からは修道院の庭の美しく成長した木々が見え、さらに大聖堂がそびえています。庭園には、大聖堂に匹敵する巨大なブナの木があり、かつてヘレンがフランシスとその木の下で、時々一緒に座っていたものです。修道女に祈りの時間を告げる鐘の音は、ヘレンハウスのすべての人々に馴染みになっています。ホスピスの日々にいつも関心を寄せてくれているオールセインツ修道院の修道女は祈りを通して支援をしてくれています。フランシスの先駆的な試みに、初めから修道女たちが熱心に支援してくれたからこそ、ヘレンハウスは誕生し、今もホスピスのスタッフは「庭園の向こうの友人」からの継続的な支援に励まされています。

ヘレンハウスはオールセインツ協会の一員として受け入れられています。ホスピスを経営している責任者は、オールセインツ協会の修道会総会長である女子修道院長マザー・ヘレンに報告の義務があります。組織上は、希望すればオールセインツ協会はヘレンハウスの運営を引き受けてくれるでしょうが、実際には理事と看護師長に運営が委託されています。

ヘレンハウスの収支決算については、理事と看護師長がオールセインツ協会の評議員に報告を行い、ヘレンハウスの活動の諮問ために定期的に年2回開かれる会議に出席し報告しています。経理担当者は要請があれば監査に応じますが、年次報告としては刊行されておらず（これは当初から賛同されていました）、ヘレンハウスのニュースレターには寄付については掲載されていません。

ヘレンハウスは、すべて寄付による資金援助で運営されており、州の基金からは完全に独立しています。子どもと家族がホスピスに滞在中、費用はまったく発生しません。契約と遺産から得ている揺るぎない収入と同様に、ヘレンハウスはさらに個人や学校、あらゆる種類の機関からの寄付を受け取っています。開設前に、建設のために非常に多くの寄付金が集まりました。しかしいったん開設すれば、その熱狂と資金集めへの熱意は消えてしまうと忠告されていました。多くの場合、慈善活動はしばらくの間は関心を集めますが、すぐに世間の別の興味を引く活動に取って代わられてしまうのです。幸いなことにヘレンハウスはこの忠告を覆したのです。

構想された多くの活動が、いったん設立準備金に達し、実際に経営が軌道に乗ると寄付金収入は低下しますが、ヘレンハウスの場合、この低下は忠告されたほどではなかったのです。多くの人々が今も熱心に応援してくれ、そのおかげで経営を維持することができています。資金調達は順調で感謝しています。

必然的に運営費は常に増加しています。看護師とスタッフの給料が上がっているだけではなく、総経費は常に増加し続けています。多くの家族が利用し、ホスピスとの連絡が増えているのにしたがい、予想通り電話代は増えています。家族は頻繁に親戚に電話をする必要があり、長距離電話をかけ、もちろんホスピスのスタッフも電話で家族と連絡を取り合っています。このような電話での会話は、ビジネスのように短く終わらせることはできません。

幸いなことに、ヘレンハウスは人々の関心を引きつけ、支援を受け続けています。しかし成功がもたらす問題もあります。問題の中には、苛立ちを感じさせるものや、同時に目的と取り組み方に関して、徹底的な再評価を余儀なくさせられるものもあります。成功に上手く対処するのは簡単ではありません。一般的にヘレンハウスは、重病の子どもを介護する分野では「初めての」非常に成功した例だと評価されています。

感情的な領域においては、感情は容易に感傷に変質してしまうのです。これらによってホスピスの印象は、容易にマスメディアの誇大広告によって歪められてしまうのです。そのために、人々はヘレンハウスは控えめな冒険的事業であること、次いで活動理念はとてもシンプルであるという二つの根本的な特徴をなかなか理解できないのです。さらに人々は魅惑的で複雑であることにとても慣れているので、ヘレンハウスがシンプルで素朴なために輝かしい成功を収めたことを理解できないのです。

ふつう人は成功するとそれに酔ってしてしまい、自分が何をしているかわからなくなり、いい気になってしまいます。ヘレンハウスの場合、ホスピスの明らかな成功によって、スタッフが独善的になったとしたら、チームメンバーは彼らを取り巻く賞賛の感情や見解を拒絶することができなかったでしょう。そして支援したいと思っている子どもと家族の声に耳を貸さなくなったでしょうが、そうはなりませんでした。すぐに個人のさまざまなニーズより理屈が優先して行動を決めてしまうのです。

ヘレンの病初期に、時々フランシスがヘレンの世話をしてくれました。彼女は友人として、私たちに最も役立つ方法で支援してくれました。彼女は重病の子どもの介護についての理論をたくさんもち合わせていましたが、私たちに提案することはありませんでした。スタッフは、成功とは諸刃の剣であることを承知しており、浮かれていると失敗することを心に留めて子どもたちに接するよう努力しています。メンバーの一人は次のように表現しています。

「全身全霊で家族と子どもたちの話を聞かなくてはなりません。『ヘレンハウスはこういうことをしています』と言う時、その人は新しい理論を確立し、まず、こうしなくてはならないという思い込みから抜け出そうとしています」と述べています。ヘレンハウスには青写真はありません。彼女はこの点に置いて「私たちの救済」と感じています。

## ヘレンハウスが小規模であることを守り抜く際の葛藤

おそらく成功がヘレンハウスにもたらした最も深刻な問題は、ますます多くの人々がホスピスに連絡を取るようになり、特にレスパイトについての問い合わせが増加してきたことです。数年前に、ホスピスの成長に合わせて、受け入れ方針の見直しが必要となり、利用基準の変更は、介護と支援の質への影響も考慮しなければなりませんでした。

基本的にレスパイトには、二つの見解があります。一つは非常にシンプルで「すべての来訪者」は歓迎され、その日にベッドが空いていれば提供可能とします。二つ目は増加するレスパイトの問い合わせに対して、より多くの家族から予約を取るのではなく、限られた一定数の家族からのみ予約を取ることです。基本的には、より多くの家族に時折のレスパイトを提供して、個人に深く関わらないか、少数の家族に定期的なレスパイトと支援を提供して友情を育み支えとなるかの選択となります。

しかしこれら一見、明確な選択肢は、ホスピスへの需要の増大に伴い、不安と心配が増加した数年前に、受け入れについて医療管理者と看護師長が考え出した結論とは違うものでした。ヘレンハウスは、提供するサービスの質を重視するという考えで始まりました。スタッフは、知識や理解、共感を基本とした真の支援を提供するためには、家族と深く知り合い、関係性を構築することが必要だと考えています。

ヘレンハウスを利用する家族数を制限するかどうかについて検討が始まりました。看護師長と医療管理者は（議論にはすべての人たちが参加している）、ヘレンハウスはお金のために始まったのではなく、ヘレンハウスをすでに利用している非常に多くの家族が、ホスピスが提供している介護の質と真の友情を求めていることを再確認しなければなりませんでした。

受け入れ方針を変えることは難しいことです。その時点まで、どの子ども、そして家族に対しても高い質の、そして個別的な支援をするために、受け入れる数を制限してきました。可能な限り多くの家族を受け入れるという方針に変えてしまうと、それまで提供してきた支援の質を落としてしまうでしょう。そして利用する家族に影響を与えることになります。ヘレンハウスが提供してきた高質な支援を信頼して滞在する家族はどうなってしまうでしょう?

議論を重ねた末、ホスピスに助けを求めるすべての家族を受け入れることはできないという結論に達しました。介護の質を維持しようとする意見が、数を得ようとする意見を制しました。構想段階から一貫して、ホスピスは基本的に子どもと家族に支援と友情を提供しています。結局のところ、大切な友情というものは、深く交流を重ねることによってしか育まれません。支援は必要な時に真に助けとなり安心させてくれるものです。またホスピスの目的は、最愛の子どもが重病になり衰え亡くなっていく苦悩に、いつも家族のそばで「寄り添う」ことです。大切に「寄り添う」ことができる家族の数には限りがあります。

どんな時でも、ヘレンハウスが予約を受ける家族数に厳密な制限を設けていません。さまざまな異なる家族のニーズに応え、ホスピスは大きく変容してきました。しかし、家族数がおよそ100を超えたとき、ホスピスは本来の機能を失ってしまうでしょう。しかし明確にしておくべきことは、終末期介護は必要な時にいつでも提供すべきということです。

なぜ、より多くの子どもたちを受け入れないのかとしばしば聞かれます。無理して拡大することによって、質が低下してしまいますが、拡大に伴う危険性は相応して大きくなります。事業の拡大の誘惑は素晴らしいのですが、拡大に伴う危険性は相応して大きくなります。無理して拡大することによって、質が低下してしまいます。

規模の拡大は慎重に考えなくてはなりません。事業の成功は小さいサイズ、明確な指示、控えめな目標からなるという事実を見落としてはなりません。小さくて居心地が良いという明白な理由で、家族は訪れ、滞在するのです。

## 利用した子どもと家族の想い

この問題を考えるには、家族と子どもたちにホスピスがどのように役立ったかを聞くことが必要です。滞在する子どもたちの多くは、あまり話すことができないので、残念ながら感想を聞き出すことはほとんどできません。しかし、何年もの間に集められた多くの子どもたちの何気ない言葉から、子どもたちがヘレンハウスに滞在中、幸せでリラックスしており、生活を楽しんでいることがわかります。「好きな時にケーキを作るのが楽しい」というコメントは、子どもが趣味に没頭して活動的になれる（散らかすことが許される）だけではなく、活動の予定や「決められた時間」は存在しないことが窺われます。

ルールや予定がなく、自由気ままに過ごせることは、「希望すればベッドで朝食がとれる」「まるでホテルみたい」「好きな時にジャグジーに入れる」といったコメントからもわかります。重病の子どもたちでさえ、適切な激励や活動を面白いと思っていることが、「全然退屈しない」「スタッフと楽しく過ごせる」「スタッフは自分たちのために時間を使ってくれている」といったコメントから明らかです。

スタッフへの最高の褒美は、レスパイトにやって来た子どもたちが、家のように安心して過ごせたと感じることです。ランチの最中、ある少年がチームメンバーに、正に「ロッドは、いつ仕事に行くの？」と尋ねたのです！

自宅で重病の子どもを介護している親や家族にとって（しばしば介護は非常に長期間に渡っています）、ヘレンハウスに滞在する時間は、純粋に身体的な重荷を軽くして、大いに息抜きとなります。ある少女の母親は、娘が階下でスタッフに介護されている間、親専用の部屋に上がり12年ぶりに誰にも邪魔されずに眠ることができたと喜んでいました。後にその母親は、他の親や家族のように、夫と休暇を取る間、娘をヘレンハウスに預け、小旅行を楽しみました。

滞在中の親たちは、ヘレンハウスを利用した理由について、子どもの助けとなり、慰めと安心が得られ、子どものためにすべてが用意されているからと答えてくれます。「スタッフはあなたのために時間を取ります」「たいしたことではありません」「〝ヘレンハウスでは決して迷惑な人〟と思われることはありません」とスタッフは伝えます。そして、子どもの健康状態がさまざまな制約となり、周囲の人々からの多大な善意や支援を必要とする親たちに、魂を癒すための場所と時間を提供しています。

多くの親たちが、庭園の静けさと美しさについて言及しています。子どものベッドルームの窓からの景色を見て、「これほど美しいとは思っていませんでした」とある親は感嘆していました。大半の親たちが健康なきょうだいが庭園で遊ぶ素晴らしさについて語っています。

滞在中の家族にとって、愛と友情に包まれている安心感は大きな癒しになります。ヘレンハウスに救いを求めた初めの頃は、不本意であったと語った家族もいました。なぜなら利用することは「希望がないことを受け入れた」と同じだからです。少しずつその気持ちを乗り越えることによって、安心感が広がります。脳腫瘍のため、滞在中に亡くなった幼い少年マーチンの両親は、「希望のない場所」であるホスピスに救いを求める意義、そしてホスピス利用を躊躇している親たちに向けて、初めて自宅から息子をホスピスに連れて行った時の経験を書いてくれました。

〝ヘレンハウスの利用を勧められたにもかかわらず、私たちは息子が生きられるという望みをあきらめきれず、訪問を拒絶していました。結局、私たちは疲れ果て絶望的になり、マーチンの具合が悪くなり在宅介護を続けられなくなった時、ようやくヘレンハウスに目を向けました。真新しい建物や人々の明るい表情、美しい家具、魅力的なおもちゃを見ると、すぐにマーチンが満足のいく介護を受けられ、兄も楽しめ、私たちが休息できる場所だと直感しました。間もなくスタッフが私たちの苦しみを共有し、マーチンの人生最期の時に私たちに課せられた重荷を軽くしてくれると感じました。ヘレンハウスには希望があります。〟

滞在中に親たちが感じる安堵感は、単に身体的な負担が自然に軽減されたと感じるだけではありません。面白いことに、多くの親たちはホスピスで身体的な負担が軽減されたのと同様に、それ以上に精神的負担も軽くなったと話しています。「ほんの少し寄りかかる」「仮面を外す」ことができる安心感や、「どんな感情でも受け入れてくれる」「スタッフは決して動揺しない」と感じることで心の平静が得られます。最も重要なことは、スタッフはどんな場合にも一人の人間として子どもに接してくれると、親たちが感じていることです。

本能的に私たちは未知なものに恐れを抱きます。多くの人々は常に死を恐れています。人間の知識と経験を超えたところに死はあります。死が病院の中の出来事になってしまった現代、死は人々から遠く、不可解で制御できないものになっています。生命を脅かされる病気に侵された子どもをもつ親は、さらなる心の痛みと不安を抱えています。親は孤独を感じ、子どもの死、そして死へ近づくという点において、多くの人々が激しい苦悩を抱え、そのような死は結局のところとても不条理なものです。命を授けた子ども、そして、親の未来につながる子どもの死に直面することは堪えがたい悲しみです。

一般的に多くの人々が心に抱く、広く行きわたった死への恐怖に加えて、生命を脅かされる重病に侵された子どもの親は、子どもの死に対して感情的にどう対処していくか、より具体的にどのように死はやって来るのか、死とはどのようなものか非常に怖れを抱いています。レスパイトのために子どもと滞在する間に他の子どもが亡くなる様子を見る機会もあります。多くの親たちは、子どもの死とはどういうものか、死をある程度受け入れることで、死についての恐れはかなり軽減されたと話しています。

ある家族は、自分たちの経験をとても肯定的な言葉で捉えていました。彼らは初めてヘレンハウスを訪ねた時、すぐに利用することに決めました。幼い少年は重病に侵されていて、人生の終末を迎えようとしていました。しかし少年は、苦痛や不快をあまり感じておらず、とても平穏だったので、両親は人々と過ごすのが良いと思い、ベッドから出て彼をプレイルームに連れて行き、他の子どもたちやチームメンバーと過ごすことにしました。少年は会話や遊びに加わり、音楽を楽しみ笑い、とても幸せな時間を過ごしました。その日の終わりに、少年はいつものように眠りにつきました。そして、彼は母親の腕の中で亡くなりました。

両親は、ヘレンハウスに滞在した日々がどんなに助けになったか、死が必ずしも人生の孤独を深めるものではなく、また人生を断ち切るものではないと悟り、死への恐怖がどれだけ和らいだかわからないと語ってくれました。そして「息子は人生の最期に明るい光に囲まれていた」と回想しています。

家族が肯定的に捉えているヘレンハウスの多くの側面は、計画段階で私たちが重要だと感じていた特徴です。理事の一人は最近、ヘレンハウスの計画段階から私たちの考えが正しかったと驚いていました。確かにオープンしてから何年もの間、取り組みに対する基本的な変革は必要ありませんでした。基本的な理念は持続し、実際的な規定と日常の運営に関してわずかに修正しただけです。今日のヘレンハウスが、最初に抱いた構想に非常に近いことは間違いありません。

このことを不思議だと言う人がいますが、私はそうは思いません。もし私たちのしてきたことが正しいならば、それはおそらく重病の子どもたちとその家族を支援しようと計画する段階で、わが家には重病の愛する子どもがいて、家族には心身両面のはっきりとしたニーズが（既存の「介護サービス」がそのニーズに適していないという経験があり）モデルとしてあったからでしょう。ヘレンハウスは小さな試みからスタートし、今ではすっかり子どもと家族が利用しやすくなっています。

「私たちは規模が小さいからこそ、自分たちのしていることを十分理解できるのです」とスタッフの一人が述べています。言い換えると（私は決して変わらないと願っています）、ヘレンハウスは、自身の経験や知識を超えたものを決して主張してきませんでした。能力や知識を超えることを主張した時点で、純粋性が危険にさらされ、事業を真の危険にさらすことになります。ヘレンハウスは未知のことには謙虚に、基本的に慣れ親しみよくわかっていることを提供しています。ヘレンの介護を通じて得た重症児をもつ家族の切実なニーズを満たすように初めから準備し、実行に移したからこそ、ヘレンハウスは成功したのです。もう一つは小さな規模に固執したことも成功の原因だと思います。そしてヘレンハウスのスタッフは自分たちが成し遂げたこと、理解していることについて、自信をもって述べてきたのも信頼を得られた要因だと思います。

（翻訳担当　青山喜代）

〈訳注〉希少疾患について

(1) 進行性神経疾患（Progressive neurological disease）

•バッテン病（Batten diseases）

神経系の変性疾患で、5～10歳くらいに性格変容、行動異常、視覚障害、けいれんなどで発症し、徐々に進行し致死的である。初期症状はわずかな性格、行動変容であり、その後、学習能力の低下や退行が見られてくる。

•副腎白質ジストロフィー（Adrenoleukodystrophy）

脂肪酸の酸化異常で、脂肪酸が脳白質と副腎に蓄積する。5～10歳頃に行動異常や歩行障害が出現し、数年で重度な脳障害に進行し死亡する。

•異染性白質ジストロフィー（Methachromatic leucodystrophy）

リボソーム病の一種で、スルファターゼ酵素活性低下によるスルファチドが、脳のミエリンに蓄積し、運動失調、知的退行が進行する。2歳くらいに発症し、多くは10歳未満で死亡する。

•ハンチントン病（Huntington disease）

19世紀半ばから知られていた神経疾患で、精神遅滞をきたし、また特徴的な運動障害で四肢、体幹に不規則で痙攣するような異常運動が、踊っているように見えるため舞踏病と呼ばれていた。アメリカでは2万4千人に1人の発症率。小児期発症は5％であり、痙攣と知的退行が初期症状で、硬直、失調、認知機能低下は急速に進行し、およそ8年で死亡する。ハンチントン病遺伝子はハンチントンというタンパク質をコードし、4番染色体に存在する。

(2)代謝性疾患

•ハーラー症候群（Hurler's syndrome）、サンフィリッポ病（Sanfilippo disease）

両疾患ともに、ムコ多糖体蓄積症に分類されるリボソーム病。ムコ多糖の分解に関与する酵素系異常によって、ムコ多糖が体内の諸臓器（特に脳組織）に蓄積する遺伝性代謝異常であり、欠損酵素と臨床症状の違いからムコ多糖症は7つのタイプに分類されている。症状としては低身長、頭囲拡大、特異な顔貌、知的障害を認めることが多い。

•ローウェ症候群（Lowe's syndrome）

X染色体上の遺伝子の突然変異が原因で、頻度は50万人に1人ときわめて稀な疾患。出生時に白内障、筋緊張低下を認め、その後、眼、中枢神経、腎臓などの多臓器異常をきたし、精神運動発達遅滞を認める。多くは40歳以前に死亡する。

•嚢胞性線維症（Cystic fibrosis）

気道上皮および内分泌系の腺細胞の水・電解質転送異常で、多くの腺の分泌液や粘液が粘稠なために腺の分泌管が閉塞してしまう。呼吸器感染を繰り返し、最終的には呼吸不全に陥る。頻度は人種差が大きく、アメリカの白人種では３千人に１人、これに対してアジア人では９万人に１人と非常に低い。

### (3) 神経筋疾患（Neuromuscular disease）

・デュシェンヌ型筋ジストロフィー（Duchenne muscular dystrophy）

X連鎖性劣性遺伝形式をとる進行性筋疾患として有名であり、X染色体上のジストロフィン遺伝子の変異によるジストロフィン蛋白異常が原因である。頻度は男児１万人出生で３人、女児には発症しない。ジストロフィン蛋白は筋線維鞘の安定に関与し、その異常により筋肉細胞の崩壊が進む。出生時にすでに病気は発症しているが、症状発現は３～５歳である。歩行開始が遅れ、その後走れない、転びやすいなどの運動障害で気がつかれる。徐々に全身の筋肉の衰えが進み、15歳までに歩行不能となる。呼吸不全および心筋症が進行し、10歳代後半から40歳代で死亡する。

・脊髄性筋萎縮症（Spinal muscular atrophy）

脊髄レベルの運動ニューロンの選択的障害に起因する進行性の筋萎縮、筋力低下による運動障害を認める症候群。胎児期に発症する場合は、胎動が少ない、出生時に高度な筋緊張低下（グニャグニャ児）を認める（Werdnig-Hoffmann病）。小児期後半に発症する場合は、ゆっくり進行するが、歩行障害となる。知的には正常発達を示す。

・二分脊椎（Spina bifida）

胎生期の神経管閉鎖不全による椎弓の癒合不全で、脊髄髄膜瘤および水頭症を併発している場合が多い。脊髄脱出部以下の神経症状（下肢の運動障害、感覚障害、膀胱直腸障害）を認める。

※二分脊椎症を除いて、この項で取り上げた希少疾患は、すべて遺伝子の異常であり、遺伝性疾患に分類される。そして現在のところ、有効な治療法は乏しく、進行性疾患で最終的に死にいたる場合が多い。

# 8

# 介護の日々を振り返って

ヘレンハウスの物語はすでに完結しています。この本は、こどもホスピスの誕生と理念、そしてその後の成長の物語です。しかし、ヘレンハウスは孤立した存在ではなく、イギリスの精神的風土に深く根ざしたものです。開設後の物語は、支援を求めてやってきた家族のニーズに応えることでつむいできました。そして社会を覆う風土の中で、家族が抱える苦悩に寄り添うことで、その物語は大きな影響を受けてきました。

ヘレンハウスに関わる人々が、重病を抱える子どもと家族の日常生活を深く知ることにより、家族をさらに効果的に支援できるようになります。このような理由から、この章を執筆することにしました。何年にも渡って家でヘレンを介護してきた私たちの経験、折々の想い、社会の支配的な態度や取り組みについて述べます。私たちと同じような状況にある多くの家族との会話、そして家族の経験や想いは個人的なものですが、普遍的なものにできると思います。

ヘレンを病院から本来の生活の場である自宅に連れ帰って14年以上になります。この間、そして今も、私たちは世間的にはヘレンの〝介護者（carer）〟ですが、親である私たちは自らを〝介護者〟と思ったことはありません。ヘレンが退院した頃には、この言葉は一般的には使われておらず、今のように広く当たり前に使われるようになるとは思いもしませんでした。この言葉が一般的であっても、私たちが〝介護者〟と呼ばれるのには違和感があります。その理由は二人の妹と同じように、私たち親はヘレンの幸せを願い、愛し、そして世話をしているからです。もちろん、自立し活発で健康な若い女の子である二人の妹への接し方とは大きく違っています。

「介護者」という呼称は不自然だと思います。ヘレンの世話は仕事ではなく、私たちが本能的に親として「世話したい」からやっている当然のことなのです。私（同じような状況の他の人たちもきっと）がこのように感じていること自体が、大きな問題を内包しているとわかっています。重い障害をもつ手の施しようのない最愛の子どもを、多くの親はほとんど周囲の支援なしで献身的に世話をしています。愛する人への介護は相手との関係性から自然に生まれるものですから、彼らはその過酷な日常を当たり前だと思っています。そして逆に、自分たちの意志なのだから、援助なしで世話をするのは当然だと思ってしまいます。この大変な状況を世間では〝貧困の罠〟と言っています。しかしそれは、愛から生じているのですから〝愛の罠〟と呼ぶべきだと思いますが、そうは滅多に言われません。おそらく介護者というレッテルを受け入れなければならないでしょう。それは支援を受けるために仕方がありませんが、不適切な言葉と思います。

この14年間で、私たちは長期介護の問題点、特に重病の子どもを育てる際に、親が感じる痛みや孤独について考えてきました。経済的な心配や負担に加えて、重病や障害をもつ人の世話をする誰もが直面する問題は大まかに分けると二つあります。生活上の問題（身体的負担、そして必要な支援と情報の確保）と感情的問題（自己感情そして他人の感情や態度への対処）です。

もちろん、二つの問題はお互いに深く関連しています。身体的な負担（たとえば患児を持ち上げる、運ぶ、お風呂に入れる、病院に受診する等を、独力で行うこと）はとても大変であり、極度な肉体疲労から感情的問題に発展し、情緒不安定となり、孤独感や不幸感を深めます。同様に、もし精神的に消耗してしまうと（たとえばヘレンの誕生会の後にはいつも感じるような疲れ）、肉体労働を続けるためのエネルギーを奮い起こすことが難しくなります。

## 福祉サービスに関する情報入手と実質的な支援を得る困難

ヘレンの入院中から情報入手に関するさまざまな困難を予測しており、退院後にどのような援助や支援を得られるのかまったくわかりませんでした。退院後の明確な生活設計を立てるのは難しく、そのことを考えるのは苦痛でした。ある日、若い医師が重症児や障害児の世話をするための介護手当や社会保障を受ける資格が、私たちにもあるはずだと助言してくれました。ヘレンのベッドサイドに立ち寄ってたわいもない話をする病院付きの社会福祉士にそのことを尋ねてみました。

彼女は、ちょうどその手当について聞いたばかりで、それ以上の詳しい情報は知りませんでした。けれども偶然にもリチャードが、私たちが会員になっていた〝ＷＨＩＣＨ（どれ）〟という消費者協会の雑誌に掲載されていた社会保障給付金に関する記事を覚えており、その記事を探し出して読みました。記事によるとヘレンを自宅に連れて帰った時点から給付金を受けることができたのですが、そのためにはヘレンの障害発生から4か月以内に手続きが必要でした。ヘレンが手術後に障害認定を受けてちょうど4か月になろうとしていたので、手続きを急ぎました。ヘレンの発病後6か月で自宅に連れて帰った時から、幸運なことに介護手当の給付を受けることができました。

ヘレンの入院中に、どのような介護給付を受け取れるかは、自力で調べる以外に方法はないとわかりました。専門家でさえそういう情報を提供してくれませんでした。専門家は快く〝気楽な会話〟はしてくれましたが、実際的な支援や情報を提供することは滅多にありませんでした。自分たちの権利についておそらくまったく知らない他の家族にも情報提供をしてくれるよう願って、病院付きの社会福祉士に雑誌「ＷＨＩＣＨ」の記事のコピーを渡しました。

専門家でさえ、受け持ち患者や障害者への手当てやサービスについて、ほとんど何も知らないのです。そのことは1991年にラジオ4で放送された児童法に関する番組からも明らかです。番組でインタビューを受けた一人は、自閉症児をもつ母親であると同時に医師でした。彼女の経験談からお粗末な現状が明らかとなりました。情報をもっているはずの医師でさえも、子どもと家族にどのような支援を得られるか皆目わからず、誰も教えてくれなかったと語っていました。

彼女は、「私たちは最初から何の情報も支援も受けられず、ですから介護給付も受けられませんでした。息子のリチャードが7歳になるまで給付金を受け取れず、それは本来なら彼が2歳の時から支給されるはずでした。レスパイトについても何も聞いていません」と述べています。インタビューの最後にその医師は情報があってもみんなに伝わらないおそれがあり、さらに人々に情報を確実に提供するのは、地方機関の義務であると児童法では定められていると強調しています。「おそらく、そういった支援を受けてくださいとみんなに伝える広報資金さえもないのでしょう」と付け加えています。

イギリス各地から来ている家族たちとの会話から、私は地域そして家族によって、受け取る情報の量と質にかなりの違いがあり、結果的に受けられる支援にも大きな差があることを知りました。これらのサービスに関する情報提供は不完全であり、このような大切な事柄が偶然に左右され、介護者の根気と情報収集能力に任されっぱなしで良いのでしょうか？　介護者である家族はうまく対処しなければなりません。介護の専門家（そのようなタイトルがふさわしければ）は、もっときめ細かく家族に福祉情報を提供すべきです。

情報を得られる場所を探すのが最初の壁であり、情報を引き出すことはその次の段階です。私が話した多くの人々と同様に、情報を得ようとする私の努力は、報いられることはありませんでした。最近の経験を紹介しましょう。近くの郵便局で見つけてきた、障害者手当に関する小冊子に付いていた送付申し込み用紙を郵送した時のことです。その用紙は手当に関する情報が掲載されている小冊子を請求するものでした。記入してその用紙を送ったのですが、何の返事もありませんでした。これまで何度も説明通りに資料請求用紙に記入して郵送しましたが、約束された返答は得られませんでした。どれほど多くの手紙が無視され、無回答に終わっていることでしょう。

情報を手に入れたら、支援を受ける資格の有無を調べるのが次の課題です。ヘレンにぴったりの車椅子を入手するのに苦労した経験から、給付金や基本的な支援やサービスを受けるために、介護者は多大な時間と労力を費やさなければならないとわかりました。すでに障害児という重荷を抱え、精神的に疲れている親にこのような不毛な闘いを強いるべきではありません。彼らは消耗し切っており、しかもそんなことに費やす時間はありません。

さらに言えば、ヘレンのような病気の子どもに受給資格が認められ、それがささやかなものであっても、あるいは手続き開始が遅れ、さんざん苦労し続けたとしても、いつも要求し続けている自分を後ろめたく感じるのです（たった一つのことを繰り返しお願いしているのですが……）。そして耳障りな自己主張をして、さらにやっかいな〝分捕り屋〟という役割を演じている自分を不道徳と思ってしまうのです。

しかし、そんなふうに決して思う必要はないのです。無力な、障害のある子ども、あるいは重い病気をもつ伴侶、親戚、友人を介護している人々が、何度も支援を得ようと奮闘するさまは、「貪欲な人」というイメージを世間に与えるかも知れません。ひたすら「もらう」ことだけを考えているような印象です。しかし実際は、この人たちは「与える」人たちなのです。障害や病気をもつ家族に対し限りなく愛と支援を与える人たちなのです。彼らこそが「与える」人なのです。

## 特別支援教育体制の不備

親が絶えず支援を得ようと努力しなければならないのは、本来ならば情報提供する立場にある人たちを信頼できないからであり、支援を得るための闘いは非常につらいものとなっています。私たちはうんざりするほど、このような経験をしてきました。その一例はヘレンの教育に関することでした。ヘレンは学齢期に達したので、地元の特別支援学校にある多様な障害をもつ子どもたちの特別クラスに通っていました。ヘレンを何年も親身になって世話をしてくれたスタッフには心から感謝しています。スタッフはみんなあたたかく思いやりがあり、子どもたちの人生をよくするためにあらゆる努力を惜しまない人たちでした。

しかし悲しいことに地区教育局と地区保健医療局は、特別支援教育にあまり前向きではなく、教育法で課せられた義務を果たそうともしませんでした。監査委員会（1992年に設立）による最新の報告書によると、地区の教育局と保健医療局の一部の怠慢が各地で見つかっています。

ヘレンの特別支援教育に関して、教育法（1981年発布）を遵守しない関係機関の明らかな怠慢に私たちは抗議しました。障害をもつすべての子どもたちは、多極的かつ専門的な発達評価を得られるはずであり、その基本となる報告書は、子どもを評価する専門家たち（医師、言語聴覚士、臨床心理士、教育心理学者や教師らを含む）によって作成されます。地区の教育局と保健医療局には、子どもたちの教育的ニーズに関する詳細な報告書が作成され、その後に子どもの発達に合わせた特別支援教育が実施されているか否かを確認する義務があります。

他の多くの親同様に、私たちは何年もこの手続きについて知らされていなかったし、システムがどのように運営されているか、誰も私たちに教えてくれませんでした。ヘレンは10代になろうとしていましたが、その年齢に達すると、法令によって発達状況を多面的に評価しなければなりません。教育法下におけるヘレンの権利について、私たちはあらゆる情報を収集しました。もしもヘレンの障害に関する正確な評価が行われていたら、少なくとも9年前にヘレンに必要なさまざまな療育が受けられたでしょう。たとえば理学療法は大切ですが、その分野は手薄でした。

ヘレンが思春期に入り、彼女の障害について見直される時期がきていました。情報は以前に比べて届きやすくなっていましたが、お役所の仕事ぶりから、十分な教育的支援を得ることは難しいことがわかりました。実際に当局の法定の義務は軽視され、その実施は遅れていました。ヘレンの障害のすべてに渡って正確な評価を得、それに基づく療育を受けるために、私たちは法廷に訴えなければなりませんでした。裁判では、地方教育局や保健医療局に対して圧倒的に勝訴し、当局に不適切なサービスを改善するよう強い勧告を勝ち得ました。しかし、このような法廷論争による身体的、精神的な疲労により勝訴という満足感はありませんでした。

この訴訟の数年前に、公的サービスに頼ることはできないとわかりました。当時ヘレンは社会福祉課が用意した車で、彼女が在籍していた障害者施設まで通っていました。現在の移動サービスは良くなっており、安心できますが、当時はひどいものでした。最初の数年、ヘレンはその施設まで、地方教育局から通学用として用意された古くボロボロのタクシーで通っていました。それは頻繁に故障する車で、とても心配でした。

リチャードは何回も地方教育局に電話をかけ、通学の移動手段として契約されていた車の安全性を確認するように手紙で要望しましたが、繰り返しはぐらかされていました。ある日の午後、特別支援学校から自宅までの送迎中、大通りでタイヤが外れ、ヘレンは車椅子のまま歩道に転落してしまったのです。幸いなことに大怪我はしませんでしたが、恐ろしい経験でした。ヘレンのように障害の重い子どもに提供されるサービスに安全性を要求するのは当然です。

## 子どもの在宅医療支援体制の貧しさ

文明社会か否かの評価は、高齢者・障害者・病人などの弱い人がどう扱われるかで決まります。悲しいことにヘレンハウスで知り合った多くの家族の経験からは、イギリス社会が文明化されているとは言えません。弱者への取り組みは徹底的に見直しが必要で、改革されるべきです。社会の基盤作りの段階で障害のある人が快適に過ごせるような視点が軽視され、考慮されてもいません。彼らは障害者であると同時に権利を有する市民なのです。ですから彼らの処遇について市民憲章に照らすべきです。

子どもと家族のニーズをすべて満たすことはできません。資金、施設、スタッフの数などは不十分です。特に人生を豊かにする分野ではまったく足りません。医療は進歩したのですから、人々がより良いサービスを期待するのは当然のことだと言われます。ですから、ますます要求は大きくなります。社会が進歩すれば、それは自然な流れです。このような要求に応えるには問題が多すぎると思います。

地域での家族介護の支援には莫大な財源が必要なのに、その財源について十分に検討されないまま、家族介護が始められたことが第一に問題です。それは、二つの言葉〝介護〟と〝地域社会〟には経済的な意味合いが含まれているのに、そのことが忘れられているからだと思われます。

医療の専門家たちは患者のニーズに対して明確な提言をしません。彼らはニーズを記録しようとさえしません。財源が限られているのだから、当然ニーズは満たされるはずはないと思っているのです。ニーズを聞こうともしません、それは時間の無駄と考えているのです。私はこのような姿勢は間違っていると思います。実現されないとしても、すべてのニーズについて十分に調査すべきです。そうしなければ、いつまでたっても、国家的レベルで十分な財源は確保されないでしょう。

このような専門家の仕事ぶりから、本来は協力すべきなのに避けがたい対立が生まれるのです。対立と疑惑が渦巻く会議に私たちは何度も出席しました。障害児をもつ親と介護の専門家の願いは、共に十分な財源と設備を得るという点で一致しています。しかしこの状況では、必要な財源は得られないのです。

## 慈善活動に依存する福祉政策

悲しいことに弱者のニーズを満たすのは、〝社会の義務ではなく慈善活動が担うもの〟という考えが蔓延しつつあります。慈善団体は、地域介護への予算の不足は慈善活動に任せればよいという考えが原因であると懸念しています。彼らは政府の責任であった財源確保が、今では慈善活動に依存していると批判しています。

〝私たちが求めているものは慈善活動ではなく権利だ〟という声は正当です。病気や障害をもった人が穏やかで豊かな生活をするために必要な財源が、個人からの予測不能な寄付に頼ることが問題なのです。さらにもし、病気や障害のある人々に必要な基本的な設備やサービスの獲得のために、彼ら自身が募金活動を行うようになると、プライバシーを犠牲にすると同時に、公的役割を肩代わりすることになり、社会問題となるでしょう。

もし重い病気または障害のある親戚がいたら、支援を受けることは自分たちのプライバシーに抵触することになり、どちらを重視するかの選択にあなたは日々悩むことになるのです。もちろんプライバシーの受け取り方は個人差が大きいので、選択は難しいものとなります。第三者が家に入ること事態、その家族のプライバシー侵害となり、受け入れがたい場合があることも知るべきです。家族によっては介護助手・看護師・社会福祉士が家に入ることさえ嫌がります。それ以上に、どんな支援が必要かを評価してもらうために、家庭の状況について説明することさえ不安を覚える人もいるのです。評価に基づいて計画された支援策が期待外れであると、さらに失望します。個人的な経験からも、そのために提供した個人情報が有効活用されるとは限らないと思います。

さらにつらいことに、病気や障害をもつ人たちへの支援が人気の娯楽番組に依存していることです。支援を呼びかけるためにメディアを利用することは明白な危険を伴います。娯楽は個人で選択できるものなので、娯楽と結び付けて募金をしようとすると、単なる「選択肢」になってしまいます。基本的なものというよりも付随的なもの、といった位置づけになってしまう恐れがあります。病人や身体障害者のための支援が、人気のあるエンターテインメントに取り込まれてしまうと、彼らが直面している問題は軽視され、有名人やスポーツばかりに気を取られ、支援への理解や意識を高めるということが二の次になります。

チルドレン・イン・ニード（支援を必要とする子どもたちのための長時間チャリティーテレビ番組）は、病気の子どもたちや障害をもつ子どもたちの施設を良くするために始められたものですが、そのための財源の補完に当てられるとは限らないのです。集まった寄付金はなんと、地方健康局などが障害児のために計上している予算に組み込まれてしまうこともあるのです。私は特別支援学校の理事として、このような例を見てきています。慈善活動から寄付があるからと言って、障害児支援の義務をもつ公的機関がその義務を怠ることは問題です。最終的に不利益を被るのは寄付を受ける側、つまり自分の利権をほとんど守ることのできない人たちなのです。

１９９２年の〝イギリスの障害者を社会に統合する週間〟のラジオ番組の冒頭で、〝障害者とその支援者〟に向けてメッセージが出されました。それは奇妙な考え方で、統合というテーマには矛盾したものでした。障害や慢性的な病気をもつ人々が完全に社会に溶け込んだら、彼らはチャリティーの対象から除外されてしまいます。もし統合という言葉が何か意味をもつならば、統合とは「私たちはみんな彼らのサポーターである」であるはずです。助けを求めている障害者への募金活動を、地道に辛抱強く続けている多くの人たちを軽視するつもりはありません。良い目的のために募金活動を行うことは善良な心を育み、友情を生み、さらに喜びと満足感を与えます。それはケーキ作りにたとえるならば、募金活動はケーキそのものより〝ケーキを飾る生クリーム〟なのです。

## 子どもの在宅医療に対する乏しい社会の関心と親の苦悩

もし、基本的な援助が奉仕の心にだけ頼るならば、助けを必要としている強烈で魅力的な印象を与える人や活動だけが支援を受ける恐れがあります。こどもホスピスへの支援を表明する人たちは多いのですが、重病や障害を抱える子どもを長期にわたって家で介護している家族に眼を向ける人は稀です。医療の世界でも同じ傾向が見られ、心臓手術はリウマチの研究よりも輝いて見えます。〝生死を分ける〟というニュアンスをもつ心臓手術の方が、持続する病苦をもたらすリウマチの治療より重要で、支援する価値が高いと思われがちです。

皮肉なことに自宅介護を受けている同じような子どもたちがヘレンハウスをレスパイトに利用すると、状況は変わり、多くの同情を集めるのです。しかし同じ子どもが自宅で家族介護を受けながら、長期にわたって消耗を強いられる厄介な病気と闘っていても、誰も同情も支援もしてくれません。

露骨な言い方をすると、死に向かうこと（あるいは劇的な病気や悲劇）、そして夭折《ようぜつ》する場合は、徐々に手の施しようのない状況に進行すること、あるいは生き続けるよりも同情を集めやすいのです。さらに言うと、死という終局を迎えると、人は自分の役割が何なのか、どのように対処すべきなのかより明確になるのです。ですから、少なくともそういった意味においては耐えやすいと言えます。

長期にわたって病んでいる人の場合、健康と死という両極端の間の状態が当然ながらあるのです。実は、そのような長期間にわたって闘病している人は、人生の黄昏の時を懸命に生きているのです。もしあなたが病気の人に寄り添うのならば、彼らの中途半端な状況を受け入れるように、その生き方や態度を変えなければなりません。

現代では、乳児期以降に亡くなる子どもの大半は事故が原因です。そのような子どもの死はいつもあっと言う間の出来事です。もちろん、子どもの死は不条理であり、周囲の人たちは絶望的になります。子どもが両親より先に死ぬことは、自然の掟に反する耐えがたいことです。しかし、障害者や重病の人の場合は突然の死とは違い、命の炎が消えるまでの長い期間にわたって、向き合わなければなりません。

ヘレンと私たち家族のように、悲劇に見舞われた家族の周りの人々は支援をしたいと願います。しかし悲劇が長引くと、そういった人々でさえも、支援を継続するのは難しいものです。もちろん、煩わしいからといって、支援しなくなることはありません。その代わり、つらい状況が長引くことを受け入れるのが難しいから、人々は長期にわたって支援するのが難しいのです。私の友人の一人は、もし厳しい状況が長く続いたら、どうしたら良いかわからないようでした。おそらくその友人は、長く続く困難について考えることができなかったのでしょう。

ある老人とその娘である若い女性が、残忍に殺害され手足を切断された事件の1週間後に、その女性の婚約者が、犯人逮捕へ協力を求める様子がニュースに載りましたが、その記事には〝殺人事件の1週間後、X氏はまだ悲惨な出来事を受容できていません〟と書かれていました。その「まだ」という表現は、その女性の婚約者が愛する人を失った精神状態から、いつかは乗り越えるだろうという意味を含んでおり不適切だと思います。それは一生消えない心の傷となるのです。

人は長く続く悲劇の中にいると、とても孤独な気持ちに襲われるものです。子どもと死別した人が感じるそのつらさや孤独に対する理解すら得られないのです。厳密に言えば、まだあなたは子どもを失っていないのですから。しかしそのような理解、同情そして支援が得られるのは束の間であることも私はよく知っています。重い病気の子どもあるいは障害児をもつすべての両親は喪失感に苦しんでいます。それは、夢に描いてきた幸せで健康な子ども、当然生まれてくると期待していた子どもの喪失感なのです。私たちも、愛される長女として育っていくはずだったヘレンを失ってしまったと日々感じています。

ヘレンが元気だった頃に一緒に幼児音楽教室に通っていた友達が、幼稚園に入園した日、私たちにわき上がって来た喪失感は鮮烈でした。その日、その子と同じように誇らしげにお弁当箱や筆箱を握りしめ、そして、ピカピカに磨き上げた靴を履いたがんばり屋さんの、明るい瞳の小さな女の子に成長したはずのヘレンを失ったことを思い知らされたのです。長い年月にわたって、このような喪失感を数え切れないほど味わってきました。

重い病気や障害のある子どもをもつ親が、その想いを語る時、〝孤立した〟や〝孤独〟という言葉が何度も飛び出してきます。介護する人たち自身が、支援を必要としている事実は、今日ではよく知られています。最近の調査では、自宅介護を受けている人の61％が65歳から85歳であり、これに対して、自宅介護を受けている人のわずか3％が、16歳以下の子どもであると報告されています。ですから重い病気の子どもを介護している両親の苦境は、社会的に注目されていません。子どもというのは制止できないほど生きいきとして活動的であることが前提なのです。そして常に言われることですが、子どもたちは私たちの未来なのです。

高齢で弱っている母親の介護そのもの、あるいは介護体制を維持しようと大変な努力を払っている場合、多くの人が同情し、理解してくれるでしょう。なぜならみんなが同じ状況、そういった経験を共有しており、自分も将来同じように老化するとわかっているからです。家の売り出し広告に〝高齢者用部屋〟または〝高齢者用住居〟という言葉があるのは、共通した高齢者特有の問題があるからです。

逆に障害のある子どもの介護は、多くの人には現在も、そして将来においても自分には起こりえない他人事なのです。それ以上に問題なのは、もし障害児を介護する状況になったとしても、多くの人は自分たちの経験と能力から、これまでのように人生を送ることができるし、ひどく制限された人生にはならないと考えているのです。しかし実際は、容易に得られると思っていた友人からの支援でさえ受けられないのです。

## ヘレンの家庭介護の日々で感じる喜びと哀しみ

ヘレンとの生活で一番大変だと思っていることは、普通の外出や旅行をしようとするには、入念な計画や調整が必要なことです。私は思い立ったらすぐ実行する性格で、自由に行動することができないとストレスを抱えてしまいます。ヘレンを伴わない旅行も、自分たちだけでは計画できません。それは、私たちが不在中にヘレンを介護してくれる人々の好意が必要だからです。

ですから私たちが週末にどこかに出かける時など、前もって計画をしなければならないのです。ある日はいつもより状態が悪く、またある日は不安定で頻繁にけいれん発作を起こすなど、ヘレンの状況は日によって大きく変動するので、すべての可能性を考慮して綿密な計画を立てなければなりません。ヘレンはこれからどのくらい生き続けるかもわからず、すべては不確実であり、長期的な観点に立って計画を立てること自体、ある意味で不適切あるいは〝運命に挑むこと〟なのです。

私たちにとって消耗は大きな問題であり、しかも落ち込む時間（あるいは後方支援）さえもないのです。ヘレンが一番安定し、ゆったりしている時でも、彼女の基本的なニーズ（服を着ること、食事、着替え、身体の清拭、与薬、手足の穏やかな運動、体位変換）に応えなければならず、それらを朝から晩までこなしていくのは非常に疲れます。愛情込めて日々の介護を行うことで、実は私たち自身が癒されているのです。ヘレンの境遇に関して一番つらいことは、ヘレンに本当の楽しみや喜びを与える機会がかなり制限されていることです。私たちは介護を喜んで引き受けていますが、それでもなお疲れ切ってしまうのです。

さらに大変なのは、深い悲しみが心の奥底に常にあり、それが湧き上がるたびに少しずつエネルギーが奪われるのです。心に潜む悲しみを強く意識する時には振り返る時間をもつようにします。休んでいる時、逆に悲しみが深まってしまうことがよくあります。ヘレンの妹二人と過ごす休日はかけがえのない時間ですが、同時にヘレンの身に起こった恐ろしい出来事が甦ってくる時でもあります。ですから休日にいろいろな仕事をして忙しくすることで、できるだけヘレンの身に何が起こったかを考えないようにしています。それは休日になるとヘレンとの死別への感覚が鋭くなるからです。休日が終われば、ヘレンとの日常生活を取り戻すためのエネルギーがあるだろうかと不安になってしまうのです。

もちろん、平日にも突然深い悲しみに襲われることがあります。それらの悲しみは、いつも前触れもなく突然、そして理由もなく現れるのです。このような悲しみは理屈ではなく、いつ襲ってくるのか予測できません。ペネロピ・ライブリーは小説『完全な幸せ』の中で、この感覚について見事に表現しています。

〝病気のように深い悲しみは不安定である。潮のように引き、そして満ちる。遠くまでこっそりと引き、また大きな音を立てながら満ちてくる。それは策略によってひどく苦しめる。それは時と現実を弄ぶゲームのようなものである〟ペネロピはまた、深い悲しみをもった人の寂しさについても触れています。彼女いわく、〝不幸せは孤立を招き、深い悲しみは伝わってゆかない〟

矛盾しているようですが、重い病人や障害児の介護をする人は、常に不測の事態に備えていなければなりません。平穏な夜あるいは発作のない日々を当てにできません。何の理由もなく、子どもは体調不良、あるいは重篤な状態にさえなるかもしれません。そのような突発的な事態は、瞬時に良くなるかもしれません。子どもが死に瀕し、そして急速に回復するという状況に直面する親の身体と心の消耗は激しく、その重い負担は言いようがありません。死は間近ではないかもしれませんが、子どもの死に対する心の準備をして、その覚悟を持ち続けるためには強靭な精神力が必要です。

日常的に、克服できないほどの問題を抱え、あるいはそれらに押しつぶされそうになると、人は周囲の人々へ、ほんのわずかな支援でも熱望するものです。しかし支援を願い出ない限り、感性が豊かな人しか手を差し伸べてくれません。それは不親切、無思慮、無関心というわけではないのです。周囲の人々の眼には、あなたが問題を抱えながらも上手に暮らしていると写っているので、そのつらさが十分に伝わってこないのです。今までも耐えてきたのだから、これからも助けなしで耐えられると思われてしまうのです。このように、一見上手に対処できているように見える私たちには支援を求める場所はないのです。

車椅子に乗ったヘレンが可愛らしく見え（そうだと良いのですが）、私たちも穏やかな表情で家を出ますが、その裏にはさまざまな葛藤があることを人々はわかってくれるでしょうか？　ビートルズの曲〝エリナー・リグビー〟の歌詞〝悲しみを隠すために仮面をかぶっている〟にあるように、私たちと同じ状況の両親がたくさんいるに違いありません。もし両親が取り乱し、苦悩を露にし、そして狂ったような様子を表に出したら、支援をしたいと思っている人も身を引いてしまい、孤独はさらに深まってしまうでしょう。

あなたが上手にやっているという賞賛（ある意味それは激励になります）は、時にまったく役立ちません。なぜなら称賛に値するよう、さらに頑張らなければならないからです。マーガレット・ドラブルの小説『氷河時代』に出てくるお母さんアリソン（障害児モリーを育てています）は、そのような思いをよく理解しています。

〝素晴らしい女性と素晴らしいお母さん。そうなのです。アリソンはその2通のメールを見つめていました。人々はいつも彼女を素晴らしい女性であると同時に素晴らしい母親と思っています。なぜって？　それは彼女がモリーを、みんなのように一年中ほったらかしにしないで、休日には家に連れて帰るからです。多分、みんなが彼女をそう思っているので、そうし続けるでしょう？〟

リチャードと私は、お互いにやりがいのある仕事や趣味をもっていますし、家庭以外にも手放したくない社会的役割を担っています。政府の化学者という職を引き受けて以来、リチャードは自宅を離れることが増えました。彼はヘレンの日々の介護に関わりたいと願っていますが、実際にはそういう時間が減っています。さらに私たちにはヘレンの下に二人の娘がいます。私たち夫婦、ヘレン、そして妹たちのニーズのバランスを保つことは大変で、日常生活を送るための時間とエネルギーを保ち続けることは容易ではありません。

もちろん、キャサリンとイゾベルにとって普通の生活は、今のようにヘレンと過ごす生活なのです。二人とも他の人たちの生活と違っているとは思ってはいません。ヘレンの先が見えない短い寿命について、どう二人に話すかは難しい問題です。キャサリンとイゾベルがまだとても小さかった頃に、ヘレンは自然に私たちの家族に溶け込み、家族の大切な長女として育っていました。ですから妹たちはヘレンに重い障害があり、病弱であることを気にしていません。常に私たち家族の中にヘレンが暮らしていることが当たり前で、妹たちはヘレンに自然に接しています。

ですから二人が、ヘレンのことで心配し、思い悩むようになってほしくありません。そしてヘレンの死がいつ訪れようとも、死が切迫した状況でない今、ヘレンが死んでしまう可能性があることを、キャサリンとイゾベルに話すつもりはありません。しかし私たちがヘレンの状態を正しく伝えなかったと二人に思ってほしくありません。両親と子どもの間の信頼はいつも大切です。私たちの力ではどうしようもない不測の事態が起こり、精神的に不安定になることがあります。そんな時こそ、お互いの信頼が大切になってきます。

ヘレンが先に死ぬかもしれないという考えを幼い二人に伝えるよりも、自然に彼らがそのことを受け入れるようになってほしいのです。たとえば、何年か前にキャサリンとイゾベルがまだ小さかった頃、私たちは友達の結婚式について話していました。キャサリンはいつか彼女が結婚する時は、イゾベルとヘレンが彼女の花嫁介添人になるだろうと言っていました。ヘレンは歩けないだけが問題なので、〝ヘレンはとても可愛らしいドレスを着て、お母さんが彼女の車椅子を押したらいいの〟とキャサリンが言ったのです。〝ヘレンがその時まだ生きていたら〟それは素敵な考えだと私は賛成しました。

## 障害児に関わる専門家への注文

教育や保健の分野で〝パートナーシップ〟という言葉がやかましく言われています。最近よく専門家が「両親こそが専門家だ」と言っているのを耳にします。両親の声に耳を傾けるべきだという意味だと思いますが、残念なことに、医療の専門家でさえも特別に訓練が必要な医療処置まで、すべてを両親に任せ切っている現状の言い訳に使われていると思います。

私は、医療の多くの専門家たちの姿勢が間違っていると思っています。専門家は両親を見下す傾向がありますから、私のような親たちは、専門家と対等とは思っていません。ですから、専門家と両親の間に協力関係を築くのは難しいのです。それなのに、専門家は両親についてすべてわかっていると思い込んでいます。つまり両親の感情さえも理解しており、両親にとって何がベストであるかさえ知っていると言うのです。

専門家は次のような言い方をします。〝私たちは親に悲しんでもよいと促すべきです。〟このような言い方は傲慢だと思います。私は、〝嘆き悲しんでも大丈夫ですよ〟といった方がよいと思います（許可を与えるなんて）。両親に必要な心のゆとりをもてるように支援してもらいたいと思います。

つらい時期に両親に心のゆとりをもてるようにすることは大切です。しかし、何々をするようになどと指示するのはよくありません。ある専門家は傲慢に見えます。専門家なのだから、両親にとって何が最良なのかも理解していると思っていますが、人はみんな違っていますし、悲劇への反応も同じではありません。

しかしながら個人個人は大きく異なっており、その反応も大きく違ってくるので、ある家族がそのような思いを経験したとしても、他の家族がそう感じるとは言えないのです。もし、これで良くなるはずだなどと言ったならば、助けようとした目的から大きく外れ、家族は孤独感を増し、さらに不幸な気持ちに陥ってしまうのです。

とても不幸な状況にある人たちにとって、ある場合は自分の感情を表出することは助けになるでしょうが、必ずしもみんながそうとは限りません。近年になって明らかに改善したことは、以前よりも開放的になり、感情の大切さが理解され、自分の気持ちや恐れを表現するようになりました。しかしこのような社会状況においても、自分の心の内を話すことが助けにならない人がいることを忘れてはなりません。心の内を吐露することが良いとは限りません。〝さあ思いをみな曝け出しましょう〟とむりやり促すことによって、親は感情を表現するよう強いられていると感じ、すっかり惨めな気持ちになるかもしれません。

ヘレンに起きた悲劇によって、「あなたは神を恨んでいますか」と質問されたことがありますが、それはまったく無意味な質問です。私はヘレンに起こったことに関してさまざまな想いを抱いています。たとえば、とてつもない淋しさ、残念な気持ち、もの悲しさなどですが、決して怒りの感情とは言えません。しかし、だからといって私の心がいつも平静であるとは限りません。私が怒りを感じていないと答えると、自分の気持ちを抑えているからだ、と言われます。また、もし私が、不公平や弱い孤立無援の人々へ十分な援助がなされていないことに怒りを感じるとしたら、それはヘレンとは関係なく、社会の理不尽な出来事に対する怒りであり、そういった怒りはどこかで吐き出してもよいのです。

時に聞かれる別の質問があります。それはヘレンに起こったことに対して、私が感じているに違いない怒りの感情です。怒りの代わりに〝なぜ私なの？　どうしてこのような悲しいことが私の娘の身に降りかかったの？〟と問いかけます。私は決して自発的にこの質問を自分に問いかけたことはありませんが、他の人から問われると、〝なぜヘレンでなく私でなかったの？〟と答えるしかありません。

重い病気の子どもをもち、介護をしている家族の孤独な感情は、専門家がよく好んで用いる難解な表現によってさらに深まるのです。衝撃を和らげる婉曲な言葉は、深刻な現実を簡潔に表現する代わりに使われるようです。わざとらしく飾り立てられた言葉は保健の専門家の間で人気がありますが、そのような言葉を用いることで、患者の家族と専門家の間に不信感が生まれてしまうのです。

ヘレンハウスを訪れる多くの家族は、〝介護の専門家〟の考えを理解できないと言います。多くの一般人も同じ想いをもっており、不用意に専門用語を用いる医師と話すのが苦痛と感じています。ヘレンハウスを訪れる多くの家族は医師と上手くいっていません。医師はあまりに専門的な言葉を使うので、家族は話を聞くだけで疲れてしまうのです。日常会話の中でさえ医学用語が頻繁に顔を出すのです。幼い息子の死に嘆き悲しんでいる母親に、担当医は〝早すぎる死は実に衝撃的です〟と形式張った感想を述べたのです。その後、彼女は担当医と話すことも、支援を求めることもできなくなりましたが、当然だと思います。

すでに書きましたが、悲劇に見舞われ、大きな問題を抱えたからといって、人としての関心や感覚は今までと同じであり、変わらないのです。専門家は、言動すべてを、その人が抱える悲劇と結び付けて考える傾向があります。

## こどもホスピスの意義についての臨床試験への反論

リチャードと私は、ヘレンハウスがオープンして3年経った頃に、顧問小児科医が主導した研究計画に不安を覚えていました。その目的は驚くほど野心的で、〝慢性で命を脅かす病気の家族への影響〟を評価することでした。もう一つは〝国民健康保険制度のケアと比較して、家族への影響を緩和するヘレンハウスの役割〟を検討しています。

この研究は薬剤の臨床試験のように計画され、ヘレンハウスを利用する25人の子どもとその家族を選び、対照群としてホスピスを利用していない同じような病気をもつ子どもたちを選んで比較検討しました。他の研究目的としては、ヘレンハウスのスタッフが経験している主なストレスについて検討し、そしてイングランドとウェールズの子どもたちのレスパイトを行っている施設を調査することです。さらに〝家族〟の心理社会的機能、家族全体の健康状態、夫婦仲、耐えている様子、そしてきょうだいへの影響などについて検討しています。

1986年3月25日のタイムズに、〝地方でこどもホスピスを考えている人たちに抑制を促す〟という趣旨の論文が掲載されました。筆者はこう結論しています。「新しいホスピスサービスは新薬と何ら違いはない。したがって薬物と同様に治療の長所だけでなく、副作用やその使用基準ついて十分な研究が実施されるまでは、地域にそのサービスを大規模に普及させるべきではない」、さらに「ヘレンハウスは〝有効であるという仮定に立った活動〟であり、こどもホスピスのさらなる展開は〝問題が大きい〟」と批判しています。

リチャードと私はホスピスの必要性に関する評価、そして既存のレスパイト施設の調査はとても良いと思いましたが、この研究の主たるテーマに関する研究手法には重大な欠陥があると思いました。まったく異なった家族、しかもわずか25家族という少ない数を扱う統計的分析は妥当ではないと感じました。

こどもホスピスの意義について定量化して評価する試み自体がそもそも矛盾しています。きょうだいへの影響を重篤な病気のきょうだいがいるという、たった一つの因子から因果関係を導くことはできないと思います。もちろん家族の心理社会的機能を、ある研究者は定量化できるというかもしれません。しかし、それは定量化するものではなく、論評すべき対象であると思います。

そして、心理社会的機能はきょうだいの病気により大きな影響を受けるでしょうが、他のさまざまな要因、たとえば両親の不和、子どもの転校、あるいは引っ越しなどよくある家族の出来事なども重大な影響を与えるのです。トルストイはそのことをこう表現しています。〝幸せの家庭はどれも似通っているが、不幸せな家庭にはさまざまな形がある〟

彼らの研究によると（私たちには前提が理解できないのですが）、こどもホスピス活動をさらに先に進めてよいと社会が認めるまで、新しいこどもホスピスの建設は控えるべきであると結論しています。タイムズに掲載された小論文の中で、研究代表者は、ヘレンハウス研究運営委員会の委員長と署名しています。専門家がこういうやり方でホスピス研究に客観性をもたせようとするのは間違っています。

私たちはヘレンハウスに関する著作をいつもこのように吟味し批判するつもりはなく、ヘレンハウスのプライバシーを守ることの方が大切です。しかし私たちは、この論文に対しては反論すべきと考え、タイムズに反論を投稿し、その中でこどもホスピスの需要について注意深く検討する必要性、そしてこどもホスピスの地理的分布についても言及しました。そして次のような考えを表明しました。

それは〝ホスピスにおけるレスパイトケアと薬物治療を同じ次元で扱うという馬鹿げた前提〟です。ヘレンハウスの原点は医学的なものではなく、レスパイトと友情を提供したいという想いから起こったものです。誕生の経緯は偶然による運命的なものでしたが、〝曖昧な考え〟で計画を進めたわけではありません。私たちは「望ましくない副作用」などの表現は、不適切であると批判しました。少し行き過ぎた表現だと思ったからです。論文の筆者は、こどもホスピスの乱立の可能性について警鐘を鳴らしましたが、こどもホスピスは、地域社会が提供できる支援の一面に過ぎないことを忘れています。

この後に、研究者たちを巻き込んだ開かれた議論の中で、タイムズに掲載された論文の〝こどもホスピス運動に対する警鐘〟は誤った見解であるという意見の一致を見ました。その理由は、論文の警告は命を脅かす病気の子やその家族への支援が、不統一で不足していることを十分に認識せずに導かれていたからです。

現在までに出版されたヘレンハウスを賞賛する論文に対して、異議を唱える人はいませんでした。これらの研究者はヘレンハウスの活動に非常に感銘を受け、そこで働くスタッフの想いに深い理解を寄せてくれました。これらの議論は、〝慢性の生命を脅かす病気の家族への影響は深刻である〟、そして〝同情もいたわりもない医師の短い面接で、死に至る病気の診断の告知がなされている現実〟を人々に知らせるきっかけになりました。

私たちは〝通常の健康サービス施設〟に対して、ヘレンハウスの効用を定量的に測定して比較することはほとんど意味がないと常に考えていました。それは〝通常のヘルスケアサービスの提供〟は非常にバラツキが大きく、定義も難しいからです。すでに存在する自宅介護設備（または小児科病棟を真似る事柄）をもう一つ造ることは、決してヘレンハウスの意図するものではありませんでした。むしろ、ヘレンハウスは、現在ある施設の不足を補い、レスパイトケアを提供する謙虚で野心的事業なのです。

このような社会医学的研究に関する私たちの懸念はもっと広いものです。指針、スケール、質問事項を用いて得た結果を評価する際、特に対象とする症例数が少ない場合には、非常に脆弱な根拠を基に有名な研究者によって、時として非常に誤った結論が公表されるのは困ったことです。極端な言い方をすると（ここではホスピスケアに関する研究を引き合いに出すわけではありません）、このような研究結果をよく考えもしないで物事に当てはめることで、社会通念を踏みにじり、悲惨な結果を招きます。

イギリスのどの家庭コンピューターからも文書を印刷できる時代、〝研究によりこの事実が判明した〟というフレーズが付け加えられていれば、本当に陳腐な観察でさえ、信憑性が増すのです。明晰な考え、理路整然とした文章、そして統計学さえ利用し、不確実性および誤りさえ考慮に入れることは、この領域での研究に不可欠なようです。不思議なことに、一流医学雑誌でさえ統計資料から結論を導く基本的な研究手法の不確実性を検証していません。むしろ十分考え抜かれていない大量の仮説が論文発表の必須条件なのです！

## 私たち家族の哀しみとヘレンに注ぐ愛

脳外科手術を受けたヘレンを6か月後に病院から初めて自宅に連れ帰った時、担当した脳外科医はヘレンの寿命は数年以内で、感染症が命取りになると予測していました。脳外科医はヘレンが今も生きていることこそが、私たちの介護への賞賛ですと言ってくれ、その言葉は私たちの支えになりました。それでも彼女にしてあげていることは十分ではないと思っていました。

ヘレンの命は本当に儚《はかな》いものですから、愛するヘレンに何を与えることができるかと常に自らに問いかけていました。同時に予想を超えて生き続けているヘレンの寿命は、私たちにかかっていると考えるのはつらいものです。もちろんヘレンを介護する努力、そして介護する力を緩めることは決してありませんでした。私たちは最高のものを彼女に与えてきました。

人が落胆し、不幸な時に元気づけようとするのは自然なことですが、そんな時、人は月並みな決まり文句を使いがちです。その例は、〝どんなに困難な状況や悪いことにも、何かしらの良いことがある〟ということわざです。明らかに人生の前向きな面を強調することは、賢明であり、概して私の性癖です。〝希望の兆し〟ということわざが本当に適切なのは、不幸な状況が良くなりつつある場合だけです。しかし、ひどい悲劇的事態あるいは重病の際に用いると、つらい気持ちにさせてしまいます。私たちの場合、このことわざはよく当てはまっています。それはヘレンの悲劇は、多くの人々に計り知れない恩恵をもたらしたからです。ヘレンと私たちの個人的な悲しみから希望の兆しが生まれ、私たち家族の周辺を遥かに越えて、光を届けていきました。しかし、すべての雲を一掃することは叶わず、未だに巨大な雲に覆われています。

私たちの状況はまさに、〝笑いなさい、でないと泣いてしまうから〟という古くからの表現がぴったりの状況でした。十数年も家でヘレンを介護してきましたが、官僚的姿勢、委員会を縛る硬直した規則、融通がきかない態度、際限なく増え続けるコーディネーターや連絡員、そして一般常識の欠如などが弱者、高齢者、そして病人の介護のすべての領域に見られており、そのために奇妙な、そして喜劇的な状況にしばしば追いやられました。

数か月前に、私たちはヘレンを妹たちと一緒にコーンウォールに連れて行きました。その場所は、ヘレンが生後8か月の時、幸せそうに水をパシャパシャしながら遊んでいたきれいな砂浜でした。1978年に突然ヘレンが発病したその日、私たちは彼女をコーンウォールに連れていく予定でした。ですからその旅行は巡礼のようなものでした。

その旅行中のある日、美しいトレリシック公園に座り、私とヘレンはキャサリンとイゾベルが大きな木に登っているのを見ていました。その時、横の椅子に座っていた二人の女性が私に話しかけてきました。その会話の中で、彼女たちは、妹のキャサリンとイゾベルは〝ヘレンの状況を理解していますか〟と私に尋ねました。私には彼女たちの質問の意味がよくわかりませんでした。それ以来、頻繁にその質問についてじっくり考えるようになりました。基本的にはキャサリンとイゾベルはヘレンに起こったことはわかっているのです。

一方、二人は私たちのようには姉のヘレンがどうして重度な障害児になったのかはわかっていません。キャサリンとイゾベルは家族の生活を極端に制約したヘレンを恨んではいません。妹たちはそのようにヘレンを見ていないと、彼女たちの名誉に賭けて、私には言い切れます。彼女たちは苛立ち、当惑し、あるいは怒りをヘレンに対してもつことはあるでしょうが（そんなことを言うべきではありませんが！）、愛の方が遥かに大きいのです。もしヘレンがうるさくしたら、キャサリンはイゾベルに邪魔をされるのと同じくらい腹が立つでしょう。むしろ私は姉妹のそういう関係を好ましく思っています。

ヘレンはみんなに限りなく愛されていますし、私たちは彼女への介護をいつも満足できず、もっと尽くしてあげたいと思っています。人生はとても大変で、時々どっと疲れ果てるし、孤独で、悲しみに押しつぶされそうになります。しばしばヘレンにジャクリーン・デュ・プレというチェロ奏者のテープを聞かせます、ジャクリーン・デュ・プレの言葉を借りると〝しかし私は、本当に幸運な人間だと感じます。〟ヘレンに起こったことが原因で、こんなふうに思っているのではありません。私はつらい経験によって自分を高め、耐える力を特別与えられたという考えはもっていません。確かに耐えることで、少しはましな人間になったかもしれません。

この14年間、私の気力が奪われたことはないし、未だに人生に対して大いなる歓びを感じています。リチャードと私は仲が良く、娘たちは大きな喜びをもたらしてくれ、そして十分な宝のような人生と多くの友人がいるのです。私はとても幸せ者です。もちろん、時々私はあきらめきれなくて、〝もしも一つだけ……〟と思わずにいられないのです。しかし、このことより強い想いは、常に〝すべてのことにもかかわらず〟というものです。

（翻訳担当　仁志田華子）

# おわりに（第1版）

ヘレンが病気になってから長い年月が経ち、社会は大きく変化しました。変化の多くは喜ばしいもので、多分それらは人間の基本的価値に相当するものです。医療の分野でも、病気や怪我の治療には、より全人的な取り組みの兆しが見られています。今では身体と心の健康は表裏一体であると理解されるようになりました。患者という名詞は、医師や看護師に対する病気あるいは傷ついた人の状況を単に表現するもので、〝人間〟という言葉の代わりにはならないことも同様に認識され始めています。このようにして人格のある人、人間への看護や思いやりの大切さがより広く理解され、その結果、〝患者〟への治療の有効性が高まりました。

常識そして直感から導かれる判断が役立ち、有効であることが現代医療の中で認められつつありますが、すでに開設時からヘレンハウスでは、きわめて自然に受け入れられています。面白い例として、〝人には名前がある〟という当たり前の考えですが、ヘレンハウスでは大切にされています。病院では、医療スタッフも患者に名前を覚えてもらうことで、患者ケアのすべての面に責任をもち、そして患者の人柄まで知ることで、あたたかい繊細なケアをするようになります。

少し前にイギリスの「病院に入院している子どもたちのための福祉協会」（National Association for the Welfare of Children in Hospital）は呼び名が変わり、「病気の子どもたちのための慈善団体」（Action for Sick Children: ASC）となりました。この名称変更により病気の子どもをケアしている親と家族の役割が正当に評価されるようになりました。同時に重篤な病気の子どもたちの治療や療養の場は病院だけではなく、家庭も大切であると認識されるようになりました。オックスフォード州ＡＳＣ支所の代表は１９９１年11月の記者会見で、新しい名称であるＡＳＣは小児医療の大きな変化を反映したものであると述べています。

最近の治療医学の進歩により、１９９０年代に入ると、子どもたちの病院入院期間は短くなっています。これは病気をもつ子どもの介護における親の果たす役割りが大きくなっていることを示唆しています。ですから、介護の大変な時期に親が十分な情報と支援を受けられるように、ＡＳＣは、病院スタッフ、地域の医療保健担当者、そして親との連携を緊密にすべく活動を始めています。医療そして社会も大きく変化しています。

今では脆弱な、高齢で、重い病気をもっている、あるいは障害のある人を家で介護している人々が直面しているさまざまな苦悩への理解が確実に深まってきています。親である多くの〝介護者〟は現在も、その長く疲れ切る介護という仕事から残念ながらほとんど休みを取ることはできません。しかし以前は、話題にも上らなかったレスパイトは、15年くらい前から、地域の在宅介護にはなくてはならない大切な支援になりました。財政的支援や施設はいつも遅れてきますが、それでも問題の認識は解決への最初の一歩になります。ですからあまり遅れることなく、状況が改善されることを願っています。

終末期の人々のケアにおいて、成人ホスピスは今や当たり前になっており、その創設期の論争はもはや見られません。ヘレンハウスが１９８２年に開設したときは、世界には他に子どものホスピスは存在しなかったのですが、今ではイギリスでは５つの子どものホスピスが稼働しており、17が準備中です。こどもホスピスを利用した多くの家族は、重い病気をもった子どものあらゆる病期でレスパイトの必要性は非常に大きいと訴えています。ヘレンハウスに始まったこどもホスピスの存在意義を疑った人々は、世の中の潮流を読めなかったことになります。

ヘレンハウスの開設により、専門家の間で、家庭で暮らしながら受ける介護と、こどもホスピスで受ける介護と支援との間の相対的な利点についての議論が起きています。これら2種類、家かホスピスでのケアのどちらかを選ぶか、といった議論は検討違いだと私たちはいつも思っていました。これら二つ、家でのあるいはホスピスでのケアに関して、それぞれの家族のニーズは違っています。そして同一家族でも、その病期によってニーズは変化し、それに応じて支援も変わってきます。やるべきことはたくさんあるのです。

医療者が彼らの治療や支援について語る時に必要以上に専門用語を多用します。もし実質的なケアよりもヘルスケアの信条の方が大事だと彼らが感じているのなら、支援を必要としている人々は、支援を得られないばかりか、専門用語に翻弄されてしまうのです。

社会情勢が変わるにつれてサービスの体制や設備の改善への希望をもつことで、少なくとも命を脅かす子どものケアの分野では、しばしばヘレンハウスは理想的なモデルと見なされています。事実、ヘレンハウスはこどもホスピスのモデルであり、最高のものと言われてきました。これはうれしいことではありますが、リスクもあります。その大きな成功から人々はヘレンハウスで実践されていることは実際より何か複雑で高度なものと想像しているようです。成功の理由は、そのシンプルさにあるのに、今もそう人々は考えてくれません。いまなおヘレンハウスはささやかな一つの冒険であって答えではなく、命を脅かす病気のある子どもたちや家族を支援する方法の一つに過ぎません。

ヘレンハウスは確固たる地位を築き、重要な役割を果たしていますので、ヘレンハウスが存在しなかった時代があったのが信じられないほどです。こどもホスピスは未だに発展途上です。計画段階から関わり、そして、その規模および役割について、重要な決定を下した背後にある思想を共有している人々の多くはまだ健在であり、ホスピスの理念あるいは多くの逸話を語ってくれるでしょう。しかし、これから時が経つにつれて、そうはいかなくなります。さらにスタッフのほとんどは入れ替わり、そして創設期のスタッフも去って行くでしょう。看護師長や管理者など重要なポジションには新しい人が来ます。

将来ホスピスを運営する人々に、独創的な指導理念を守り、目標や信念を伝えるために、10周年記念を前に、ヘレンハウスの後見人会（Guardians of Helen House）と呼ばれる小さなグループを立ち上げることになりました。その目的はホスピスを導き、見守ることです。ヘレンハウスが重要視しているのは、人間の価値と柔軟性です。このグループを後見人会と呼ぶことで私たちは、家庭的雰囲気を保ち、ヘレンハウスに相対して一人の子どもに対して後見人の役目を引き受けることをめざしています。

ヘレンハウスの 後見人会の目的と責任について以下に説明します。

ヘレンハウスの発展を願い、子どもたち、両親、親戚や遺族たち、そしてそこに働くスタッフの幸せと健康を守るために女子修道院長にアドバイスをします。後見人会はヘレンハウスの未来に深く関わる方針について議論するためのフォーラムを開催します。過去9年にわたってヘレンハウスの日常や季刊誌、リーフレットなどに表現されてきた理念を守るためにヘレンハウスのスタッフや女子修道院長を支援する特別な役割を後見人会はもちます。また後見人会は、医師や管理者、看護師長の任命について女子修道院長にアドバイスすることができます。ヘレンハウスに在職する間は彼ら三名も後見人です。

後見人会は1991年9月に最初の会議を開いてから、毎年2回、会合を開いてきました。後見人会はヘレンハウスの創立に最初から関わった人々、そして運営に深く関わる人たちで構成される小さなグループです。彼らは両親、ヘレンハウスのチームから選ばれた代表者です。

後見人会の最初の大きな仕事は、看護師長イーディス・アンセムの後継者選びでした。看護師長募集の広告へ応募してきた人たちの選考のための面接が１９９２年11月に行われました。内部の応募者が看護師長に選ばれた時は、ヘレンハウスに関わる人々はみんな喜びました。マリー・トンプソンが１９９３年４月にその地位に就いたのです。

人々はヘレンハウスの大きな成功に誇りを感じてよいと私たちに言います。確かに、開設10周年記念の時には達成したことに非常に感動しました。感謝の祈りを捧げるオックスフォード大聖堂は満員でした。ヘレンハウスを利用した多くの家族、そこで働いたスタッフが国中から集まり、感謝を捧げました。

私たちは〝ヘレンハウスの家族〟に囲まれたその時、ようやく誇りを感じました。その気持ちはヘレンハウスが単に公に賞賛を受けたことではなく、むしろ多くの、そしてさまざまな家族の助けになったという事実に対してです。それは取り上げる問題が簡潔で、その根っこが、愛と人間性、常識といった肥沃な土壌にしっかり根付いているがゆえに達成できたのです。

私たちは今後、何年もヘレンハウスがこのように根を張り続けることを望みます。私たちの愛しいヘレンが今後どのくらい生き続けるかはわかりませんが、はっきりしているのは、今後もヘレンの年齢を超えて、ヘレンハウスの理念はずっと広がり続けるだろうということです。

（翻訳担当　後藤彰子）

# 補章　新しい世紀に向けて

私がこれまでの章を書いた1993年の時点で、ヘレンハウスをモデルとして、すでに多くの人々がこどもホスピスの必要性を認識し設立に向けて模索していました。ヨークシャーのマーチンハウスは1987年、バーミンガムのエイコーンズは1988年、ケンブリッジとノーフォークの二つのイーストアングリアこどもホスピスは1989年と1991年、そしてマンチェスターのフランシスハウスが1991年に開設されました。20世紀最後の10数年間に、こどもホスピスが続々と誕生し、その数だけでなく、余命が限られている病気をもった子どものケア全域への関心が、このように高まるとは予想もしていませんでした。

現在、イギリスには22のこどもホスピスが稼働しており、さらに13のこどもホスピスが構想段階にあります。こども加えて2つの地域（ハートフォード州とサリー州）で非常に良質な家庭ホスピス支援が行われています。こどもホスピスはみんな小さく、11床以上のホスピスはありません。たとえば三つのこどもホスピスは既存の成人ホスピスの中に併設されており、また別の二つのこどもホスピスは4床、一つは2床と非常に小さいものです。このようにすべてのこどもホスピスは、ヘレンハウスの基本理念を踏襲しています。こどもホスピスが小さい理由は、その柔軟性、感性、そして子どもの尊厳を守ることができるからです。それぞれのこどもホスピスの目標を表現する言葉は違っていますが、その個性を大切にし、各ホスピスを存続させている理念はヘレンハウスの創設理念を反映したものです。

## こどもホスピスのネットワークの構築

こどもホスピス設立への期待と、この分野の小児ケアへの関心の高まりから、1995年に既存のこどもホスピスの代表者が集まって話し合い、〝こどもホスピス実践のための指針（Guidelines for Good Practice in a Children's Hospice）〟と名付けた文書を公にしました。この中で、こどもホスピスの目標を〝余命が限られている子どもと家族に向けた全人的なケアを提供すること〟と定めて、次いで理念を明確にするいくつかの声明をまとめていきました。

それらを以下に紹介します。

- こどもホスピスは余命が限られている子どもおよび思春期の青年とその家族へのサービスを提供します。その際の費用は発生しません。
- こどもホスピスは自分の家に近い環境を提供します。つまりホスピスは家庭なのです。
- ホスピスにおいて提供されるケアは、子どもと家族の社会的、文化的、身体的、そして、情緒的な必要を満たすものです。
- ホスピスあるいは家庭においても、子どもと家族の希望に沿ってケアを提供します。
- より快適で生活の質を高めるために症状の軽減をめざします。
- 子どもの終末期そして死後もケアは続けられます。
- 質の高いサービスを維持していきます。

このガイドラインを〝命を短くする病気をもった子どもたちとその家族のサービスを発展させる〟ように利用してほしいと提案しました。こうして、こどもホスピスですでに実践されていること、すなわちどのように子どもに向き合い、必要なケアを提供しているかなど、ホスピスサービスのすべてが重い病気をもつ子どもたちの医療へと広がるよう声明が出されました。

最初は、それぞれのホスピスから看護師長および介護士長が集まって、彼らの考えや経験を共有するために小さなグループが生まれました。そして、こどもホスピスの代表者からなる小グループから発展して、1998年にこどもホスピス協会が設立され、登録慈善団体になりました。その目的は〝こどもホスピス運動に対する社会的関心を高め、人々の理解を深め、ホスピスおよび緩和ケアを発展させること〟にあります。

協会はフォーラムを開催してきました。ホスピスの代表者は定期的に会合をもち、実践を共有し、活動内容を確認しあい、課題について話し合い、そしてホスピスへの理解を深める方法について考えてきました。さらに協会はこどもホスピスの経験から得た知識を公表し、ホスピスサービスを確立するための助言あるいは注意点などを発信してきました。

協会が設立時から最も力を入れた広報活動として、こどもホスピスは単なる小さな成人ホスピスではなく、それぞれが独自の気風をもち、ユニークな存在であることをアピールしてきました。その理由は、一般的にこどもホスピスを利用する子どもたちの残された寿命は、成人患者の余命に比べて長いからです。こどもホスピスは独立しているべきです。成人ホスピスとは別な施設であり、特にその宿泊棟は子ども用に特別なデザインが必要と協会は考えています。現在、協会の目標について再検討していますが、基本的な役割としては、助言をし、フォーラムを主催する団体として機能し、協会自体がこどもホスピスを代表して発言し、発展していく、あるいはより政治的な役割を担って、国家規模のこどもホスピス運動を展開していくことなどを議論しています。

こどもホスピスに関してイギリスは世界のリーダーと見なされています。イギリス単独でも、その独立したこどもホスピスの数は、世界の他の国々を合わせたこどもホスピスよりも多いのです。しかし、どの国も独自のこどもホスピスが必要であり、設立に向けて話し合いが各国で進められています。病院あるいは小児病棟に付属したこどもホスピス、あるいは地域に設けられたホスピスケア・プログラムの数は急速に増えています。

１９８３年に国際こどもホスピス（ＩＣＨ）がアメリカのバージニア州アレクサンドリアに設立されましたが、その目的として二つあげています。一つは、生命が脅かされる病気をもつ子どもと家族の支援です。もう一つは、子どもの健康に関わる専門家に向けた教育、訓練および技術的な支援を行い、多様なプログラムについて紹介することです。こどもホスピスの強みは、どこに設立されるにしても、〝協働〟する姿勢です。その姿勢によってさまざまな職業の人々——医師、看護師、教師、セラピスト、聖職者、社会福祉士、受付、ボランティアなどを一つのチームにまとめることができます。

現在、イギリス以外の国々、オーストラリア、カナダ、ドイツそしてアメリカにもこどもホスピスが設立されています。素晴らしいことに世界各地のこどもホスピスの間で連携が徐々に始まっています。国境を越えて、情報交換、より良い実践、相互の激励と支援は、こどもホスピスの発展に大きく寄与しています。

１９９４年にカナダのイギリス領コロンビアにあるバンクーバーに開設されたカヌク・プレイスはその計画段階からヘレンハウスと深いつながりがあります。その開設時のメンバーの一人はヘレンハウスで数か月研修し、その時の経験と知識を、カナダで初めてのこどもホスピスの計画段階から生かしています。カヌク・プレイスはこどもホスピス協会の連携施設になったばかりですが、カナダとイギリスの小児緩和ケアの連携強化に役立っています。

バルタザルはヨーロッパ大陸における最初のこどもホスピスですが、１９９８年秋にドイツのサワーランドの中心にある小さな町オルぺに開設されました。ムコ多糖症の会を通じヘレンハウスの情報を得て、10年前にその会の親グループがヘレンハウスを訪問し、こどもホスピスをドイツに設立するために話し合いました。この訪問で、彼らはヘレンハウスのスタッフと親しくなり、その後も交流が続いています。ある夫婦の幼い娘がレスパイトのためにドイツからヘレンハウスに滞在し、夫婦はホスピスがどのように運営されているかを学びました。バルタザルの理念と気風はヘレンハウスとよく似ており、これら二つのホスピスの友情はスタッフ間の交流により続いています。

ケントのデメルザハウスとアメリカのジョージマークハウスとの間に生まれた友情と連帯はホスピスの特徴である〝国境を越えた連携〟の一例です。1998年夏にアメリカで最初のこどもホスピスを設立するために、サンフランシスコのコントラ・コスタのスタッフがデメルザハウスを訪問しました。彼らはさまざまなことを学び、あたたかく歓迎されたことに感謝し、ホスピスの大切な理念を共有しました。オークランド郊外の美しい場所にあるジョージマークハウスの起工式で、デメルザハウスの評議委員長（ホスピスの建築家であると同時に若い娘を病気で亡くしている）とジョージマークハウスの代表が、一緒に礎石を埋めました。デメルザハウスとジョージマークハウスの長く続く友情からケアチーム、そして二つのホスピスの子どもたちの交流ができるように、コンピューター・リンクを結び、利用している家族同士が訪問し合うようになりました。

## こどもホスピスの発展

簡素であることがこどもホスピスのすべてです。創生期から成熟期への移行に伴い、医療的側面が強くなってくると官僚的になり、そして合理化が進むと最初に失われるのはその柔軟性です。ホスピスの基本的信条は、個人の必要に応じた支援の提供であって、組織の都合に合わせるものではありません。ホスピスが親密で小さいものである限り、その信条は何とか守られると思います。しかし、大きな医療システムに取り込まれると、柔軟で全人的ケアを阻害する硬直したシステムが生まれてしまうでしょう。

楽観的な立場に立てば、そのような硬直化への初期に気がつけば避けられるでしょう。理念を伝え、独自性を守ることにより、小児緩和ケアの最も大切な要素である連携のとれた支援ができます。

高貴な慈善活動をしているのだから監視や規制を超えた特別な存在であり、誰もホスピスの運営に立ち入る権利はなく、私たちは規則にしたがう必要はないと自惚れる危険性があります。その理由は、おそらくこどもホスピスが生まれた特別な経緯にあるのです。こどもホスピスの誕生は地域での個人的な努力に負うことが大きかったと思われます。斬新なアイデアの普及、そして新しいサービスを立ち上げるための大規模な募金活動が行われている場所では、〝ハーメルンの笛吹き〟のようなカリスマ性のある人物、あるいは活力ある小グループが先頭に立っています。始動する時期、そして成功する冒険的事業の創成期には彼らのような人たちが不可欠です。これはこどもホスピスに正に当てはまります。創始者あるいは創設グループの使命感あふれる活動は、熱狂的で強力な支援を生み出し、多くの場合、それは最初の地域性を遥かに超えて発展していくのです。

## 運営と募金

成熟段階へと移行し持続的な成功、そして初期の指導者の大きな夢とビジョンを確実なものにするためには支援体制を確立し、そして、継承と運営の課題を乗り越える必要があります。後発のこどもホスピスにとっては、間違いなく問題は少なかったでしょう。なぜなら先輩たちの経験から学び、そして、管理面では初めから組織化されていたからです。

財務大臣の講演によると、政府は民間の新しい取り組みと同時に財政支援の重要性も認識しているようです。今後さらに州は、ホスピスケアの領域でボランティア部門への依存度を高めるでしょう。

イギリスのすべてのホスピスは、政府公認の慈善団体の中に含まれています。したがってイングランド（イギリスの一番大きく人口密度の高い地域）とウェールズでは、約18万の公認慈善団体があり、そしてこれらは、およそ年間総額200億ポンドに上る寄付により賄われています。現在、慈善団体は社会のあらゆる分野において大変重要な役割を担っており、そして、それらの慈善事業は財政上の特典を得ています（たとえば免税、税率の引き下げ）。

社会福祉制度が成立して大分経ってから、社会および政治の変化に伴って、自由意志および慈善事業が果たす役割が再評価されてきました。最近の20年間で多くのこどもホスピスが生まれましたが、同時期に慈善事業の運営に対する政府による規制の仕組みに大きな変更が見られました。新しい法律はイングランドとウェールズにおける第三者機関である慈善委員会（Charities Commission）の権威を高めています。この機関は、慈善団体が寄付金を効果的に使うよう指導し、また監督する立場にあります。慈善団体が監督されていると知ることで、事業に対する市民の信頼性が高まるのです。最近の法律の変化としては、新しいＳＯＲＰ（慈善団体の会計奨励案についての声明）の導入があげられます。ＳＯＲＰ導入後に活動内容と、資金の慈善団体による会計報告の枠組みが明確になりました。

1990年以前は、〝企業統治〟という用語はあまり知られていませんでした。社会のすべての領域で、情報開示、責任の所在の明確化は非常に重要になっています。慈善団体の統治により導かれ、方向性が定まり、比較的若い機構にとっては、重要性を増し、そしてやりがいのある課題です。慈善活動を監督する中心となる人は理事であり、彼らは法律を基にこどもホスピスの全般的な調整と運営に責任をもっています。個々のこどもホスピスの理事任命法は固有のもので、その数も異なっており、最も少ないのは4人、最も多いのは18人で、平均はおよそ10人くらいです。

こどもホスピスの一般的な評議委員会は多様なバックグランドをもった人たちで構成されています。それぞれが立派な経歴をもち、ホスピスの運営に適した専門家たちです。具体的には、会計士、法律家、看護師、支援学校の教師、引退した家庭医、建築家、医療保健局の行政官、小児科医、心理療法士、親、そしてホスピスで長年働いてきた介護者などの人たちです。あるホスピスの管理者によると知識が豊富で、熱心な理事は不可欠です。

しっかりとした運営機構を確立することは、ホスピスの透明性を保つためだけでなく、ホスピスという組織の発展、主要スタッフの任命、そして、管理を成功させるためにも重要です。創設者たちの理想を共有することで、最初のうちはプロジェクトを維持できるでしょうが、やがて永続的で秩序のある機構を整える必要性が出てきます。しかし、適切な運営に必要な秩序や基盤によって、理想が失われないように注意しなければなりません。このような理由から、理事（ついでながら報酬は出ないが）とホスピスを運営するチームの役割を明確に区別すべきです。ホスピスの運営については、十分な自由が与えられる必要があります。すべてのスタッフ間の活発な議論は効果的な運営に不可欠ですが、私は理念をスタッフ全員に行き渡らせることだと思います。

こどもホスピスの運営コストはかなりの額に上ります。1999年のこどもホスピス協会の調査では、1床にかかる平均的な年間経費はおよそ14万5000ポンドでした。ベッドの占有率は幅があり、50%から90%を超えるところもあります。いくつかのホスピスでは、1床の運営にかかる実際の経費は、年間20万ポンドを超えると考えられます。この〝1床あたりの経費〟はホスピスが提供するサービスのすべてを決めるほど重要です。

ホスピスの〝1床あたりの経費〟に含まれるものとしては、子どもの介護に直接かかる経費に加えて、家庭訪問、家庭での看護、死別へのカウンセリング、家族支援、ボランティアの訓練そして教育などがあります。これらの経費は慈善事業への寄付によって主に賄われます。そして施設の建設、運営、そして基金の確立のための資金集めが、すべてのこどもホスピスの重要な活動となります。あるこどもホスピスは、チャリティーショップなどの小売業を経営しています。別のホスピスは、ある程度の法定支援金を受けていますが、あるホスピスは、自ら選んだことですが、州からの支援金をまったく受けていません。それは法定支援には制約がついてきて、ホスピスの自由が侵害されるのを恐れているからです。しかし、ある場合は、単にそういった利用できる法定基金がまったくないからです。イギリスのこどもホスピスが州政府から受けている経済的支援は平均で運営費の5%未満です。

## 現状と将来の課題

こどもホスピスが成熟期に入ってきたことと、小児の緩和ケアが医療の視点から議論されるようになったことは、おそらく偶然ではないでしょう。ヘレンハウスが開設されてから数年で、緩和ケアへの社会的関心が高まってきました。緩和ケアという言葉が明確に使われていたわけではありませんが、当時も治癒が望めない病気では、当然ながら苦しみを和らげる方に力点をおいた看護や医療がすでに実践されていました。緩和医療（palliative medicine）のpalliativeの意味は〝一時しのぎ〟、あるいは〝苦痛を一時的に和らげる〟であり、語義に〝失敗〟を含んでいることから、伝統的に医学領域との関連性は薄いものでした。医学的治療によって治癒が期待できない時にのみ導入されるものでした。

しかし、緩和医療は最も困難な医学領域の一つであるという認識が広がりつつあります。死が避けられない絶望的状況の中で、緩和医療では純粋な医学を超えた、肉体的そして精神的な苦しみを和らげるための非常に幅広い技能（知識、あるいは経験）が必要となります。緩和ケアは〝重要ではない〟ということはあり得ません。なぜなら医療の中で最も難しく困難を伴う領域の一つだからです。〝病気を治す〟ことより、痛みや症状の調整は切実な問題です。介護の過程が中心であり、死という転帰が重要ではないのです。

デイム・シセリ・サンダースの先駆的仕事、そして啓示的な活動は緩和医療に大きな影響を与えました。1987年にホスピスケアの概念がイギリス内科学会によって専門分野、すなわち〝緩和医療〟と認められたことはホスピス活動の成果でした。1988年にヨーロッパ緩和ケア協会が設立されましたが、これはより広い領域における緩和ケアの重要性が認識されたからです。この協会は専門家の教育および訓練の改善が必要であると創成期から提唱してきました。ここで言う専門家とは緩和医療に携わる医師のみならず、看護師、ソーシャルワーカー、そして聖職者などです。1993年にブリュッセルで開催されたワークショップにおいて、満場一致で医学教育に向けての強い提言が採択されました。それはすべての医学校のカリキュラムに緩和医学は必須であるというものでした。

こどもホスピスの出現、そしてその活動によって余命が限られるさまざまな病気をもった子どもたちへの関心が高まってきています。子どもへの緩和ケアは、いまだ発展途上で完成されていませんが、すでに一つの医学領域として認められています。しかし地域によって、稀な病気をもった子どもの緩和ケアが受けられないという不平等を乗り越えるには時間が必要です（大都市ほど緩和医療を受けやすい）。このような状況ですから、イギリスの地方保健局の50％は緩和ケアを子どもに提供していませんし、緩和ケアを行っているとしても、成人の緩和ケアに多くを依存しており、通常はがん医療の一環として実施されているにすぎません。

## 認識と理解

こどもホスピスにとって重要な課題の一つは、その意義と活動内容への理解を広め、誤解を一掃することです。単に資金源を確保する財務上の安定、そして、法定基金を確実なものにするだけではなく、緩和ケアを本当に必要としている子どもと家族のために財源を確保することです。

成人ホスピスに関する一般的な認識を、誕生したばかりのこどもホスピスに当てはめることはできません。ヘレンハウスが開設された時、すでに成人ホスピスはたくさんあり、高い完成度に達していました。ホスピスでの癌患者の終末期ケアとは、痛みの医学的コントロールであると、一般の人々は理解していました。しかし実際には、病院ではできない魂の求めに応じる役割を成人ホスピスは担っていたのです。成人ホスピスで緩和ケアを受けている患者の大多数は、同時に病院でも治療を受けていました。この経緯から、成人ホスピスは病院の代替えと見なされていました。

このようなホスピスに対する認識（１９８２年以前にはすべてのホスピスは成人用でしたから、ホスピスの前置きとして〝成人〟は不要だったのです）が、一般市民に根ざしていたので、こどもホスピスの役割は、成人ホスピスとは違うと繰り返し説明しなければなりませんでした。こどもホスピスは〝死にいく人間を扱う場所〟ではないのです。一般的には、子どもの命を脅かす病気は大人の癌とはまったく異なる病態であり、時間的経過も違っています。言い換えると、余命が限られている状況であっても、子どもの場合は末期癌の大人よりもゆっくりと死に至り、必ずしも死が切迫しているわけではありません。

このような理由から、成人ホスピスとは異なり、こどもホスピスはレスパイトに力を入れており、切迫する死は必ずしも共通の特徴ではありません。終末期の緩和ケアを必要とするのは、わずか数日から数週間であり、多くの場合、数年にわたって家族に付き添われて、何回もレスパイトを受けるのためにホスピスに滞在するのです。この間に、子どもの病気は徐々に進行し、介護への依存度が高まっていきます。病状の悪化により、家族の精神的および身体的ストレスは高まり、そして長引く不安を和らげるために、こどもホスピスでのレスパイトが最も重要な支援となります。

成人ホスピスと違って、こどもホスピスの最も大きな特性は、友情を育み、家族全体の支援であると考えられますが、それにはいくつかの理由があります。一つは、進行性であっても、病気の経過はゆっくりで、家族との交流は長く深まります。二番目は、命が限られている病気をもつ子どもは、通常は家で介護を受け、家族の中できょうだいと共に暮らしています。ホスピスに滞在している間も、家族全員の希望、そして不安を理解した上で、家族に囲まれた普通の暮らしができるように私たちは全人的で繊細なケアを心がけています。三番目として、稀な命を脅かす病気の多くは〝家族性〟、すなわち家族の中に複数の同じ病気の子がいることです。

ジェームスとフィールドは、成人ホスピス運動がいち早く確立され、社会的認知を受けた理由として〝理念が一つ、目的は明確、そして焦点が絞られていたこと〟をあげています。ヘレンハウスの準備段階で、すでに成人ホスピスが社会に定着していたので、こどもホスピスの新しい考えが容易に受け入れられたのです。ヘレンハウスが設立された時に、理念は一つでした。初期の成人ホスピス活動が受け入れられた理由は、人々が従来の医療的ケアとは何か別のケアを望んでいたからです。このような人々の想いにより、成人ホスピス建設への国家的支援が始まったのです。

初期の成人ホスピス運動は、〝死に行く人のケアに対する市民の不安に共鳴したもの〟でした。そして時代の風潮を反映して、〝死に対する大衆の不安な想いが、ホスピスの誕生を求めていた〟のです。成人ホスピスの理念と構想が、社会的認知を得るにつれ「何か医療的ケアとは別のもの」を求めて国家的な支援を生み出したのです。

成人ホスピスが誕生した際に見られた社会現象は、こどもホスピスでは見られませんでした。それはホスピスを必要とする子どもと家族の数が非常に少ないからです。これに対して、当時のイギリスでは多くの人々が、ホスピスで受ける恩恵、あるいは地域のホスピスで死ぬことを受容していたのです。しかし病気の子どもには、やはり当てはまりませんでした。現代においては幼児期以降に亡くなる子どもの大部分は、事故や急性疾患です。小児の場合、遷延する死に至る病は非常に稀なのです。これらの子どもと家族への支援の必要性は非常に大きいのですが、そのような子どもの数は圧倒的に少ないのです。言ってみれば、ほとんどの人にとって死にいく子どもたちは想像を超えているのです。

ホスピスを必要とする子どもの数は少数であると同時に、その子たちの多くは一般の人たちの眼には映らないのです。なぜなら彼らは自宅にいて、家族の介護を受けており、病院の病床数のような〝見える統計〟として現れません。そして急性疾患ではないので、小児救急医療の関心も引きません。さらに重要なことは、彼らの抱える疾患は幅広い小児医療全域に分散しており、そして、寿命を縮める稀な病気なのです。確かに子どもたち一人ひとりへの支援の必要性は高いのですが、支援体制を整えて、動き出すだけの明確な疾患単位として把握できなかったのです。

〝こどもホスピス〟は、成人ホスピスのように従来の介護体制の崩壊（それは同時に創造的でしたが）によって始まったわけではありません。こどもホスピスは、小児医療ですでに実践されていた介護あるいは看護に対する反動ではなく、また批判によって始まったわけではありません。ヘレンハウスは、こどもホスピスという空白領域を埋めるように支援を始めたのであり、従来の小児医療に対する挑戦ではなかったのです。このような理由から、新しい創造的なプロジェクトに対する世論の高まりや論争を引き起こすことはありませんでした。ですから、世間の騒ぎに煩わされることなく、こどもホスピスの理念にしたがって目的に向けて集中することができました。

以上あげた理由から、こどもホスピスの役割、そして、ホスピスサービスの意義を理解してもらう難しい仕事がやりやすくなったのです。これは重要であり、今も続いている取り組みです。こどもホスピスの意義を社会に伝えなければ、不利益を被るのは、ホスピスを本当に必要としている子どもと家族なのです。こどもホスピスに関する調査から、家族へのホスピスサービスに関する情報は、主に保健および子どものケアに関わるさまざまな専門職の人々によって届けられています。ですからこれらの専門職の人々には、最寄りのこどもホスピス（理想的にはある程度交流のある）で行われているサービスについて、最新の情報を手にしてほしいのです。こどもホスピスにとっても、医学的、社会的、そして教育面の支援を行っているこれら専門職の人々との連携を築き、そして、情報提供の道を確保することは大切です。

初期のこどもホスピスは、こういった広報活動を十分にしていなかったと思います。これは仕方のないことで、ホスピスの立ち上げで手いっぱいだったからです。ホスピスを訪れる子どもたちと家族は切迫した状況で助けを必要としていたので、ホスピススタッフは彼らの支援に没頭していたのです。創設期には、こどもホスピスの独立と自由について、そして〃ホスピスの理想〃をいかに守るかが危惧されていました。つまり主流である小児医療との連携を取りすぎることで、理想が失われ、さらに本来の目的から逸脱する恐れがあったからです。初期にはこどもホスピスは一般大衆に理念を伝えることを最優先しており、その存在そのものを大衆の寛容さに依存していました。これらの理由から、おそらく既存の法令サービスとの連携は優先事項ではなく、もっと連携強化を図るべきだったのです。

今ではこどもホスピスを巡る状況は大きく変わっています。専門家への情報提供、そして専門家とのネットワーク形成の必要性は広く認識されています。多くのホスピスチームには、連携を取る特別なスタッフがいます。彼らは地域に出ていき、専門家に会い、ホスピスとの連携を強化し、訪問を調整し、情報を広く発信しています。子どもの緩和医療の分野でホスピスがその機能を十分に発揮するためには地域との交流が不可欠です。大多数のホスピスは専門家、そして家族向けの紹介ビデオ、ウェブサイト、紹介記事を作っています。そして専門家との顔の見える親密な関係を築くことが最も大切だと思います。

こどもホスピスが取り組んでいる教育的な役割は非常に重要な課題です。新しい比較的小さなホスピスを設立しようとする際（こどもホスピスの数は増えていますが、ケアの規模は依然として小さいのです）、その情報を医療の専門家に広めるのは簡単ではありません。専門家であっても一生を通じてホスピスを必要とする子どもに出会うことは滅多にないからです。家庭医にとってホスピスの情報は、端的に言うと、日々処方している薬に関する製薬会社からの情報ほど価値はないのです。

## こどもホスピスの人間的な側面

すべてのこどもホスピスは小規模です。ヘレンハウスの計画段階で、小規模のものを造るという方針について激しく意見が交わされました。そしてその計画段階で、運営する際に人間的な側面を保ちながらホスピス機能を発揮するには、費用対効果という視点を乗り越えなければなりませんでした。今ではホスピスは小規模で良いと見解の一致を見ており、もはや争点になりません。小さいからこそ、全人的で、個々の必要に応じたケアが可能となり、そこでは人と人の強い絆を結ぶことが最優先されます。

ヨークシャーのマーチンハウス（イギリスにおける2番目のこどもホスピス）の経験は、このような観点から興味深いものです。１９８７年の開設時、レスパイトと終末期ケアを提供できる人数は常時10人でした。5年が経過して、看護師長とケアチームの全員が、定員割れの方が、ホスピスはよりよく機能し、質の高い介護ができると感じていました。議論の末、ベッドルームの数を9に減らし、必要となっていた家族用の小さな部屋を新たに造りました。そこで家族は休息し、スタッフあるいは訪問医と話すことができるようになりました。マーチンハウスはさらにベッド数を8に減らそうとしました。しかし、家族からのレスパイトの要望は強く、さらなるベッド数の削減は結局取りやめとなりました。

ホスピスの際立った特徴である人間的な側面に負の作用を及ぼすさまざまな要因があります。それにもかかわらず、こどもホスピスは重篤な病気をもつ子どもたちの広範かつ複雑なニーズを浮き彫りにしてきました。こどもホスピスが発展することで、その優れた実践が医学領域に広がり、さらに〝ホスピスの理念〟は最近になって〝小児緩和ケア〟に浸透しています。しかしながらホスピスケアの理念が、たとえば病院という環境にうまく伝えられたとしても、それに相応する〝医学的余波〟がホスピスに及ぶことに注意しなければなりません。ホスピスケアが病院に導入されることは良いことですが、逆に病院の医療がホスピスに過度に取り込まれることは望ましくありません。

過去10年間に社会医学系分野の著述家が成人の緩和ケアの内容に変化が見られることに注目し、ホスピスの医療化の傾向が強まっていると指摘しています。成人ホスピスはこどもホスピスとは明らかに違っていますが、こどもホスピスも過度な〝医療化〟に対して身を守る必要があるでしょう。ホスピスは当然ながら医学的知識を活用すべきですが、医学的介入はあくまでも補助的なもので、方向を〝決定づけるもの〟ではありません。

こどもホスピスは医療的支援を地域の家庭医に依存しています。ホスピスには病棟医も医療管理者もいません。典型例として、特に家庭医と連携ができ上がっています。彼らはホスピスと密接な連携を取り、定期的な訪問に加えて、オンコール体制を敷いています。こどもホスピスのこのような体制は好ましく、家庭から家庭という気風を醸し出してくれます。ホスピスは家庭と同じなのです。

必然的にホスピスでの医療的支援を担う家庭医は、短命となる稀な病気をもつ子どもに接するうちに、その病気に関する専門的知識を身につけていきます。そして多くの場合、彼らの医学的アドバイスはその分野の専門医のアドバイスとほぼ同じレベルになっています。こうして医療、医療的処置、あるいは子どもの生命の質を高める新しい治療の提案および実践を家庭医が行うまでに、親の信頼が得られるようになりました。高度医療の導入によりこどもホスピスの理念が損なわれることはありません。大切なことは、もし子どもに医療的処置が施される場合があるなら、その処置に内在する精神であり背後にある目的です。

医師と子どもとその家族の親密な関係は非常に重要であり、そして最終的にすべての決断は家族にゆだねられるべきです。有効な医療を提供できないからといって、医師としての義務を放棄しているのではありません。家にいる時は家族が日常的に子どものケアをしているのですから、ホスピスでもそのケアの主導権は家族にあるのです。病気中心の医療モデルをホスピスに取り込むことは、全人的ケアという基本的理念から遠ざかる危険性を念頭に置かねばなりません。繊細な子どもの緩和ケアでは、子どもが中心であって、病気ではありません。

## スタッフの育成

こどもホスピスのスタッフは、ホスピスの最も大切な財産であり、彼らの心構えや子どもへの接し方はホスピスの雰囲気を左右します。子どもと家族のニーズ、願い、そして、恐れに対する接し方や感受性はケアの質を決めます。専門家だからといって優位に立つことができない領域であるこどもホスピスでは、人間性を主に、専門性、そして技能を吟味しながらスタッフを選び採用しています。さまざまな個人や専門職の幅広い技能にバランスよく依存している多極的規律（多くの専門分野をもつスタッフの協働により民主的に運営されること）を保つホスピスでは、権威や地位のもつ壁を打ち破り、平等主義を打ち立て、病院や施設とは異なる雰囲気を生み出すことができます。

成人の緩和医療が専門分野となったために、成人ホスピスの多極的規律が次第に崩れている現状から、こどもホスピスにも危機感が高まっています。医師や看護師がホスピスおよび緩和ケアの領域に入り、専門領域としての経歴を積むことにより、ホスピスチームで決定を下し、そして彼らがリーダーシップを発揮するようになると、多極的規律による取り組みができなくなります。医療や看護という側面が強くなると、全人的ケアにとって最も大切な多極的規律による取り組みが失われてしまうでしょう。

こどもホスピスにも同じような流れが始まるかもしれません。小児緩和ケアに同じことが起きると、ホスピスで働く医師や看護師が緩和ケア専門資格を取得し、そして、チームの中に上下関係が生まれて、ホスピスは仕事になってしまいます。〝多職種協働〟は、医療の専門職や看護師により構成されていますが、これらの人たちは資格を取得して権威を望むものです。もしこの誤った資格取得への期待が実現すると、こどもホスピスの本質が変わってしまうと思います。ここで誤った資格取得と表現した理由は、全人的なホスピスケアには、そういった資格は不要であり、次第に多極的規律チームの結束力が弱まり、サービスは専門的になりすぎるでしょう。

これに関連して、行く手にある課題は、こどもホスピスが成熟段階にさしかかってきたことに内在します。経歴という観点からは、ホスピスのケアチームには昇進はありません。多くのスタッフにとって、それはまったく問題にならないでしょう。なぜなら、こどもホスピスで働こうという人にとって経歴を積むことは重要ではないからです。それにもかかわらず、昇進について言及するなら、あるこどもホスピスは奉仕の期間に応じて特別な責任ある地位、たとえばチームリーダーという地位を与えるシステムの導入を検討しています。チームアプローチを守ることと、スタッフに昇進の道を用意することは相反しています。

その一つの解決策は、競争原理（階級形成のリスクを内在する）によるのではなく、個々が学び成長する道を作ることでしょう。そのためにすべてのスタッフに向けて研修機会を増やし、個々の技能を磨く姿勢を表彰するのです。能力の高いスタッフの多くは、特別な資格なしにホスピスで働いています。ホスピスケアチームのスタッフ、そしてすべての同僚が、その職業が何であれ、習得していった技能を公に顕彰されるべきでしょう。もしこの提案が受け入れられると、得られる資格は実践に基づくものであり、それは最近の医学、看護教育の流れと一致するもので、社会でもより高い教育、職業訓練が一般的となっていますから、ホスピスでの学習、技能の習得、そして生涯にわたる学び、これに伴う高い技能習得に対する認定は当然だと思います。

現在ヘレンハウスのケアチーム全員がヘレンハウス介護賞（in-house Award in Care）に向けて働く機会をもっています。ヘレンハウス介護賞は１９９７年に当時の介護士長のメアリー・トンプソンとスタッフの訓練を統括していたチームメンバーのブラウエン・ベネットによって創設されました。そのコースに関する包括的な講義目録が作成されましたが、ケアチーム全員が目録に何を入れるべきかを提案する機会となりました。ですから講義の内容を議論することは、各自が小児緩和ケアに必要な広い知識、技能、そして適性について考える良い機会となりました。その結果、完成した講義目録は図らずも、ホスピスの小児緩和ケアを理解する上で良い参考書となり、さらに小児緩和ケアはどのように成人とは違うかを示すことになりました。

ヘレンハウス介護賞の選考は1年間続きます。チームメンバーの技能の総合的評価に並行して、ホスピスが閉鎖される1月に2週間にわたって集中講義やセミナーを開催します。彼らは評価を受け、議論し、そして指導者や学生スタッフと一緒に講義を受けます。そして自分が取り組みたいテーマを選び、それについて小論文を書き、外部の専門家による評価を受けます。

〝ヘレンハウス介護賞〟はオックスフォード・ブルックス大学において看護師の緩和ケアコースの資格であるENB931として認められています。受賞者は希望すればさらに研修を続けることができるだけでなく、ヘレンハウスを越えて価値があり、緩和ケアコースを開設する際に力となります。

ヘレンハウスの開設時からの4人のチームメンバーは、すべての課程を終了しヘレンハウス介護賞を受賞しました。１９９８年10月、娘であるヘレンの名前を冠した賞を私が手渡すことになり、私は大変感動し、さらにありがたいことにその場にヘレンが参列していたのです。

ヘレンハウス介護賞の導入は一つの良い例です。それはホスピスを基盤とする緩和ケアで働く場合には、目に見える昇進はなくても、高い評価を受けるからです。ホスピスで得た技能と知識に関する公式の認定や評価に向けての努力、そして、コースの最後に取得した証書によって、彼らはヘレンハウスの外でも活躍することができるのです。

## 拡大していくホスピスサービス

ヘレンハウスの初期パンフレットには、16歳までの子どもを受け入れると明記しています。そして、レスパイトを利用してきた子どもが、16歳に達しても利用することは可能ですが、16歳を超えての初回利用は通常は受け付けないと追記されています。他のこどもホスピスも同様な表現を用いています。16歳を超えたばかりの年齢層の受け入れに関しては、〝時には〟あるいは〝例外として〟ということばを用いており、こどもホスピスは、幼い子どもたちのニーズをまず満たすところであると表現しています。個々の状況を考慮して、柔軟に受け入れの判断をしたいと併記しています。重要なのはこれらの記載の背後にある想いです。それは命が限られている子どもたちの寿命は予測できず、そして小児期を越えていく子どもたちのケアを継続することは難しいからです。

ホスピスをレスパイトとして利用する子どもたちが、小児期を越えて生きていく可能性については、初めから予測していました。それが今では現実となり、それらの人々への継続的支援は新しい課題です。難病の子どもたちは明らかに長く生きるようになっており、ある種の病気をもつ子どもたちの思春期の状態はより安定し、彼らの平均寿命は長くなっています。余命が限られた病気（たとえば嚢包性線維症やある種の小児がん）であっても、治療や看護の進歩により平均寿命は明らかに長くなっています。たとえば１９８１年に比較して嚢包性線維症の平均寿命は16年から31年に延びています。

栄養状態の改善、胃瘻造設手術の確立と適応拡大、薬物治療の進歩（適切な抗生剤使用、抗けいれん剤による脳のダメージの回避など）、さらには高度医療技術を用いた在宅医療により多くの難病児の平均寿命は延びています。外科手術の進歩もある程度寄与しています。たとえば筋ジストロフィー児の側彎手術などです。

本来の役割である幼い子どもへの支援を減らすことなく、青年期の人々のニーズに向けて、どこまで支援ができるのかが、こどもホスピスが直面している課題です。基本的にすべてが子ども用に設計されているこどもホスピスが、青年期の人々にとって適合しているか疑問です。こどもホスピス協会は子どもをケアしようとしている成人ホスピスに強く警告しているように、子どもたちは単に「小さな大人」ではありません。同様に青年は単に「大きな子ども」ではありません。

年齢を理由に、16歳になったからホスピスはレスパイトとして、もう受け入れられないと、どうして言えるでしょうか？　彼らにとっては、ホスピスは家庭と同じで、家庭から家庭に移動すると思っているのです。大きくなった彼らへのサービスをホスピスが慎重に時間をかけて少しずつ打ち切るとしても、そして、こどもホスピス以外の〝年齢相応〟の支援を探すとしても、小児から大人への移行期にある19歳以上の人たちにとって、適切なレスパイト支援を受ける場所がない厳しい現実があります。

若い人たちのニーズに応じる設備を備えたところがないので、最近の数年間にいくつかのホスピスは若い人向けの支援ができるように拡張を検討しています。エイコーンこどもホスピスは青年向けの設備を用意した最初のホスピスです。エイコーンの2番目のホスピスは1999年にバーミンガムのウォールソルに開設され、11床を有し、14歳から25歳までの年齢層に限った思春期棟と呼ぶ一角があり、そこには若い人向けに5つの寝室があります。

ヘレンハウスのフランシスは1999年に、オール・セインツ修道会は16歳から40歳の若い人向けに〝ホスピス兼レスパイト施設〟であるダグラスハウスを建てるための寄付を集めると発表しました。この棟は7つの2間続きの部屋をもち、レスパイトケア、訪問介護、デイケア、終末期ケア、そして死別支援などを提供する予定で、オール・セインツ女子修道院の敷地内にダグラスハウスを建てることになります。

ヨークシャーのマーチンハウスの理事会は最近、ホスピスが提供するサービスを拡大する方針を発表しました。それによるとマーチンハウスは、完全に独立し特別に設計された若い人向けの棟をもつ初めてのこどもホスピスとなります。若い人向けの設備と既存の子ども用施設を合わせて〝マーチンハウスこどもと若い人のためのホスピス〟と命名されました。そして、これらの二つのサービスは同じ管理の下に置かれ、同じ理念によるケアが提供されます。マーチンハウスは別の建物を建設することにより（1999年にホーリー・パラクリート修道女会が明け渡した美しい庭園の中にある修道女の家を拡張し改装）、若い人向けの環境を提供することになります。新しい建物を計画する際に、建築家、プランニングアドバイザー、サービス提供者、ホスピスのスタッフ、そして地域住民に対する聞き取りに加えて、若い人たちのニーズに合わせたサービスを提供するために、新しい施設の潜在的な利用者や家族と話し合いました。

新しい建物には18歳から25歳の年齢層向けにひと続きの6つの部屋があります。利用者が必要とするすべての機能（配膳サービス等）が一つ屋根の下に配置されています。そしてホスピスの広い庭はマーチンハウスを利用する子どもと若い人が共有します。

若い人の利用を視野に入れて、既存のこどもホスピスのすべてが、新しい施設を建設し、あるいは改造する段階にはありません。あるホスピスはそのような選択をしませんし、あるいは自分たちがやるべき領域ではないと考えています。さらにこの厄介な領域に立ち入らないように慎重に構えています。いずれにしても、思春期を越えた子どもたちの要望にある程度、応えようとするこどもホスピスが増えています。たとえば同じ年齢の人たちをグループで受け入れるレスパイトケア、〝10代の子どもたちのための週末〟あるいは〝若い人の休憩所〟などの企画です。

## 家族のための宿泊施設

1982年に、ヘレンハウスを開設した時、ホスピスの中心から少し離れたところに両親や親族が滞在する二つの寝室をもつ平屋がありました。時間が経つにつれて、この規模ではホスピスに滞在を希望する家族や親族が利用するには手狭になってきました。

1995年10月にさらに多くの家族が宿泊できるように小規模な拡張工事を行い、元の建物と同じデザインの三角形の建物が後方でつながるようにしました。この拡張した建物には、大きなゲーム室があり、レスパイトのために滞在する子どもや若い人の新しい娯楽室になっています。

1988年にヘレンハウスは道路沿いのテラスハウスを購入し、事務所や保管スペースに利用すると同時に、家族の宿泊用に改修して利用しています。この滞在施設は2棟の家族用建物で、ホスピスに近い独立した建物としての価値があります。

## きょうだい支援

ホスピスサービスの広がりの中で、情緒的あるいは精神的なサポートが始まりました。ヘレンハウスが開設された当初から、余命が限られた子どものきょうだい支援の必要性は十分わかっていましたので、さらに発展させたのです。きょうだいが制限なくさまざまな活動や経験を十分に楽しむためには社会の障壁は多く、また大きいのです。きょうだいの日常生活、たとえば外出、休日に友人を招待することは著しく制約されており、さらに両親と子どもたちが単に楽しく一緒に過ごす時間さえ限られてくるのです。

病気の子ども（時には複数）は在宅で困難な医療的ケアを必要としており、そのためにきょうだいたちは、友人や仲間が経験するさまざまな楽しみをほとんど味わうことができず、非常に孤立しています。彼らは不全感、恐れ、悲しみ、そして、おそらく恨みや怒りなどの感情に苦しめられています。彼らの多くは、自分たちの悲哀や苦悩に対して助けを求めることは利己的であり、あるいは単に悪いことであると考えており、病気のきょうだいに対して申し訳ないと思っているのです。

今では多くのこどもホスピスはきょうだい向けのプログラムをもち、彼らが経験する日常生活上の、そして情緒的な困難に注目し、支援を始めています。ケアチームの中に、きょうだい支援に専念しているスタッフがおり、その数も増えています。きょうだい支援は1対1を基本にしていますが、時には小グループで試みられます。そして特別に用意された活動、外出、ある場合は短い休暇、そしてある時は単にリラックスし、ゆったりした環境できょうだいの恐れや感情について話す機会を設けています。

きょうだいたちが抱く感情が妥当かつ健全で、そして正当であるとわかってもらうのはきわめて大切であり、また彼らが元気を取り戻すことになるのです。ほぼ同じ環境（きょうだい児が重い病気である）に暮らしている他の若い人たちと会い、活動することで、きょうだいたちが経験している孤独感は和らぎます。時には友情が生まれ、別の家族のきょうだい同士が交流を始めることもあります。

ミルトンにあるケンブリッジの東アングリアこどもホスピスはニュースレター〝友達〟を発行し、きょうだい同士の友情を育んでいます。そういったきょうだいを念頭に置いて計画された死別に対する支援グループ（死別への支援グループ：ミルトンハウスで行われているプログラム）は、つらい時期にきょうだいが孤立しないように特別な支援を行っています。エイコーンこどもホスピスは、ダイアナ妃記念基金からの3年間の助成金を得て、きょうだい向けのさまざまな活動を進めています。

## 家でのケア

いくつかのホスピスが探ってきたサービス拡大の新しい方法は、ホスピスで行っている支援を自宅でも提供することです。バーミンガムのエイコーンズは良い例です（面白いことに地域での活動は当初から彼らの核となる事業です）。エイコーンズが提供している支援は訪問看護サービスとは違います。地域のチームメンバー（およそ14人で、彼らはホスピス内のケアチームとは別です）は、余命が限られている子どもと家族のための現行サービスと連携するのが主な役割であり、さらに家族が必要としている支援を一緒に届けるコーディネーターの役割を果たしています。シュロップシャー州にあるマーチンハウスとホープハウス、そしてヘレンハウスは、在宅介護を支援するためにこの方法を最近になって導入しています。

あるホスピスは、この分野には踏み込まないと決めていますが、それは現実的な理由からです。北デボンのサウスウエストこどもホスピスがその一例です。サウスウエストこどもホスピスが子どもを受け入れている地域は非常に広く、その大部分が遠隔地なのです。そのため、ホスピスケアを自宅まで届けることは困難であり、特に田舎に住んでいる家族に向けての支援は難しいのです。彼らはホスピスで行っているケアに力を注ぐことを選択し、ホスピスの外に関しては、助言する立場をとる方が在宅介護の支援に効果的であると感じていました。

ケンブリッジのミルトンにあるホスピスは、地域サービス提供者と協力して支援する役割を果たす方が良いと考えていました。地域から提供する子どもと家族へのホームケアが最も大切であると考え、訪問介護の取りまとめ役に専念する小さなグループを作って、この領域で過去6年間活動してきました。このやり方で、彼らが常に支援することはできませんでしたが、支援が準備できていると確認できたのです。このようにケア提供の仲介役を果たす方向性を模索したのです。

サービスを拡大して在宅ホスピスケアの提供をめざすなら、地域でどのような支援が行われているかを十分に調査し、すでに地域で実施されている、あるいは実施可能になっているサービスとの重複を避けるべきです（ホスピスの受け入れ地域）。ホスピス単独で家族にすべてのサービスを提供しなければと思う必要はありません。

ホープハウスが取り組んでいる計画は、興味深いモデルです。ホープハウスが提供している在宅支援はすでに行われている家庭での介護に代わるものではなく、足りない支援を補うことです。ホスピスでのケアが依然として活動の中心なのです。ホープハウスは4つの地域看護チームをもち、地域コーディネーターにより監督されています。このチームは終末期看護を提供し、また医学的な緊急事態の支援も行っています。

地域でホープハウスのために働いている人たちは、ホスピスにおけるケアチームの重要な一員です（ホスピスの看護が家庭に導入されることでホスピスの存在感は増すのです）。ですから、ホープハウスによって提供されるケアはどこで提供されるとしても、同じレベルであり、同じ理念によるものなのです。地域コーディネーターがすべてのケアチームを束ねるというのはユニークな考えです。したがって、地域コーディネーターはそれぞれのチームメンバーが行っている介護を見守る立場にあります。そして地域の看護チームで働いたスタッフをホスピスに戻すことで、彼らの熟練の技を役立てることができます。

## 教育

教育はこどもホスピスが発展するための新しい領域です。小児緩和ケア分野で培ってきた知識を他の専門家たちと共有することは、こどもホスピスにとって重要です。ホスピスが成熟段階に入ってきたので、そこで働くスタッフの育成はますます重要になっています。ホスピスがその支援内容を拡大してきているので、スタッフ全員が常に良好なコミュニケーションを保ち、自分自身の足りないところを補い、強化し、そして他の人々の仕事から学ぶことは大切です。

異なった領域にまたがっている知識を学ぶためにセミナー、講義、オープンホスピス、ワークショップなどを企画しています。定期的にこれらのセミナーを開催するために、ホスピスは教育活動をどのように予定に組み込むかを検討しています。そこで大切なのは滞在している家族のプライバシーを守ることです。新しいホスピスは設計段階で会合を開くためにゆったりとしたスペースを確保しています。たとえばカーディフに開設されたタイ・ハフンでは、会合や小さなカンファレンスを開くために主棟に二つの部屋を設けていますが、外からも入れるように設計されています。

ケンブリッジのミルトンにあるホスピスは宝くじの基金で教育と訓練センターを最近になって建てました。上述した教育活動に加えて、彼らは新しいスタッフのために導入課程を始めようとしています。たとえば、グループで家族と話し合う機会を設けるなどです。ケント州のシッチングボーンにあるデメルザハウスでは宝くじの助成金を受けて最近ボランティアセンターを建てました。この新しいセンターには広い研修室などさまざまな施設があります。そこではデメルザハウスのスタッフがボランティアの教育を行い、さらに訪問者はホスピスについて学ぶことができます。そのような教育活動を行いながら、子どもたちとその家族は主棟でゆったりと過ごすことができます。

## サービスの評価

サービスをさらに広げると同時に、こどもホスピスは、その活動が家族のニーズを満たしてきたか、そして、家族の希望を叶えるように調整しているかを検証する必要があります。ホスピスは指示的ではなく受容的であるために、子どもたちと家族の声に耳を傾けなければなりません。そうすることで自己満足に陥ることを防げるのです。しかし、ホスピスを訪れる多くの家族たちは、それまで実際的な援助を地域社会や病院からほとんど受けていません。

家族のホスピスに対する評価が高すぎる理由を検討しました。ホスピスに子どもを連れてくる家族は、それまで地域社会や病院からほとんど支援を受けていないので、ホスピスからのほんのわずかな支援に対しても過剰なほど感謝の念を抱くのは当然だと思います。サービスが無料であるという事実と相まって、家族はたとえわずかであってもホスピスでの支援に対する不満を言うべきではないと感じています。このことは家族の意見を引き出し、そして、ホスピスサービスに対する彼らの満足度を測る際に注意しなければなりません。

有効なフィードバックは形式張らずに、そしていつでも、子ども、家族、そしてケアチームの間のゆったりとした自由な会話から得られます。ホスピスサービスに対する家族の評価をアンケート用紙形式で答えることは、多くの家族になじまないものです。いずれにしても適切な質問票を作成するのは難しいのです。ホスピスケアを支えるつかみ所のない精神に関する質問を有効なものにするのは困難です。この種の無形な物事は、質問票などで評価することは難しいのです。

## 先に続く道

こどもホスピスは非常に革新的であり、個人あるいは創設グループの活動、エネルギー、そして、先見の明によって実現したものです。彼らの原点はある意味で使命感を帯びた熱狂なのです。新しい世紀を迎えて、私たちに問われる課題は今後も革新的なやり方を維持できるか、そして、初期の理念に根ざした挑戦はさらに進めてゆけるだろうかということです。さらにホスピスは発展していくのか、あるいは主流である小児医療に取り込まれて、自由な思考やアイデアが抑圧されてしまうでしょうか?

ホスピス運動は前進し、衰退することはないと思います。役割が広がったとしても、その核となる機能と価値は依然と変わらないでしょう。こどもホスピスの基礎にある理念は小児医療にも受け入れられるでしょう。こどもホスピス運動は発展していくことで、余命が限られている子どもと家族のために権威をもって発言する機会が与えられるでしょう。こどもホスピスが今後、子どもと家族を支援する他のサービスに良い影響を及ぼしていくことを願っています。

（翻訳担当　小口弘毅）

# 世界のこどもホスピス

鎌倉女子大学児童学部教授　小林保子

１９８２年にヘレンハウスが、世界初のこどもホスピスとして誕生して以降、イギリスを中心にその動きは、ヨーロッパそしてアメリカへと広がっていきました。そしておよそ30年の時を経て、近年、日本にもようやくこどもホスピスがうぶ声をあげ、各地で設立に向けた動きが広がっています。ここではイギリスやアメリカなどを中心とした欧米の現況と日本国内の現況について紹介します。

## 1．欧米における子どもホスピスの現況

### イギリス

現在、イギリスでは、余命が限られている子どもの数は４万９０００人、それにより影響を受けている家族等の数は、40万人に及ぶと推計されています。子どもの数に関していえば、２７０人に一人の割合になります。このデータは、このような子どもと家族の支援を行っている“Together for Short Lives”という慈善団体が公表しています。当団体によると、イギリスでは、現在40か所にも及ぶこどもホスピスが運営されており、ホスピス以外でも、２００余りの関連事業者によってサービス提供が行われ、このような子どもと家族の生活を支えています。

２０１１年にＡＣＴ（Association for Children with life-threatening and Terminal conditions）とChildren’s Hospices UKという二つの慈善団体が合併し、“Together for Short Lives”が設立されました。この団体の理念は、「生命を脅かす病気をもつ子どもとその家族が最高のケアのもと、可能な限り幸せに暮らせることができるように

すること」にあります。活動内容は、家族や支援を提供する専門職や専門機関への情報提供や相談事業、研究活動、社会啓発活動などであり、現在、こどもホスピスや子ども病院などの専門機関や専門職の登録会員数は９００に上る中、英国全土を包括した取り組みが展開されています。毎年5月にChildren's Hospice Week（こどもホスピス週間）を開催し、啓発活動に取り組んでいます。

## アイルランド

アイルランドでは、余命が限られている子どもの数は１４００人余りであり、毎年およそ４９０人が死亡している状況が報告されています。このような状況を反映し、子どもの緩和ケアおよび終末期ケアサービスの拡充を図ることを目的に、アイルランドでは、２００９年に終末期にある子どもの緩和ケアに関する国の施策（Palliative care for children with life limiting conditions in Ireland- A National Policy）が示されました。

同国内では、２０１１年に余命の限られた子どもと家族のためのホスピスとして"LauraLynn"が開設されました。その元々の歴史は古く、１９２５年に開設されたChildren's Sunshine Homeに始まります。現在、LauraLynnは、こどもホスピスの運営にとどまらず、家族の在宅生活を支援するLauraLynn@HOMEサービスや、専門家を養成するプログラムも行っています。

近年では、子どもの終末期ケアサービスにかかわる専門機関を対象とした国際会議（COLLABORATIVE INTERNATIONAL CHILDREN'S PALLIATIVE CARE CONFERENCE）が定期的に開催され、ケアの質の向上に向けた取り組みが活発化しています。

## ドイツ

ドイツでは、1998年に初のこどもホスピスとして開設された"Balthasar Children's Hospice"があります。さまざまな子どもの支援活動を行っているKocos Caresのプロジェクトの一つとして運営されています。ここでは、"a place to live and laugh, to die and grieve（生き、そして笑い、死して哀しむ場所）"を理念に、子どもが日々、たくさんの笑顔と共に輝いて生活できるためのサポートと、大切な子どもの死を迎える際の家族ケアやその後のグリーフのサポートを大切にしています。2009年には、青年期にある子どもを対象としたホスピスも開設されています。

また、2002年には"Children's Hospice Sonnenhof"が開設されています。ここでは、14名の子どもと家族の受け入れが可能で、医療スタッフはもちろん、教育スタッフ、心理職、聖職者（牧師）などがチームでサポートに当たっており、きょうだい支援プログラムも提供されています。

## アメリカ

アメリカ国内におけるこどもホスピスは、1983年に設立された非営利組織であるChildren's Hospice International（CHI）によって動き始めました。当時、アメリカにはホスピスは、1400ありましたが、そのうち子どもを受け入れていたのは4か所のみでした。基本的には、こども病院がこどもホスピスの機能を担っている状況にありました。CHIの活動により、子どもを受け入れるホスピスは増えてきましたが、大人の場合と異なり、子どもとその家族には、緩和ケア以外にも多くのサポートが必要であるということが明らかになります。

CHIは、1996年に子どもと家族のニーズに沿ったメディケイド（アメリカ政府による公的医療保険制度）によるサービスパッケージ（CHI PACC）を政府に提案します。1999年に議会で承認されると、各州へと広がっていきました。このパッケージの中には、子どもと両親へのカウンセリングやレスパイトケア、看取りのサポートが含まれます。２０００年に入ると、米国各地でこどもホスピスの設立が進み、現在、このCHI PACCプログラムを導入している病院は４５０に及び、３０００か所のホスピスのほとんどで、子どもの受け入れが可能となっています。ＣＨＩは、個々の家族にあったオーダーメイドのサービスが必要であると指摘しており、今後の動向が注目されます。


参考・引用サイト：

1）Batten Disease Family Association: http://www.bdfa-uk.org.uk/hospices/
2）Together for Short Lives: http://www.togetherforshortlives.org.uk/
3）Children's Hospice International: http://www.chionline.org/
4）Palliative care for children with life limiting conditions in ireland- A National Policy:
http://hospicefoundation.ie/wp-content/uploads/2012/05/DoHC-Childrens-policy-March-20101.pdf
5）Balthasar Children's Hospice：
https://www.kinderhospiz-balthasar.de/startseite.html
http://www.kocos-care.org/en/our-aid-projects/balthasar-children-s-hospice.html
6）Children's Hospice Sonnenhof：
http://www.tonikroos-stiftung.de/en/news/facilities/childrens-hospice-sonnenhof-bjoern-schulz-foundation/

## 2. 日本のこどもホスピスの現況

小口弘毅

「こどもホスピス」とは独立した立場（free standing：寄付金に基づいて運営されている）からレスパイトおよび終末期ケアを提供する専門的な施設を指し、病院や公的福祉サービスとは区別されるのが欧米の考え方としてあるようです。ただし日本では、歴史的に病院の緩和ケア病棟が「ホスピス」として発展してきた経緯があります。欧米に比べて小児緩和ケアへの取り組みは大きく遅れており、２０１１年の調査では、日本の小児緩和ケアのレベルは2と評価されていましたが、現在ではレベル3と国際的に評価されています（1が最低で、4が最高）。

２００９年10月7日、日本のホスピス・緩和ケア研究振興財団はセミナーを開催し、来日したシスター・フランシスは「こどもホスピスの理念」について講演しました。この講演をきっかけに、各地にこどもホスピス設立の気運が高まったと言えるでしょう。事実、２０１２年に大阪市立総合医療センターの緩和ケア病棟に、わが国で初めて小児専用の緩和ケア病棟「ユニバーサル・ワンダールーム」が設置されています。同じく２０１２年に淀川キリスト教病院に小児専用の緩和ケア病棟「こどもホスピス」が設置されました。２０１６年には国立成育医療センターに「もみじの家」が開設されています。これらの施設は医療型こどもホスピスに区分されるでしょう。

シスター・フランシスの講演を聞いた大阪市立総合医療センターの医師と看護師はヘレンハウスに共感して、「こどものホスピスプロジェクト」を立ち上げ、２０１５年暮れにfree standingの「ＴＳＵＲＵＭＩこどもホスピス」が完成しました。ここでは医療的ケアは基本的に家族にお願いしており、終末期ケアは行っていません。医療的バックアップが必要な場合には短期入所施設を利用し、「ＴＳＵＲＵＭＩこどもホスピス」は家族で安心して過ごす場所として使い分けられています。こどもホスピスと理念を共有するfree standingのレスパイト施設としては、「奈良親子レスパイトハウス」、北海道の「そらぷちキッズキャンプ」、山梨の「あおぞら共和国」などがあります。

ＮＩＣＵの長期入院児問題をきっかけに小児在宅医療は最近になって社会的に注目されるようになりました。在宅で医療的ケアを必要とする小児では、多様な原疾患により、年単位、あるいは10年単位で成長しつつ、常に生命の危険と隣り合わせの子どもたちが少なくありません。これら生命を脅かす病気（ＬＴＣ：life threatening condition）をもった子どもたちにおいては、いつから終末期かという線引きはできず、すべての段階で緩和ケアの対象であるという考えが広がっています。小児がんだけでなく、医療的ケアを必要とする小児では、長い在宅生活を続けるため（ＱＯＬの確保）にはレスパイト（休息介護）を受ける施設はすでに不可欠になっています。

　奈良親子レスパイトハウスの活動について富和清隆医師は、次のように語っています。「こどもホスピスの多くの機能のうち『親子が一緒に楽しめるわずかな時間』を提供するにすぎない。しかも気候の良い４～11月、年10数組がせいぜいである。しかし、その理念はこどもホスピスに通じるものと自負している。小さな活動ゆえに、多くの家族が参加できないことが課題である。しかし活動を拡大するよりも、同様な小さな活動が各地で始められるようになることが私たちの目標である。医療福

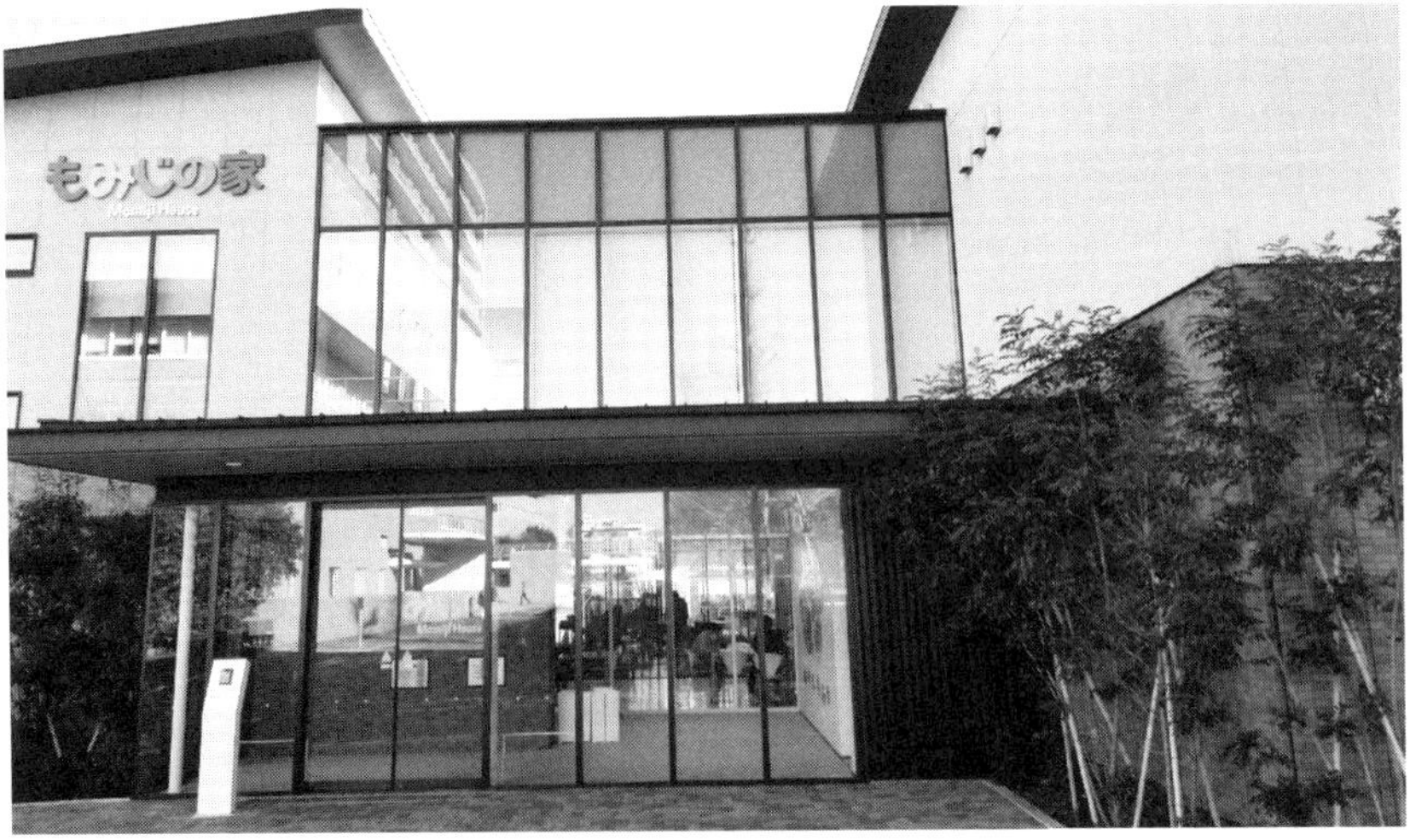

もみじの家

祉制度、寄付文化が異なるわが国でヘレンハウスのような活動を目指すよりも、既存の医療、福祉、療育制度を活用しつつ、こどもホスピスの理念と精神を生かす小さな活動を広げることが現実的だと思われる」と、実践している立場からこどもホスピスの捉え方と、運営における今後の方向性が課題として示されています。

筆者は、国内の現況を知るために、もみじの家を訪れました。東京世田谷のもみじの家は退院後の医療的ケア児とその家族が過ごす短期入所施設であり、医療型こどもホスピスです。病院色を強くしたくないという想いから、このホスピスの責任者は元ＮＨＫアナウンサーの内多勝康さんです。彼はＮＨＫ時代に、取材を通じて「医療的ケアが必要なこどもが退院したのち、家族に社会の支援が届かないまま、特にお母さんはケアに追われて夜も眠れず、心身の疲労を蓄積している状況」を知り、責任者を引き受けています。

国立成育医療研究センター（成育医療研究センター）の大きな敷地内に病院から少し離れた場所に建つ、総ガラス張りの明るいエントランスを中心に2つの棟が連結した2階建ての明るい茶色の外壁をもつ建物です。2階には四方を大きな窓に囲まれた明るく広いプレイルームがあり、絵本やおもちゃがたくさん置かれ、子どもたちと家族がゆったりと過ごすことができます．1階にはホテルのような家族が宿泊する部屋があり、さらに共有のキッチンと食堂があり、食材を持参すれば、料理を作って、滞在する家族みんなで食事ができます。

２０１６年4月に開設されたこどもホスピスですが、成育医療研究センターの病棟として登録されています。世田谷区および国からの補助金を得ています。ベッド数は11であり、定員は8床です。現在は短期のレスパイト入所を中心に受け入れており，まだ終末期の看取りのための入所あるいは緊急は受け入れていませんが、来年度からは緩和医療ケアが実施できるよう準備が進んでいます。現在の主な利用者は成育医療研究センターに入院している子どもたちであり、登録制となっています。成育医療研究センターの前身は国立小児病院であり、全国の小児病院のモデル病院を任じており、各都道府県に1か所、もみじの家のようなこどもホスピスができるよう願って活動を始めています。

最後に、国内では「横浜こどもホスピスプロジェクト」「福岡こどもホスピスプロジェクト」「北海道こどもホスピスプロジェクト」など、各地でこどもホスピス開設をめざしたプロジェクトが活動を展開しています。近い将来こどもホスピスが増えていくことが期待されています。

# レスパイト施設〝あおぞら共和国〟

## ──難病や障害のある子どもたちとその家族が数日間を過ごせる別荘

認定ＮＰＯ法人難病の子ども支援全国ネットワーク　小林信秋

### 1．難病の子どもたち、家族の「みんなの別荘」

山梨県北杜市に建設中の〝あおぞら共和国〟は、難病の子どもたちとその家族が、いつでも好きな時に訪れて、誰にも気兼ねなく数日間を過ごすために作られている施設です。私たちはこれをみんなの「別荘」と位置づけています。

〝あおぞら共和国〟は２０１４年４月に第１号ロッジが竣工して利用が開始され、現在までに４号ロッジまで完成して定員は50名になっています。そして、２０１７年９月１日時点で、利用者は延べ３０００名に達しました。たくさんの、本当にたくさんのみなさまのご支援のお蔭です。心からの感謝の気持ちをお伝えしたいと思っています。

難病や障害のある子どもたちは、普段、外出するにはさまざまな困難が伴います。持っていく荷物は大量です。車椅子は本体と座るクッション、足を乗せる部分などに分解できますが、何枚もの着替えや衣類、バスタオルなど、さらに吸引器などの医療機器と交換用のチューブ、薬や消毒用の薬品、オムツ類などで車の中は一杯になります。

外出先では「周りの人に迷惑をかけないかなぁ?」「宿は車椅子の子どもを快く迎え入れてくれるだろうか?」「食事への配慮は可能だろうか?」など、いくつも心配事があります。自分自身でもそのように感じていましたが、他の仲間たちも同じような体験をしていました。

私の息子は幼稚園に通っていた5歳の時、亜急性硬化性全脳炎(SSPE)を発症し、1年後には寝たきりとなって、重度の心身障害児になりました。その後、在宅へ移行し、長く家庭で過ごしました。その間、養護学校へ通い訓練会に参加したり、親の会(SSPE青空の会)を結成してキャンプを開くなど仲間づくりを経験しました。唯一の治療薬の保険薬指定に取り組み、SSPEを難病指定にするために運動しました。息子は発病から8年後に私たちを残して天国へ旅立ちました。

親の会や養護学校、訓練会の活動を通じて、たくさんの家族と交流をもつことができました。重い病気や障害のある子どもをもつ家族は、とかく孤立しがちです。家族がきょうだいたちを含め、一つにまとまること、絆を強めることこそ、病気や障害のある子どもと共に、日々の暮らしをより良いものに作り上げられると思います。

## 2. 10倍の法則

私は自分自身の体験から、〝10倍の法則〟があるとよく話します。障害の重い子どもを育てていると、とかく母親と子どもの二人で過ごす時間が多くなりがちです。学校との往復、せいぜい行動半径は1キロくらいか、あっても2、3キロでしょうか。父親やきょうだいたちとの心の距離感が出てしまいがちなように思えます。父親は忙しく休日にも仕事が入ることがめずらしくなく、一緒に過ごす時間はますます減ります。

そんな時、父親が子どもにもっと関わってもらえたらどうでしょうか？　父親たちが集まって、近隣の公園や河原でバーベキュー大会をやろうとなったら行動半径は10倍くらいに広がっていきますね。同じ学校に通っている父親たちと出会い、その人たちが子どもをどんなふうに思っているのか、妻のことはどのように考えているのか、子どもや妻だけではなく、父親同士も今までよりももっと身近な存在になることでしょう。

次はきょうだいも参加となると、今度は泊まりがけで出かけることができます。行動半径はまた10倍くらいに広がって１００キロくらいになるでしょうか？　夜、子どもたちを寝かしつけた後、一杯やりながら、きょうだいを含め、将来の進路のことや家族のありようなど、みんなで本音の話し合いがもたれることでしょう。キャンプに参加し続けてくれたあるお母さんは、「徹夜で飲むのが目標」と語っていました。またあるお母さんは「専門家の言うことなんか半分くらいに聞いてて十分」と言い切って、若い親たちを安心させていました。

お父さんも、本当は妻や子どもたちのことを一生懸命考えています。不器用でなかなか本音を口に出すことはなかったけれど、酔った勢いで他の親たちと共に本音を口にすることがしばしばみられます。「夫がそんなことを考えているなんて初めて聞いた」。そんな妻の声を耳にすることはめずらしくありません。そうした場面を想像してみてください。もっといろいろなたくさんの〝家族の絆〟が生まれてくるのではないでしょうか。

## ３．各地でのサマーキャンプ

私はそのような家族で参加できるキャンプをやりたいと思っていました。１９９２年に富士山の山麓で、最初の難病の子どもたちと家族を対象としたサマーキャンプを開催し、その後も継続することができました。１９９４年には九州で、１９９５年には宮城県で、１９９７年には愛知県でも開催しました。今では関西や静岡、沖縄など全国各地でサマーキャンプが開催されるようになりました。それには、それまでに培うことのできた多くの仲間たちとの出会いがあったからです。

前述したように、難病の子どもたちが出かけるのにはたくさんの荷物と心配事があります。それは私だけではなく、他の家族も同じような経験をしていました。だから、キャンプのように、みんなが同じようにたくさんの荷物とたくさんの心配事をもって集まれる場所はとても心強い場所になります。そしてこのキャンプには、たくさんの非日常体験が待っています。熱気球に乗ったり、カヌーや乗馬体験があったり、イルカと遊んだり、めったに経験できないことが待っています。子どもたちも目を輝かせてキャンプを楽しめます。そこでは、本当にたくさんの笑顔を見ることができるのです。難病のこども支援全国ネットワーク（難病ネット）の開催するサマーキャンプはそんな家族キャンプをめざしました。

しかし、それでも思いもよらない出来事が何度かありました。宿舎でボランティアたちが重い障害のある子どもをお風呂に入れていたら、同宿していた別の客たちが、「あらいやだ、汚い」と言って出て行ったと泣きながら報告してくれました。タオルケットを目立たない場所で干していたら「見苦しいから片付けろ」と宿舎にクレームが届きました。脱衣所でタオルケットを広げて子どもたちの衣服の着脱をしていたら、「ここはあなたたちだけの場所ではない」と抗議を受けました。

私はボランティアも含めみんなに「絶対反抗してはいけない。すぐに報告して」と頼んでおり、トラブルに至ることはありませんでした。宿には「重い障害の子どもたちがたくさん泊まっていることを利用客に断って」と頼み、宿もそのように対応してくれるようになりました。しかし、みんな心の中にたくさんのしこりを残してしまいました。こんな経験から、「いつか、気兼ねなく過ごせる場所がほしいね」と話すようになったのです。

## 4.「みんなのふるさと〝夢〟プロジェクト」

そんなある時に、私たちの活動をずっと支援してくださっていた上場企業の社長である池田茂さんが「山梨の白州に使っていない3000坪の土地がある。自由に使っていい」と言ってくださったのが、〝あおぞら共和国〟の始まりです。

しかし、難病ネットは小さな組織でした。そんな広い土地を開発して大きな建物を建設するなんて、夢のまた夢だと思っていました。そんな時、後藤彰子先生が、仁志田博司先生と小口弘毅先生を引き合わせてくれました。仁志田先生は私に、「小林さん、夢は見るものじゃない、実現するものだ!」と話され、私たちを牽引してくれました。そして2011年7月16日、東京で「みんなのふるさと〝夢〟プロジェクト」発足会が開催され、プロジェクトがスタートしました。プロジェクトの実行委員会が立ち上がり、仁志田博司先生は実行委員長、後藤彰子先生は副実行委員長です。そして、見る見るうちにロッジが建設され、2016年末には宿泊定員が50名の、「気兼ねなく過ごせるみんなの別荘〝あおぞら共和国〟ができ上がったのです。

とは言っても、そんなとんとん拍子に事が進むわけはありません。難病ネットには、これまで取り組んできている数々の事業がありました。関係者の中には、このプロジェクトに疑問を投げかける方もいました。何と言っても必要となる莫大な資金をどのように獲得していくのか、出来上がった後は、どのように維持・管理していくのか、それらのことがとても大きな課題でした。私たちは「みんなのふるさと〝夢〟プロジェクト」実行委員会を通じて関係者のみなさんに丁寧な説明を心がけ、最終的には関係者全員が一致団結することができ、プロジェクトは完ぺきな形で始めることができました。

## 5．サマーキャンプの参加者の声と〝夢〟プロジェクト基本構想

圧倒的に社会経験が少ないわが子。とかく自然の中の草木が風に揺らぐ音、鳥のさえずり、土の匂いがあふれる中に身を置くことは、バリアだらけの中に身を置くことに他ならず、そこはもはや「行こう！」と思えない場所なわけです。

そんな地に難病や障害のある子どもたちと家族が泊まりに行けるキャンプ場ができる。もちろんそこには車椅子で行くことも拒まない、大きなお風呂もある、大事な電源の確保もダイジョウブそう。わが家におけるさまざまなチェック項目もクリアされているらしい。そして、何よりも「おいでよ！」と言ってくれる場所。

お風呂は一般のお客様を気にせず、車椅子で入りやすい脱衣場で支度し、のんびり入浴できることでしょう。お風呂から八ヶ岳の山々が見えたらなんて素晴らしいでしょう。

自然に接する機会が少ない子どもたちが、樹木の匂いやでこぼこの土の上を移動する車椅子の振動を感じ、鳥の声やせせらぎの音を聞き、薪の燃える音や匂い、暖かさの中で過ごしている光景を思い描いています。

キャンプの目的にはきょうだいたちの楽しめる場所でもありたいです。生活が激変してしまったきょうだいたちも、近くの山を登ったりカブトムシを探したりできます。

亡くした子どもの記念植樹はどうでしょう。子どもを亡くした親もこの故郷に来て子どもと会話できます。

これらの声を聞きながら、それをもとに基本的な考えをまとめました。

1．難病や障害のある子どもたちと家族が、好きな時に気兼ねなく数日間を過ごせる場所。

2．みんながそれぞれの故郷として、いつでも集まれる場。
3．自然と触れ合い、大地を実感できる。
4．畑づくり、果樹園づくりなどを通じて、農作物の生産を体験できる。
（※残念ながら周辺には野生動物が多数生息していて、この目標は断念した）

## 6．家族や関係者の研修の場として利用できる。

以上のような場所として、センター棟（後に交流棟と改称）1棟、宿泊ロッジ6棟、Kids Box 1棟、お風呂棟、野外ステージを建設し、宿泊定員を80名とする方針を定めました。そして、その方針に沿って開発計画、井戸掘削計画、建築計画、運用計画、広報活動をそれぞれスタートさせることにしました。といっても少人数ですから、一人でいくつも進めることになります。

## 7．協力者と行政等との大変な調整！

計画の始まりの段階で大きな力になってくれた方の一人に、小口弘毅先生の弟の小口博さんがいます。博さんは甲府で家業の不動産会社を経営されていました。当然メンバーの中では、最もこのプロジェクトに必要な知識をもっている方です。博さんのアドバイスで、まず正確な測量をしなくてはならないこと、どのような施設にするのか、基礎的な計画図面を作成すること、山梨県や北杜市と開発に関わる許認可について調整することなど、私が今まで経験したこともないことが始まりましたが、これには光研測量の西野直樹さんが加わってくれました。

毎週のように甲府に足を運び、役所を回りながら、測量や井戸の掘削についていろいろな知識が身に付きましたが、楽しいことだけではなく、つらいこともしばしばでした。ある時、県庁の担当者との話し合いの場で、「そんな人たちが来たら排泄物などで土壌が汚染されるんじゃないのか?」。あまりの偏見に耳を疑いましたが、博さんが私のシャツの袖を引っ張ってくれたことで、自分を抑えることができました。これが世間の実態なのだと自分自身を納得させました。隣に座っていた博さんは、その時のことを「一瞬、顔色が変わって、何が起こるのかと思った」と後で回想していました。机をひっくり返しかねない勢いだったかもしれません。博さんが隣にいてくれて感謝しています。

山梨県や北杜市との調整もすったもんだしながら進んだ頃、北杜市の審議会に出席して説明するようにという指示があり、伺うことになりました。そして今回の開発には、さまざまな条件が付与されました。山梨県には韮崎基準というものが条例で定められており、1時間に110・8ミリの雨量があっても、その土地の中で貯水したり浸透させたりして、土地から外には雨水を出さないようにしなくてはならないこと、また、周辺に防火水槽がないため、40トン貯水量の防火水槽を施設内に設置するようにというものでした。

これらをクリアするためには、地盤の浸透率を調査して調整池を設置すること、雨水を外に出さないための土手の設置をすることなどが計画に盛り込まれました。つまり、池を2つ設置しなくてはなりません。安全を考えるととても抵抗がありました。この施設に常駐する管理人を置くことは考えていなかったので、誰もいない時に事故が起きることが想定されました。何度も話し合った結果、池を2つとも地下に埋め込むことにしました。しかし、そのためにはまた経費がかさみます。

併せて周辺地域住民のみなさんへの説明会を開きました。その日は土曜日で、難病ネットの会員総会の日でした。総会が終わった後、いつもはみなさんとゆっくり懇談するのですが、「頑張ってこい」と送り出され、小淵沢へ向かうと、駅には博さん、西野さんたちが待っていてくれて、説明会場へ向かいました。出席者は40名ほどでしょうか、いろいろな質問やご意見を頂戴しましたが、よそ者の私たちに対して厳しいご指摘はあったものの、どなたからも反対するご意見はなく説明会は無事に終了しました。

## 8．資金集めにチャリティ・ウォーク、チャリティ講演会

資金の調達に関しては、募金箱を作ったり、ホームページを開設して各方面へ情報を発信したり、いろいろな方法で広報活動を開始しました。仁志田実行委員長のアイデアは、「チャリティ・ウォークを実施しよう。アメリカには〝マーチ・オブ・タイム〟というものがあり、子どもの時代から『〇〇キロ歩くから□□へ寄付して』と親と約束して、自分自身はアイスクリームをもらう」というものでした。もう一つは「チャリティ講演会を全国の新生児科医のもとを回って実施しよう」という二つで、どちらも実行することになりました。

２０１２年３月10日、最初のチャリティ・ウォークのスタートです。この日は難病ネットの事務所（東京の水道橋）から北杜市白州まで１７３キロを歩く初日です。このウォークを４回に分け、それぞれ１泊２日とし、最初は水道橋を出発して調布で１泊、翌日は八王子まで約44・８キロを歩きました。２日目の午後３月11日午後２時46分、八王子市内で前年の東日本大震災の犠牲者のみなさんに、みんなで黙とうを捧げました。

２回目は翌４月21日からの２日間、八王子から小仏峠越えの難所を通り、相模湖近くの陣屋温泉に泊まり大月駅までの46キロです。３回目は５月に大月から笹子峠を越え塩山温泉に泊まり甲府まで、最後は10月に甲府から藪の湯温泉に泊まり、白州までを歩きとおしました。１７３キロを完歩したのは、日比美樹さん、畑秀二さん、下河辺英司さん、青柳大樹さん、仁志田先生、小林の６名でした。最終到着地には鍋料理など地元のみなさんの心のこもった食事も用意され、完歩したみなさんには完歩賞として賞状が手渡されました。

チャリティ講演会は、仁志田先生の人脈を通じて最初は福岡で開催されました。しかし遠方のせいでしょうか、人はなかなか集まりませんでした。しかし、大阪、横浜、東京では多数のみなさんが駆けつけてくださり、「みん

なのふるさと〝夢〟プロジェクト」の知名度も少し上がったでしょうか？　大勢の市民のみなさんが駆けつけてくださいました。仙台や豊橋、北杜市でもチャリティ講演会を開催することができました。各地の新生児科医の皆さんに心から感謝しています。一方で、白州では伐採式やバーベキューパーティーなども催して、これには難病ネットの会員のみなさんが大勢駆けつけてくださいました。こんなふうにしながら、みなさんへの広報活動を絶え間なく発信し続けることができました。

初めの募金活動やチャリティイベントによって、およそ2000万円を集めることができました。これによって、当初の測量費やパンフレットの印刷費、募金箱の製作費などの活動費に充当できました。本当の意味での草の根活動で、この時点で大きな企業や団体からのご寄付はありません。一人ひとりの善意の気持ちをいただくことができました。

この頃、後藤彰子先生はご主人を亡くされて、また、後藤先生のお友達が亡くなって、そのご主人から、それぞれ多額なご寄付を頂戴しました。仁志田先生からも印税や講演料をご寄付いただき、小口クリニックでも募金箱をフルに活用していただき、患者さんからの募金が貯まっていきました。私自身も妻の了解を得て定期預金を解約して寄付をしました。まさに草の根とはこのことなのだと実感するようでした。

小口先生は、母校の甲府一高同窓会のみなさんに支援を呼びかけてくださいました。甲府一高は山梨県でも著名な高校で、その卒業生は各方面で活躍されています。卒業生たちは、〝甲府一高あおぞら会（会長は露木和雄さん）〟を結成、チャリティ・ウォークやさまざまなイベントを通じて大勢のみなさんが参加され、ご支援をいただくことができました。こんなふうにして支援の輪が広がっていきました。

## 9. 難病仲間の一級建築士との出会い

そんな頃、土屋正一さんと出会います。土屋さんはコケイン症候群という病気をもつお嬢さんがおられましたが、その家族会の会長でもありました。お嬢さんが亡くなった後も積極的に活動に関わっておられました。そして彼は一級建築士で、福祉施設の設計にも携わっていました。つまり、正に私たちの仲間であり、かつプロの建築家でした。私たちと話し合いながら、素人の意見にもきちんと耳を傾けて、施設の基本構想をまとめてくれました。それは「さすが！」というものでした。この構想図（図1）は、これまで広報をはじめ、いろいろなところで紹介されています。

土地の開発、整地、井戸の掘削と、まったくの未経験のことを博さんや西野さんとともに体験しながら、業者の選定になりました。博さんのルートでいくつかの土木業者、井戸の掘削業者の選定をしました。最終的に最も見積金額の高い業者を選定することになりました。理由は豊富な経験を積んでいて、今後さまざまなアドバイスも期待できるという点でした。

2013年から土地の開発工事が始まりました。3000坪の土地は森林で、多くはアカマツです。一方で広葉樹などが何者かによって違法に持ち去られており、森の中はその樹木が抜き取られた跡でデコボコだらけでした。伐採したアカマツはロッジの建築材料として利用し、根や枝はチップにして地面に敷き詰めることになりました。

工事が始まってすぐに、土地の表面10センチくらいが土で、その下は砂

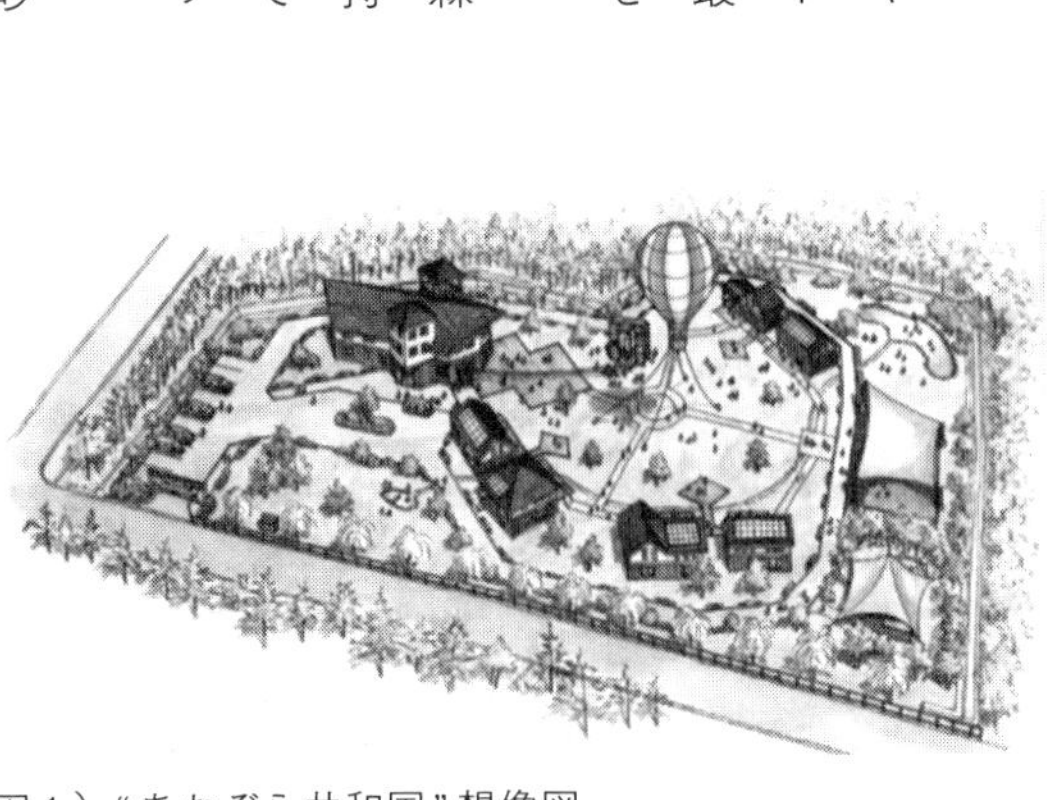

図1）“あおぞら共和国”想像図

地という報告がありました。白州の甲斐駒ヶ岳などは花崗岩の山で、何万年の間にそれが少しずつ崩れて砂地になっていると聞きました。それが夏にはきれいな平地になり、これまでとは見違えるような素晴らしい土地になりました（写真1）。井戸の掘削も近隣周辺の井戸の持ち主の許可をいただき工事が始まりました。

## 10．さまざまな財団や企業、個人の協力で建設へ

ロッジの建設には莫大な費用がかかります。

10名定員の1号ロッジは、都内にあるメイスン財団に助成申請していました。財団の方々は当初、私の話を半信半疑に受けとめておられましたが、実際に開発された土地を見学して、「素晴らしい、これならできる」と思われたそうです。建設費全額のご寄付をいただき、建設することができました。

2号ロッジは、外資系企業の社員の方々が、かねてより「日本にはボランティア活動が浸透していない。自分たちが活動してもっと広めよう」という考えの下、FITチャリティ・ランのイベントを開催し、その収益をここぞという活動に寄付してこられました。プロジェクトの実行委員の一人だった鹽野《しおの》さんからの紹介で、幹事の方を訪ねました。FITチャリティ・ランの趣旨は真の草の根活動で、自分たちの寄付によって大きく貢献できる活動と定義していました。難病ネットは、その趣旨を飛び越えてすでに大きな活動

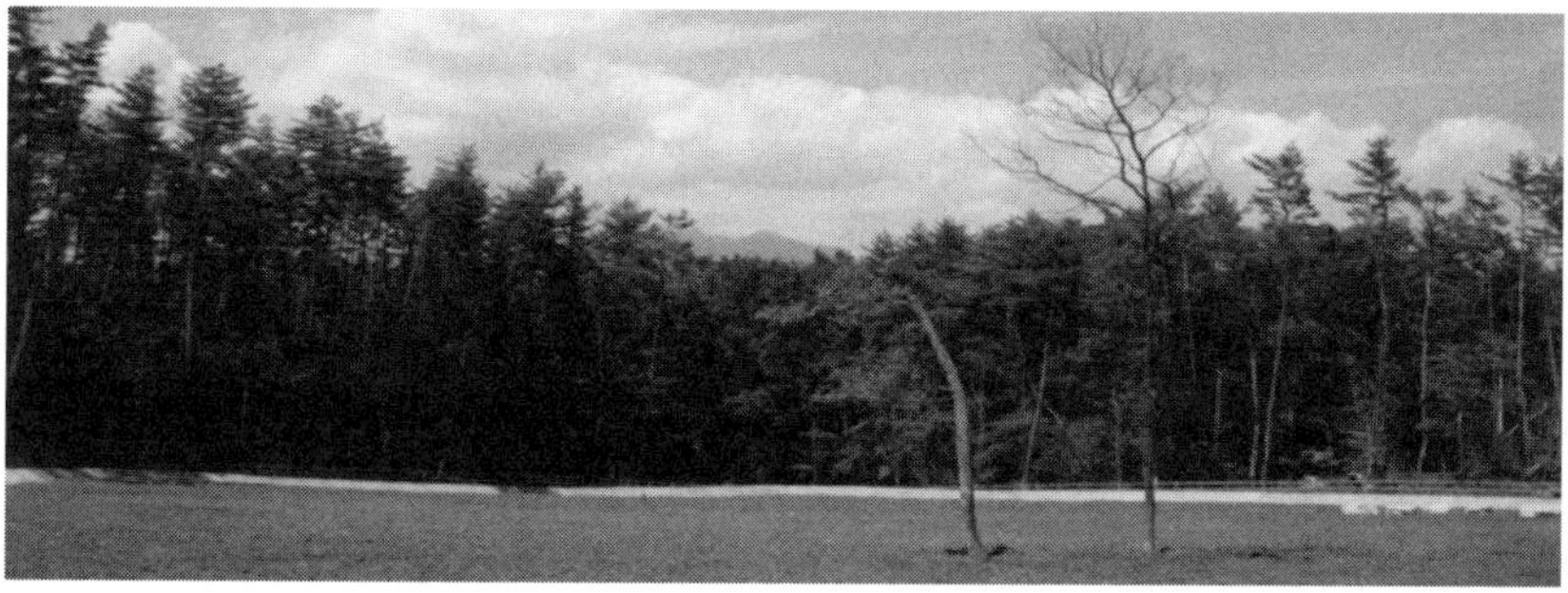

写真1）整地された当初の“あおぞら共和国”。正面は八ヶ岳連峰

となっていて、幹事さんも初めは「無理だなぁ」と思われたそうです。しかし、一生懸命考えて資料を作りお訪ねして、熱意を込めて企画を説明した結果、第2号ロッジの企画を採用していただくことができました。

20名が宿泊可能な3号ロッジは日本財団からのご支援で、4号ロッジは、王貞治さん、青木功さん、日野皓正さんが主催する〝ザ・レジェンド・チャリティプロアマゴルフトーナメント〟からのご支援により建設することができました。ロッジは順調に建設が進み、誰しもこれほど早く計画が進んでいくことに驚きを覚えたものです。

## 11. 建設残土はゼロ、再生可能エネルギーの全面採用

建物は地元で古くから伝わる伝統的な折置き組工法（釘をほとんど使わずに木材を加工して組み合わせる特殊な工法）を採用しました。開発した土地は「土地のＤＮＡ」をもとに、この土地から開発に伴って土を外へ出すことをしない、外から土を持ち込まないなど、もともとそこにあるもので成り立っている。雑草の種もモグラもそれ以前とそのまま。という考え方です。したがって、〝あおぞら共和国〟からは建設残土はゼロでした。

「24時間テレビ」から支援をいただいて、再生可能エネルギーの全面採用が実現できています。太陽光で発電した電気は大型の蓄電設備で蓄電して利用する仕組みです。そして電線などはすべて地下に埋め込んでいるなど、未来の街づくりを想定した開発を進めることになりました。こうしたことも、その後の支援の継続につながったことと思います。

こうして「みんなのふるさと」は、まるで未来の街のように、新しい街づくりの考え方を盛り込んだ〝あおぞら共和国〟として建設が進んでいます（写真2）。２０１８年には交流棟を建設します。初めはセンター棟と呼ぶ診療所を含む3階建てを計画していましたが、当初より建築資材、人件費、機材の使用料など、建築費があまりにも予算を上回ったため、センター棟建築は断念しました。しかし、規模を縮小して研修・交流を目的とする交

流棟に計画を変更することにしました。交流棟が完成すると計画も一段落と言えるでしょう。その後は、5号棟、6号棟、周回道路の建設と緑化工事が進められる予定です。

## 12. 〝あおぞら共和国〟利用者の喜びの声

自然環境に十分に配慮した〝あおぞら共和国〟で、のびのびと過ごしている利用者たちの感想文がたくさん寄せられています。

グループや団体ぐるみで参加された方からです。夜空の美しさも楽しんでくれたようです。

今回、特別支援学校の友人やボランティアさんたちと〝あおぞら共和国〟を利用させていただきました。とても楽しい2日間を過ごさせていただきました。息子を含め障がいのある子が5人、「どんなに大声を出しても、寝なくても大丈夫だよ～」と、母たちも周りに気を遣うことなく心穏やかに、楽しむことができました。

また、大きなお風呂には息子もボランティアさんと一緒に入りましたが、広々としていて気持ちよく入ることができたようです。木の香りがいいですね。夜は本当に真っ暗で、星がきれいによく見えたのは感動でした。そして高原の朝の空気はきれいで清々しくて、ふか～く、

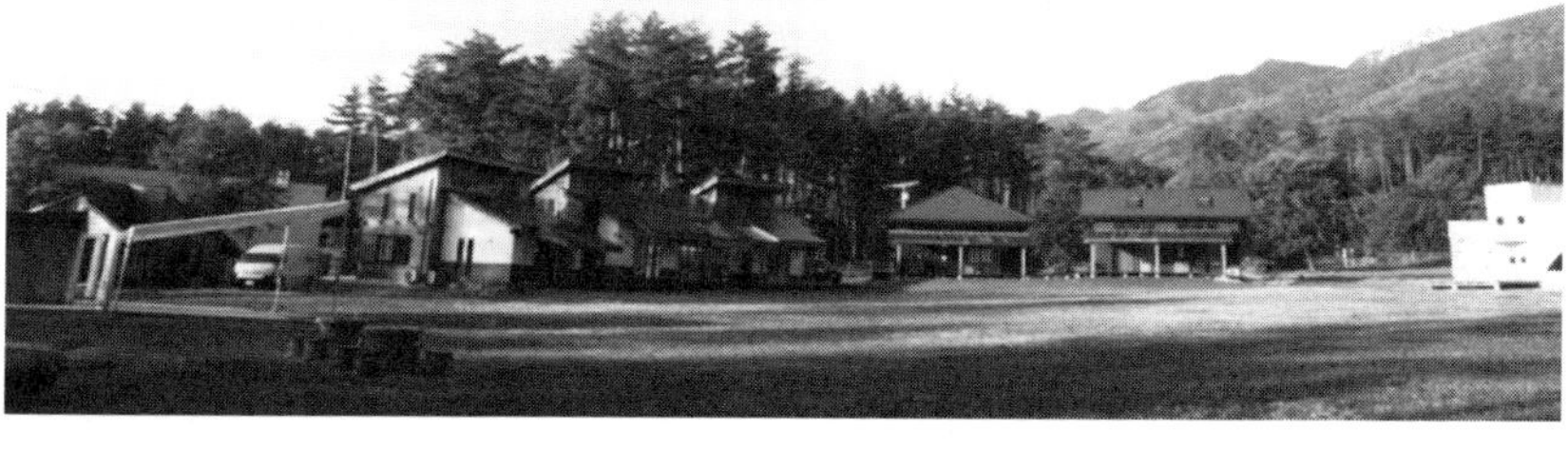

写真2）最近の“あおぞら共和国”。右端にちょっとだけkids Box、順次1号ロッジから4号ロッジまで。この左手端にお風呂棟があり、その手前は野外ステージ、右手後ろにじゃぶじゃぶ池がある

何度も何度も吸い込みたくなるような気持ちになりました。

無料でこのような素敵な場所を貸していただき、みなとてもとても感謝しておりました。みなさまにもよろしくお伝えくださいませ。〝あおぞら共和国〟を中心に人のつながりが広がっていくことを願っています。


9月18日から19日の一泊、〝あおぞら共和国〟の全棟を、会の年中行事の旅行会で利用させていただきました。昨年も同じシルバーウィークに一泊で利用させていただき、機関誌の〈がんばれ！〉にその際の様子を寄稿させていただきましたが、今回も専門医1名、看護師2名（看護師の方は、いずれもお子様が本会対象疾患を有しています）が参加して、45名の参加者が余裕をもって宿泊することができました。

患者本人も家族も、スタージウェーバーの患者は顔面に特徴がある赤痣があるなどさまざまな障害を有しているることから、普通に泊付きの旅行をすることが難しいので、患者家族と専門医等だけで行う、この旅行会はみんな楽しみにしております。昨年は福岡県から、今年は奈良県からと遠方からの参加者もあります。今年はあいにくの雨でしたが、新設の3号棟が大きく、ヒサシ付きのテラスもあるので、みんなで楽しむことができました。子どもたちも雨をものともせず、戸外を走り回っておりました。

本会では、来年もやはりシルバーウィークの時期に〝あおぞら共和国〟を利用しての旅行会を予定しており、会員からは早速、「来年もぜひ参加したい。」と言われております。来年もぜひ、利用させていただきたく、よろしくお願い申し上げます。


家族で利用された方は、この後リピーターとなり、何度も〝あおぞら共和国〟を訪ねてくださっています。

先週末は〝あおぞら共和国〟を利用させていただきました。天気にも恵まれ、一日目は精進ヶ滝を見に（遠くから）山にあがり、鹿に遭遇しました。2日目は〝べるが公園〟に行き、水遊びをしたり、ランチをしたりしました。

浴室棟も利用させていただきました。私一人で、普通の温泉に娘を入れることは無理ですし、近頃は「おむつの方利用不可」と貼り紙がされるようになってきたので、もちろん遠慮しています。なので、広々と家族で入れてとてもうれしかったです。入り方は丁寧な説明書きが浴室棟にあったので、管理人の青柳均・明美さんに聞かなくても全然、問題ありませんでした。娘はとてもうれしそうにお風呂に入っていて、やっぱり好きなんだなぁと思いました。また利用させていただきたいと思います。

ＤＶＤも観ました。小林さんの熱い想いと、その努力に頭が下がります。知らないエピソードがいくつもあって、〝あおそぞら共和国〟を訪れる人、みんなが見たらきっといいだろうなぁと思いました。リフレッシュして元気をたくさん充電できました。

２０１６年６月に宿泊者数が１０００人に達しました。その時はくす玉と記念品を用意して利用者ご家族をお迎えしましたが、当然サプライズ、みなさんビックリしておられましたけれど、記念になったと喜んで、くす玉も記念にお持ち帰りになりました。

先日は、〝あおぞら共和国〟を利用させていただきありがとうございました。１０００人目の利用者ということで、サプライズのおもてなしをしていただき、心温まる素晴らしい思い出になりました。プレゼントでいただいた、大きな熊のぬいぐるみやブロックを見るたびに子どもが「せんせい、どーぞって」（くれたね）

とうれしそうに言っています。

息子は24時間酸素が必要で、たびたび体調を崩すため、家族旅行に出かけることがなかなかできませんでしたが、友だちから〝あおぞら共和国〟のことを教えてもらい、ここなら行けそう、と以前から利用したいと思っていました。初めて訪れた〝あおぞら共和国〟は、木の匂いに溢れ、開放感があり、その場にいるだけで癒される素敵な空間でした。

子どもたちはロッジの中に入った瞬間に大喜びで駆けずり回り、息子は四つばいで追いかけ回し、わが家にはない階段をうれしそうに登り、ロフトから顔を出して喜んでいる姿を見て、本当に来てよかったなあと思いました。今後も季節ごとに訪れて、子どもたちの成長とともに白州の自然を楽しみたいなあと思っています。

暑さが復活した8月後半に3泊4日で2号棟に宿泊しました。昼間の暑さに比べて朝晩が涼しくて、心地よい虫の音を聴きながら快適に眠ることができました。

今回の旅行では、結節性硬化症で重度の自閉症でもある10歳の息子が、機嫌が悪くなり、大声で泣き叫び、暴れることが多く、普通のホテルや旅館に泊まっていたら周りの方に大迷惑で、私たち両親は精神的に疲れ果ててしまっていたと思います。ロッジでさえ、他の棟の方々に迷惑かな……と思ったほどです。ただ、きっと理解してもらえるかな……と思うと気が楽でした。

天気に恵まれ、7歳の娘はじゃぶじゃぶ池で遊んだり、芝生で私たちとミニバドミントンをしたりと楽しみました。今年も夕食にケータリングを利用して、家内の負担を減らしました。いつもとてもおいしい料理で、毎晩夕食が楽しみでした。また、今年も3号棟の洗濯機を使わせていただいたので大変助かりました。来年の夏にも〝あおぞら共和国〟に行くことを今から楽しみにしています。

難病の子どもたちと家族が、自然の中でゆったりと気兼ねなく過ごせる別荘が〝あおぞら共和国〟です。しかし、私たちはこれをコロニーのようにしたいとは思っていません。地域のみなさんと交流して、地域の方々も気軽に出入りして、難病の子どもたちや家族と交流できる場にしたいと願っています。これからも宿泊できるロッジの建設を予定しており、最終的に80名程度の定員になる予定です。利用方法などは難病ネットのホームページをご覧ください。みなさんのご利用を心からお待ちしています。

●認定NPO法人難病のこども支援全国ネットワーク http://nanbyonet.or.jp

# 翻訳者を代表して

私は2011年から、難病の子どもたちのためのレスパイト施設〝あおぞら共和国〟（山梨県北杜市白州町）を作る〝みんなのふるさと夢プロジェクト（以下、夢プロジェクト）〟に関わっています。山梨県生まれの小児科医として協力することはないかと模索している時に、〝A House Called Helen〟に出会いました。この本こそ、夢プロジェクトを推進するために参考となるだけでなく、難病の子どもと在宅生活支援はどうあるべきかの指針となる本であり、日本でもようやく生まれようとしているこどもホスピスにとっても大いに意義があると思い、翻訳出版することにしました。

加えて難病あるいは重い障害をもつ子どもの親の心情をこれほど繊細に表現し、この子たちを一人の人間として認めてほしいと訴えた本は稀有だと思います。第1版出版（1993年）からすでに25年も経過し、その間に余命の限られた子どもと家族を取り巻く状況は大きく変わっています。しかし、日本語版への著者のあたたかいメッセージからも、ヘレンハウスの理念、そして、その活動は決して色あせていないことがわかります。

友人たちに声をかけ、10人で2014年から翻訳を始めました。翻訳全体を主導した私の乏しい英語力では、翻訳出版への道のりは遠く、また翻訳分担者から集まった翻訳文の完成度に大きなばらつきがあり、それを修正するのに長い時間が過ぎてしまいました。4年に及ぶ翻訳期間にさまざまなことがありました。

第4章〝こどもホスピスの具体的な計画〟を担当してくれた私の小学校の同級生、佐々木まち子さん（甲府一高でも再び一緒になりました）に触れたいと思います。彼女は若い頃は小学校の先生でした。翻訳分担者を募っていた頃に、ちょうどＮＨＫの朝ドラ〝花子とアン〟を放送しており、彼女は同郷であると同時に小学校教諭を勧めた村岡花子に憧れ、〝小口君、私も花子のように翻訳に取り組みたい〟と、快く引き受けてくれました。それだけでなく、夢プロジェクトを支援する団体〝甲府一高あおぞら会（甲府一高同窓生を主として結成され、あおぞら共和国を支援する会であり、会員数は現在およそ３５０人で、同窓生以外の入会者も歓迎。詳細はＨＰを参照ください）〟の立ち上げにも尽力してくれました。

しかし、翻訳を始めてから半年で体調を崩し、〝翻訳半ばだけれど、これ以上は続けられない〟と連絡があり、４か月後に帰らぬ人になってしまいました。その後、彼女と山梨大学教育学部で同級生であった新倉美智子さん（不思議なことに私の中学の同級生でもあります）が翻訳を引き継いでくれました。まち子さんの早世を悼み、冥福を心から祈ります。

翻訳の大きな収穫は、ヘレンハウスはホスピスですが、８床のベッドのうち６床は、レスパイトとして稼働しており、終末期介護のみならず家族の休息と充電の場所を提供していることがわかったことです。そういった意味で建設中の〝あおぞら共和国〟は医療的なバックアップはないけれど、やはり同じようにレスパイトを提供していることは、大きな共通点と認識できました。ヘレンハウスに滞在する家族は皆、庭園の美しさに感嘆し、心が安らぐと述べています。白州の〝あおぞら共和国〟は庭の美しさだけでなく、周囲の山岳景観と調和しており、さらに木と漆喰でできた日本的建築のロッジで暮らすことは、家族の貴重な思い出となることでしょう。

難病や障害を抱えた子どもたちの命を守ることは、小児科医の大切な役割です。しかし、その子たちが子どもらしい生活を送るためために、小児科医ができることは限られていると、ＮＩＣＵで働いていた頃からいつも感じていました。ＮＩＣＵの中でわずか数日から数週間の短い命を終える治療の手立てのない最重度の赤ちゃんの生命維持治療をしながら、「どうにかして、この子をＮＩＣＵの外に連れ出して陽の光、風のそよぎを感じてもらい、小鳥のさえずりを聞かせてあげたい。そしてこの世界は美しいと伝えたい」と願ったものでした。

私がＮＩＣＵで診た、新生児仮死により重度な脳性麻痺を併発した女児の母親が、ある日クリニックを訪れ「先生、娘を連れて米国のテキサス州で、毎年夏に開催されているサマーキャンプ〝Camp CAMP〟に参加したいのですけど、主治医の意見書を書いてもらえませんか？　勇気を出して行ってみたいと思うのですけど、無理でしょうか」。その夏、家族は私の意見書をもって、キャンプに参加されました。

帰国後にテキサスでのキャンプ場体験を聞きました。「重症心身障害のある子どもたちがどのようにキャンプ活動を楽しめるのかと思っていたら、すべてボランティアの人たちの手、介助によって乗馬もカヌーも射撃も体験することができました。誰に遠慮することなく楽しめるように施設と設備も整っていました。日本にものんびり子どもたちが自然の中で楽しめるキャンプ場があったらいいですね」という体験談でした。

開業した現在、数年前からクリニックを受診する難病の子どもと親に、〝あおぞら共和国〟の利用を勧めていますが、最初の反応は大概〝そんな夢のような場所が本当にあるのですか？〟でした。今では、自然の中で過ごした豊かな時間を親たちは熱心に語ってくれます。世界で初めてのこどもホスピスの誕生物語が、日本の小児医療に関わる人々の必読書になることを願っています。

翻訳にあたって、人名、地名の読み方などジョナサン・リンチ（麻布獣医大学国際コミュニケーション研究室講師）さんに非常に多くの助言をいただいたことに感謝いたします。

２０１８年9月

小口　弘毅

## 装画について

一番に表現したかったのは、樹の中の自由な喜びに溢れた子どもたちです。ヘレンハウスで家族と共に過ごした彼らは、その年月の長短にかかわらず、魂はきっと天に健やかに還ったはずだと思えて、天に聳える樹の中にたくさんの子どもたちを彫りました。

こどもホスピスをイギリスで最初に可能にしたのが、フランシスさんと幼いヘレンさんの出逢い。それは出会うべくして出会った奇跡のよう……版画の中では、それを樹の大元の根っこのところ、円の中に彫りました。二人の出会いは核となり、一粒の種となって、いまや大きな樹に育ちました。二人の出会いという種は、こうして世界中に蒔かれて、地球上に何本ものヘレンハウスのような樹を育て、真ん中の大木のように枝葉を広げて大きくなっていくことでしょう。

大切なのは「ヘレンハウス」が家庭であって病院ではないこと。だからベッド数がたった8床という数字に私は驚きました。そうした当初の理念を貫き、短期レスパイトを提供することで、家族の気持ちの強さとエネルギーを充電する場所になる。ヘレンハウスの庭を散策したり、ゲームをしたり、お喋りしたり……自然のなかで家族とともに時を過ごし、ともに味わい満喫することで新たなエネルギーをもたらし、心を強くする。そんな家族の姿も円の左右に彫ることで表したかった。

空や雲、木々や葉っぱ、芝には色を入れたけれど、子どもたちや家族の姿には色を使いませんでした。真っ白です。もともと彫刻家の私の版画は白黒か、せいぜい色を使っても藍色か、そこに必要なら彩色を施すか……しかし、できるだけシンプルにしたかったし、人間の姿形というより、想いというエネルギーの方に焦点を当てると色はなくてもいいように思えて、敢えて色を使わず、白で統一しました。

宇賀地洋子（東京藝術大学大学院彫刻科修了、仏エコール・デ・ボザール留学。彫刻・木版画にて個展多数開催）

**翻訳分担者**

はじめに／仁志田博司　東京女子医科大学名誉教授、小児科医
日本語版に寄せて、1章、補章／
　小口弘毅　おぐちこどもクリニック院長、小児科医
2章／横山美佐子　北里大学理学部理学療法学科講師、理学療法士
3章／堤真理枝　英語・日本語会議通訳者
4章／佐々木まち子　元小学校教諭（故人）、新倉美智子　元中学校教諭
5章／小林保子　鎌倉女子大学児童学部教授
6章／石上志保　東京逓信病院小児科、言語聴覚士
7章／青山喜代　東京都世田谷区立総合福祉センター、臨床心理士
8章／仁志田華子　児童司書、児童英語教室講師
おわりに／後藤彰子　元神奈川こども医療センター長、小児科医

＊本書の印税の一部を〝あおぞら共和国〟に寄付します。

ヘレンハウス物語―世界で初めてのこどもホスピス

2018年9月30日　第1刷発行

著　者●ジャクリーン・ウォースウィック

監　訳●仁志田博司・後藤彰子

発行者●田島英二　taji@creates-k.co.jp

発行所●株式会社クリエイツかもがわ
〒601-8382　京都市南区吉祥院石原上川原町21
電話 075（661）5741　FAX 075（693）6605
郵便振替　00990－7－150584
http://www.creates-k.co.jp

印刷所●モリモト印刷株式会社

ISBN978-4-86342-243-8 C0036　Printed in Japan

好評既刊

## a life　18トリソミーの旅也と生きる

**藤井蕗／著**

「長くは生きられない」難病の子どもたち、家族の生活は？ つらさや苦しみは？ 何に励まされ支えられているのか？子どもと家族を支えるチームは、どのようにできていくのかを知ってもらいたい。病気や障害を抱えたすべての子どもたちや家族が、1日1日、その子らしく生きることができるように。 2000円

## スマイル　生まれてきてくれてありがとう

**島津智之・中本さおり・認定NPO法人NEXTEP／編著**

重い障害があっても親子がおうちで笑顔いっぱいで暮らす「当たり前」の社会をつくりたい。子ども専門の訪問看護ステーション、障害児通所支援事業所を展開するNEXTEPのユニークな取り組み！ 1600円

## 障害の重い子どもの発達診断　基礎と応用

**白石正久／著**

障害に焦点化して理解されがちな「障害の重い子ども」。発達検査の手技、発達診断の視点の検討を通して、何がどのように見えるのか、何を見落とさず読み取るべきかを議論しよう。 2400円

## 医療的ケア児者の地域生活を支える「第3号研修」
日本型パーソナル・アシスタンス制度の創設を

**NPO法人医療的ケアネット／編**

24時間、年齢に関係なく医療的ケアも含めた公的な生活支援、当事者が支援内容と雇用を行うパーソナル・アシスタンス制度の創設を！ 1400円

## 医療的ケア児者の地域生活保障
特定（第3号）研修を全国各地に拡げよう

**高木憲司・杉本健郎・NPO法人医療的ケアネット／編著**

どんな障害があっても、どこでも、だれでも、安全・安心に地域で快適に生きていくことができる国づくりを！ 研修体制づくりと地域格差にせまる。 1200円

## 医療的ケア児者の地域生活支援の行方　法制化の検証と課題

**NPO法人医療的ケアネット／編著**

医療的ケアの原点と制度の理解、超重度児者の地域・在宅支援、学校の医療的ケア、地域での住処ケアホームなど、法制化の検証と課題を明らかにする。 1800円

## 新版 医療的ケア研修テキスト［CD-ROM付］
重症児者の教育・福祉・社会的生活の援助のために

5刷

**日本小児神経学会社会活動委員会・北住映二・杉本健郎／編**

「医療的ケア」が総合的、多角的に理解、画像を見ながらより深く学べる、画期的なテキスト！ 3400円

## たんの吸引等の第三号研修（特定の者）テキスト
たんの吸引、経管栄養注入の知識と技術

**NPO法人医療的ケアネット／編**

研修講師経験豊かな「重症児者支援・医療」第一線の執筆陣。「子どもから大人まで」の画期的な研修テキスト！ 本テキストのみ掲載の「関連コラム」で広く、深く学べる。 2400円

［本体価格表示］